关娴清小儿推拿

盛京流派

彩图视频版

主　编　王雪峰　陈苏宁

副主编　张秀英　李一雷　常一川

编　者　（以姓氏笔画为序）

于　飞　于之宸　王加亮　王雪平

王雪峰　刘先宇　李一雷　杨　天

沈红岩　张　程　张秀英　陈苏宁

胡晓丽　贾广良　常一川　梁靓靓

人民卫生出版社

图书在版编目（CIP）数据

关娴清小儿推拿 / 王雪峰，陈苏宁主编. — 北京：人民卫生出版社，2019

ISBN 978-7-117-27898-0

Ⅰ. ①关…　Ⅱ. ①王…　②陈…　Ⅲ. ①小儿疾病 – 推拿　Ⅳ. ①R244.15

中国版本图书馆 CIP 数据核字（2019）第 007665 号

关娴清小儿推拿

主　　编：王雪峰　陈苏宁
出版发行：人民卫生出版社（中继线 010-59780011）
地　　址：北京市朝阳区潘家园南里 19 号
邮　　编：100021
E - mail：pmph @ pmph.com
购书热线：010-59787592　010-59787584　010-65264830
印　　刷：北京顶佳世纪印刷有限公司
经　　销：新华书店
开　　本：889 × 1194　1/32　　**印张**：8
字　　数：246 千字
版　　次：2019 年 5 月第 1 版　2024 年 1 月第 1 版第 2 次印刷
标准书号：ISBN 978-7-117-27898-0
定　　价：48.00 元

扫二维码观看书中视频流程

第 1 步

扫描下方二维码下载“约健康”APP

第 2 步

注册登录“约健康”

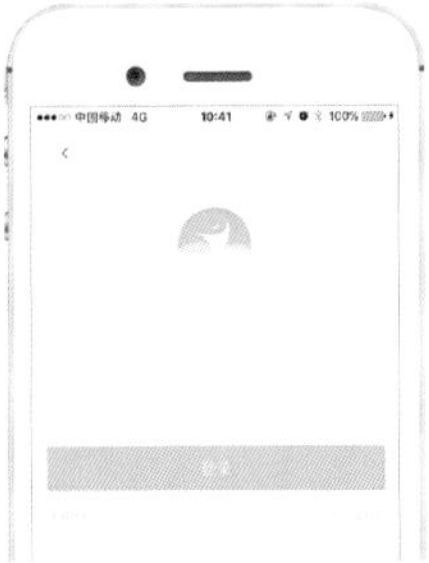

第 3 步

点击扫一扫

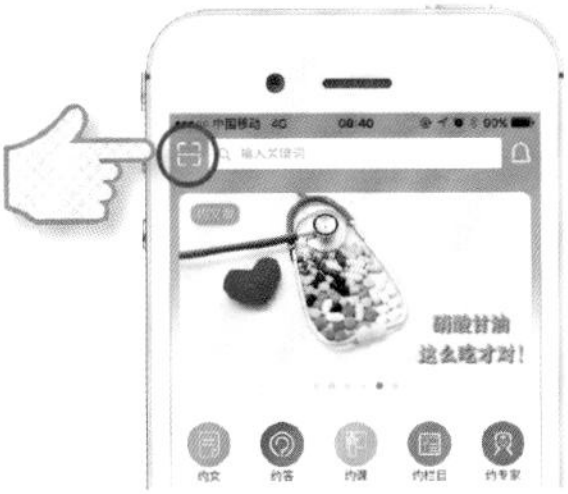

第 4 步

扫描每篇篇首二维码，观看视频

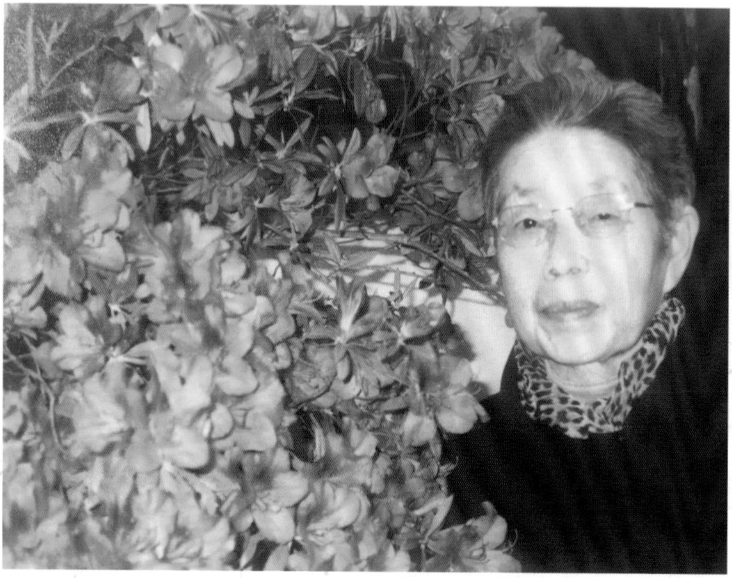

关婀清

国家级名老中医关婀清教授曾拜师韩桂蟾学习针术灸术及推拿技法，1941 年考取执业执照。次年又考入中国医科大学前身盛京施医院，医学本科毕业留校工作。先后创立中医科及针灸科并任主任，从事医教研工作，兢兢业业；20 世纪 90 年代被评为全国名老中医，2004 年由国家中医药管理局批准建立关婀清名老中医工作室。关老发扬了“针推并用”的特色技法，并提出“针药并举”的防治理念，创新提出“脊背六法”“输合配穴抑木扶土法”“四针八穴透刺法”等优效技法。

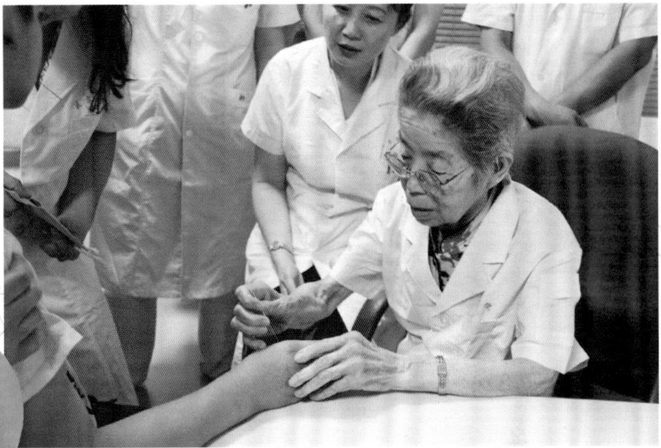

内容提要

本书是对盛京流派国家级名老中医关娴清教授70余年小儿推拿经验的总结。即使您是一位初学者，通过本书也可以轻松掌握小儿推拿。全书既有对关氏取穴方法的介绍，又有对解表、清热及温里等17类代表性手法及要穴的讲解，关老独创“脊背六法”用于脑瘫患儿取得可喜疗效。本书对泄泻、厌食、便秘、腹痛等10种疾病的病因、病机、病位、简易辨证、核心特定穴及处方释义进行了详细论述，对脑性瘫痪、斜颈、面瘫、足内外翻及臂丛神经损伤等疾病的特色康复技法也进行了总结。此外，关氏在儿童保健推拿方面积累了丰富的经验，依据二十四节气特点，总结出节气保健推拿法；针对小儿“肺娇易病”“脾弱易伤”“心热易惊”“肝盛易搐”“肾虚易损”的五脏特点，提出五脏保健推拿法；依据儿童体质特点，提出体质保健推拿法。本书图文并茂，书中附有快速取穴图、真人演示图，一看就懂，一学就会，82个小儿常用特定穴一目了然，适合关注小儿推拿的家长及中医初学者、爱好者、推拿医生阅读参考。

前言

小儿推拿对儿童体质保健、亚健康状态调养、常见病防治及慢病康复均有较好疗效。盛京小儿推拿是国家名老中医关娴清教授推拿经验的总结。关氏流派传承讲究静悟与娴熟，崇尚用推即用药、依法立方及精准选穴的理念。手法上倡导推拿为匠，手随心转，法从手出，只有潜心跟师研悟，手法运用纯熟，才能得心应手，体现出手法的灵活技巧和随机施术。穴位的选取上强调协同配伍增效作用，总结形成了关氏推拿对穴、角穴及输合配穴等取穴方法。遵《幼科铁镜》：“寒热温平药之四性，推拿揉掐性与药同”的理念，将常用的手法及穴位按其功效进行了归类整理，形成了解表、清热及温里等 17 类代表性手法及要穴，规范了小儿推拿手法的操作及穴位的选取，提高了临床运用的准确性。

关老平日勤求古训，溯捏脊疗法源流，创建“脊背六法”，弟子们将其传承并发扬，本书对脊背六法的“经络作用及生物学机制”“康复机理及现代诠释”“规范操作及临证应用”进行了系统阐述。遵“按之以手，摩或兼以药”（《黄帝内经》）的理念，在进行小儿推拿时亦注重介质的选择。

关老及其弟子在临证时积累了大量的资料，对泄泻、厌食、便秘、腹痛等 10 种疾病的病因、病机、病位、简易辨证、核心特定穴及处方释义进行了论述，对该病临床常见问题进行了温馨提示，并对其最新进展进行了知识拓展，以便推拿医生较全面地掌握疾病的全过程。同时，本书对脑性瘫痪、斜颈、面瘫、足内外翻及臂丛神经损伤等疾病的特色康复技法也进行了总结，方便康复医生临证参考。此

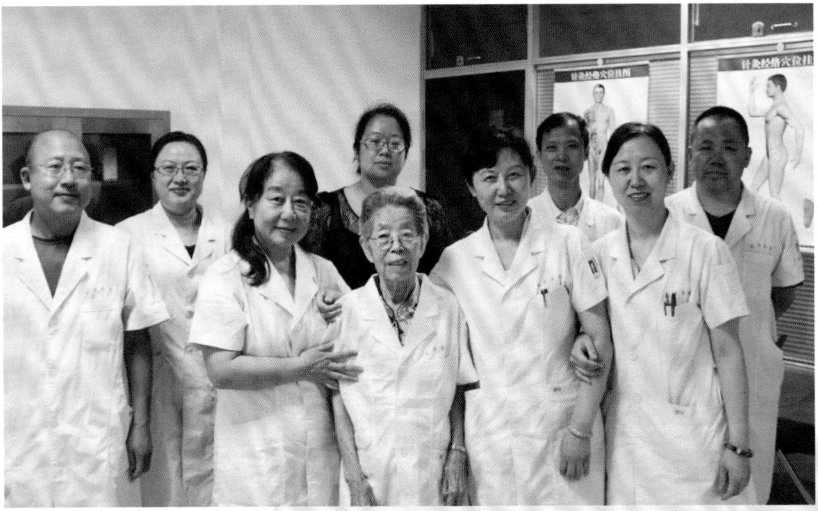

外，关氏在儿童保健推拿方面也积累了丰富的经验，依据二十四节气特点，结合人体阴阳、虚实、寒热消长的变化，提出顺时调养，帮助机体适应自然界的变化规律，增强抵抗力；针对小儿“肺娇易病”“脾弱易伤”“心热易惊”“肝盛易搐”“肾虚易损”的五脏特点，提出五脏保健推拿法，以调理五脏有余与不足；依据儿童体质特点，提出体质保健推拿法，以便家长及儿童保健医生进行参考。

本书编写力求科学、方便、实用、有效，意欲与同道们交流经验。本书可供从事推拿的临床医护人员参考，也可作为儿科推拿专业本科生、研究生学习的教材。尽管我们在经验整理方面做了许多工作，但难免有偏颇与疏漏之处，敬请同道指正。

王雪峰

2019 年初春于沈阳

目录

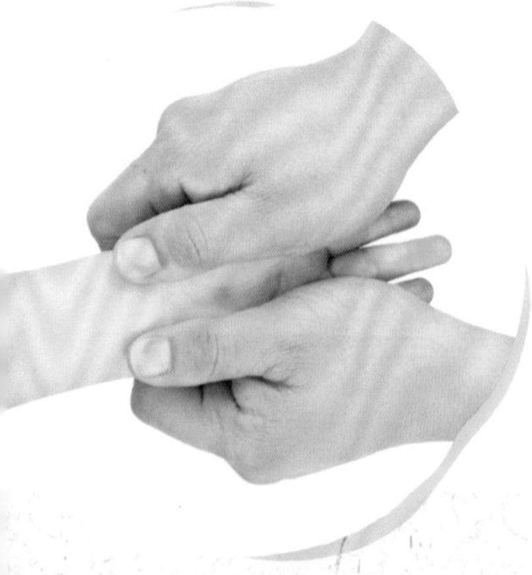

04 第四章
手法要穴解析

05 第五章
关氏脊背六法

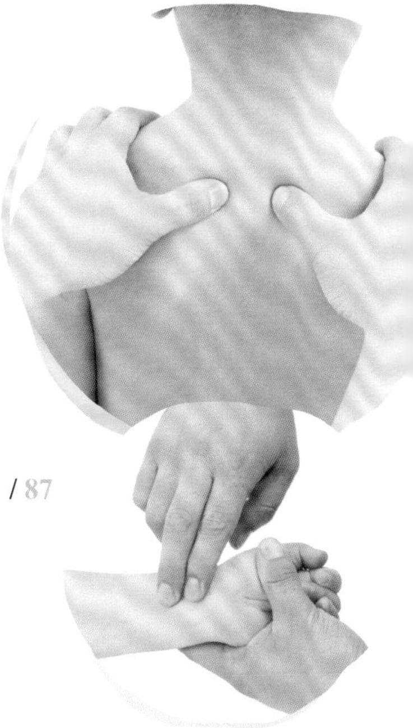

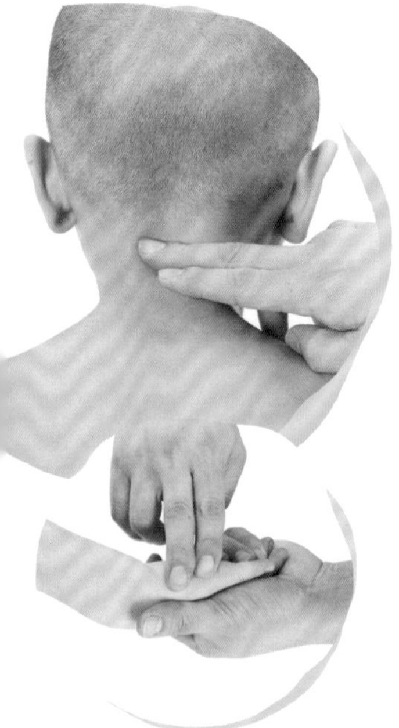

06 第六章 病症手法要穴

07 第七章
特色康复技法

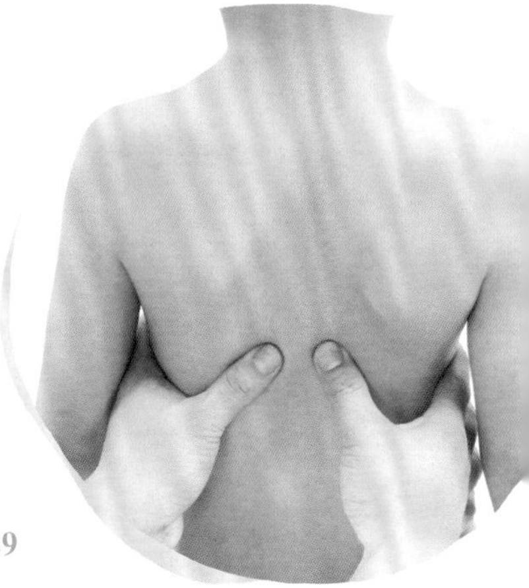

08 第八章
佑儿保健推拿

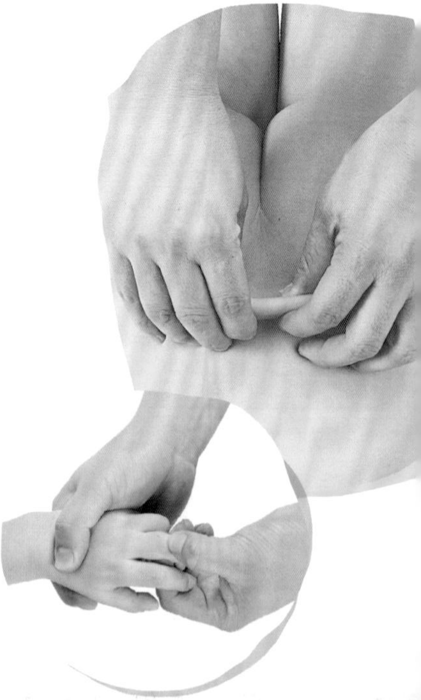

附篇

第一章 关氏推拿要领

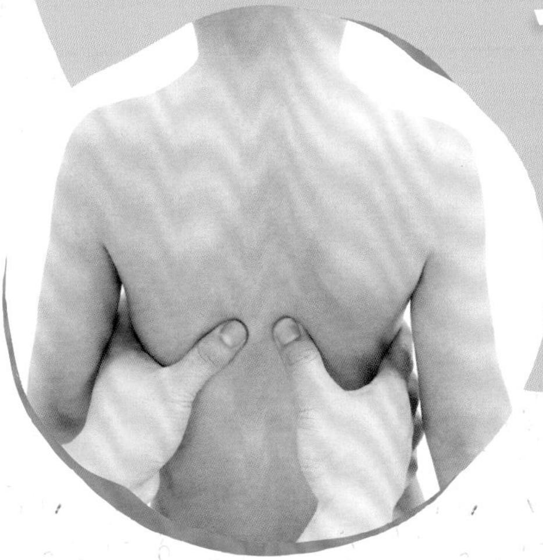

一 | 理法在于“悟”

悟者，领悟、明白也。悟性是指人对事物的分析和理解能力。关老提出“静乃悟之基”，悟性的产生和唤起需要安静的环境。推拿之人要善于时刻调整自己的心理状态，使自己安静从容，才能产生智慧，悟之于心，用之于行。现代社会迅猛发展的同时，也给人们带来浮躁和焦虑。曾子曰：“定而后能静，静而后能安，安而后能虑，虑而后能得”。可见，“静”是一种心理状况，需要通过一定的方式进行修正才能达到。关老经常叮嘱弟子们“静悟”才会有效和成功。

经典乃悟之源。《医宗金鉴》中说：“医者书不熟则理不明，理不明则识不清，临证游移，漫无定见，药证不合，难以奏效。”对中医学的经典之作，必须熟读甚至背诵，方可言“悟”。关老叮嘱：“书读千遍，其义自见”，熟读背诵的过程本身就是“悟”。只有这样，在临床实践中才能融会贯通而灵活运用。

关老强调：临证应根据儿童年龄大小及望闻问切合参，悟出体质强弱，悟出病情轻重，确定推拿时间长短、手法缓急及处方选穴。

二 | 技法在于“巧”

推拿疗法是在中医理论指导下，运用推拿手法作用于人体特定的部位和穴位，以达到防病治病目的的一种中医外治手法。推拿手法则是取得效果唯一、具体的表现形式。推拿疗效的判定，在诊断、取穴均无误的情况下，主要取决于手法操作的准确性、应用熟练程度及技巧性。推拿手法是治病的工具和手段，手法熟练与否直接影响着治疗效果的优劣，也是治病成败的关键。小儿与成人不同，皮肤稚嫩，形气未充，要求配合度精准娴熟，只有熟练掌握手法操作，才能达到体表施术、体内感应的目的，最终收到满意的疗效。

推拿为匠，熟能生巧，讲究手法的娴熟、准确及技巧。《医宗金鉴》中记载：“素知其体相，识其部位，一旦临证，机触于外，巧生于内，手随心转，法从手出……法之所施，使患者不知其苦，方称为手法耳。”只有手法运用娴熟、准确，才能得心应手，体现手法技巧的灵活和随机应变。任何推拿手法，最终都是要通过力的形式表现和作用于人体的。力量是推拿手法中最根本的组成物质，也是技巧存在和使用的物质基础。技巧决定着力量使用的形式，力量要以不同的形式和途径进入人体，需要特定的技巧与之相结合形成各种规范化的动作，即各种推拿手法。只有规范地掌握手法技巧要领，并经过长期的功法训练和临床实践，才能娴熟地操作、控制、分配、使用手法力度，使其能透皮入内、深透入里。小儿推拿手法应做到轻柔、着实、稳速、持久，即推宜轻而不浮，快而着实；拿宜刚柔相济；掐宜快而稳；摩宜轻柔不浮。刚中有柔，柔中带刚，刚柔相济，持之以恒。

关老强调：初学者应达到“熟”的程度，即推拿手法力求均匀，用力适度；熟练者应达到“巧”的程度，即推拿手法应体现技巧性，以提高临床疗效。

三 | 用推在于“法”

小儿推拿就是用中医理论认识疾病，明确诊断，然后根据诊断拟定治法，依法立方，随证选穴推拿，可以概括为理、法、方、穴，四者环环紧扣，为儿科推拿疗效的重要保证。

依法立方，即根据推拿手法的功效作用和辨证论治，进行组合成方、选穴推拿。推拿取穴是治病的具体实施方法，由手法、穴位、次数所组成，其中有主穴与配穴，主穴是针对疾病主要症状、起主要作用的穴位；配穴的意义在于加强主穴、制约主穴、协助主穴治疗一些次要症状。如《神农本草经》中记载：“有单行者，有相须者，有相使者，有相恶者，有相反者，有相杀者，凡此七情，合和视之。”配穴的选择应据病情标本缓急，或采用急则治标、缓则治本或标本兼治的原则。手法、穴位、次数（或时间）组合可发挥汗、吐、下、和、温、清、消、补的作用，此八法有系列代表性手法。

汗法：推三关、拿风池、拿肩井为汗法的体现。

吐法：点天突为吐法的体现。

下法：清大肠、清肺金、逆运内八卦、推下七节骨为下法的体现。

和法：分阴阳为和法的体现。

温法：揉一窝风、揉二扇门等为温法的体现。

清法：清天河水、清心经、退六腑为清法的体现。

消法：揉板门、揉中脘、揉天枢等为消法的体现。

补法：补脾土、补肾经、补肺经、揉肾俞、揉脾俞为补法的体现。

小儿推拿治病，经济实用，可使小儿免于药石针砭之苦，但若使用不当则可产生相反的作用。用推即用药，诚如清代夏禹铸所著《幼科铁镜·推拿代药赋》中记载："寒热温平药之四性，推拿揉掐性与药同，用推即是用药，不明何可乱推……不谙推拿揉掐，乱用便添一死。"选用正确的推拿手法，举手之劳可回春于顷刻，反之则可产生不良影响。

四｜用穴在于"精"

《备急千金要方》中记载："肌肉纹理、节解缝会、宛陷之中，及以手按之，病者快然。"取穴的准确与否，直接影响推拿的效果。首先，在穴位的选取上力求精准，总结并形成了精准取穴四法，即体表标志取穴法、特定穴简便取穴法、手指同身寸法、骨度分寸法。其次，强调根据疾病的证候特点，分析病因病机而辨证选取穴位，如泄泻，有湿热泻、寒湿泻、伤食泻、脾虚泻的不同，临证时应准确辨证，针对不同的证候特点分别选取有清热利湿、温化寒湿、消食导滞及健脾止泻功效的手法和穴位进行施治。在辨证取穴的同时，亦应兼顾对症选穴，即根据疾病的特殊症状而选取特定的手法和穴位，如痰多可选取揉丰隆化痰止咳，汗多可选取揉肾顶固涩止汗。基于《神农本草经》中记载："有单行者，有相须者，有相使者，有相恶者，有相反者，有相杀者，凡此七情，合和视之。"取穴与用药同理，临证中力争做到精简取穴，强调协同配穴增效，关老创立了角穴配穴理论，采用 3 个穴位配伍作用相互增效的方法，将 3 个穴位组合在一起，构成三足鼎立之势。通过协同增效、相互辅助、相互兼治、相互制约、紧扣病机，达到治疗疾病的目的。

第二章
精准选穴规范

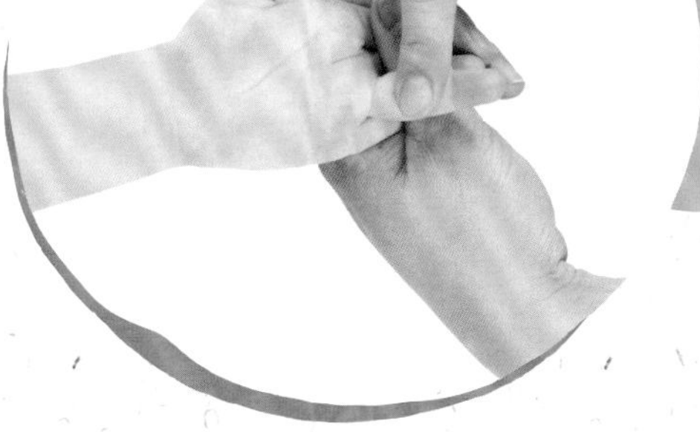

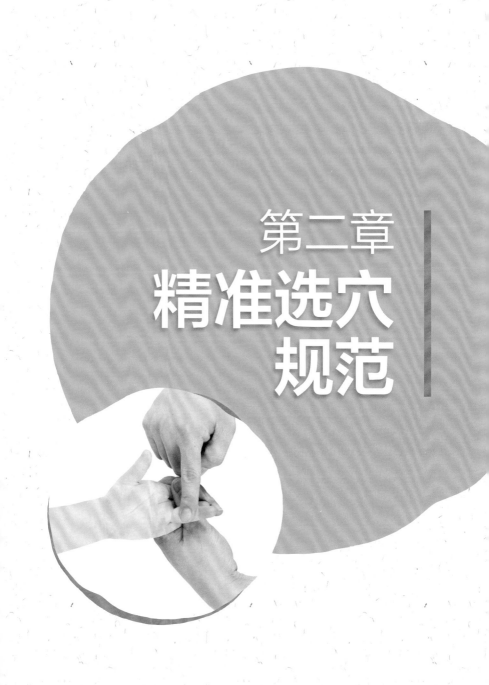

腧穴是人体脏腑经络之气输注聚集于体表的部位，是治病的关键。小儿推拿所特有的穴位，称“特定穴”，这些特定穴以点、线、面状分布。另外，小儿推拿的常用腧穴有十四经经穴、经外奇穴、特定穴、经验穴、阿是穴等。《备急千金要方》中记载：“肌肉纹理、节解缝会、宛陷之中，及以手按之，病者快然。”取穴的准确与否，直接影响推拿的效果。关氏推拿重视推荐精准取穴与精简选穴，强调协同配穴以提高疗效。同时采用隔日、左右两侧交替施术，以达平衡阴阳的目的。

一｜精准取穴四法

• 体表标志取穴法

人体的自然标志，如眉、眼、口、鼻、发际、肚脐、乳头、爪甲等均可作为穴位定位的标志，如两眉连线中点取印堂，两乳之间连线中点取膻中，脐旁 2 寸取天枢，两耳尖直上与头顶正中线交点取百会穴，两虎口交叉示指（食指）端取列缺。另外，肌肉及关节活动后出现隆起、皱纹及凹陷等也有助于取穴，如咬牙时，下颌角咬肌隆起处取颊车；屈曲肘关节，肘横纹头取曲池穴；上臂平举抬肩，肩峰前下方凹陷中定肩髃；握拳，第 5 掌关节后方纹头处取后溪；弯曲膝关节取内膝眼、外膝眼等。

• 特定穴简便取穴法

小儿推拿特定穴简便取穴法，如五经穴——拇指桡侧缘，示指、中指、环指（无名指）和小指掌面，由指尖至指根成一直线，分别为脾经、肝经、心经、肺经和肾经。

小儿推拿特定穴以点、线、面状分布。特定穴以点状分布，如小天心位于大、小鱼际交接之凹陷处；屈指，中指、环指指尖中间取内劳宫。特定穴以线状分布，如天河水位于前臂正中（腕横纹至肘横纹），成一直线；三关位于前臂桡侧（腕横纹至肘横纹），成一直线。特定穴以面状分布，如板门位于手掌大鱼际平面；内八卦位于以手掌心为圆心至中指根 2/3 为半径之圆周。

• 手指同身寸法

中指同身寸，即将患儿中指指节屈曲，取上下两横纹头间距离为 1 寸。拇指同身寸，将患儿拇指伸直，以拇指关节外形的横向长度为 1 寸。横指同身寸（一夫法），将患儿示指、中指、环指与小指并拢，掌心向下，以中指中节横纹为准，此四指宽度，定为 3 寸。

• 骨度分寸法

眉心至前发际正中为 3 寸；大椎至后发际正中为 3 寸；肩胛骨内缘至背部正中线为 3 寸；脐中至耻骨联合上缘为 5 寸；胸剑中点联合至脐中为 8 寸；两乳头之间为 8 寸；耳后两乳突之间为 9 寸，天突至胸剑联合为 9 寸；腋前纹头至肘横纹为 9 寸；前发际正中至后发际正中为 12 寸，腋窝顶点至第 11 肋游离端为 12 寸，肘横纹至腕掌横纹为 12 寸；胫骨内髁下缘至内踝尖为 13 寸；膝中至外踝尖为 16 寸；如前后发际不明，从眉心至大椎穴（第 7 颈椎棘突下）为 18 寸，耻骨上缘至股骨内上髁为 18 寸；大椎以下至尾骶为 21 寸；股骨大转子至膝中为 19 寸。

二｜协同配穴增效

用推即用药，关老在临证中精简取穴，取穴的原则是在对药配伍启迪下，强调协同配穴增效。中药配伍对药由两味药物以相对固定的形式配伍组成，由于其组成严谨，用之临床往往收效显著。关老根据对药的规律，又率先提出角穴配穴理论，即在角药配伍理论基础上，采用 3 个穴位配伍作用相互增效的方法，将 3 个穴位组合在一起，构成三足鼎立之势，即协同增效、相互辅助、相互兼治、相互制约、紧扣病机，临床常获得意想不到的配伍效果。小儿推拿中，采用穴位配伍的方法，往往能提升疗效。

关氏小儿推拿常强调对穴及角穴配伍的作用。

• 关氏推拿对穴

1. **清肝经配捣小天心**　清肝经可开郁，平肝胆之火，息风镇惊；捣小天心可安神镇静，两穴相伍有镇静、镇惊作用。其功效同镇惊丸，用于惊风、夜卧不安等。

2. **补肾经配清天河水**　补肾经可滋肾阴，清天河水可泻心火。其功效同交泰丸，用于夜卧不宁、口舌生疮、小便短赤及心肾不交证等。

3. **揉板门配掐揉足三里**　揉板门可消食化积，掐揉足三里可运脾和胃，调中理气。其功效同保和丸，用于积滞、食积等。

4. **掐四横纹配推脾经**　掐四横纹可调中行气、消胀满，推脾经可调节脾胃功能。其功效同启脾丸，用于疳积、厌食等。

5. **揉外劳宫配补肾经**　揉外劳宫可温中散寒、温固下元、升阳举陷，配补肾经可发挥温补脾肾的作用。其功效同四神丸，用于治五更泻等。

6. **补肾经配揉二马**　补肾经可填髓，揉二马可滋阴，两穴相伍有补肾滋阴之功。其功效同六味地黄丸，用于五迟五软等。

7. **揉一窝蜂配拿肚角**　揉一窝蜂可止腹痛，温经通络散寒；拿肚角可止痛，导滞，散寒消积，两穴相配可通络止痛。其功效同芍药甘草汤，用于腹痛等。

8. **揉止泻穴配推脾经**　揉止泻穴（脐与耻骨联合连线中点）可止泻，推脾经可健脾，两穴相配健脾收涩止泻，其功效同参苓白术散，用于腹泻等。

• 关氏推拿角穴

1. **清肺经、推脾经配分推膻中**　清肺经可宣肺止咳化痰，推脾经健脾益气，分推膻中可开胸化痰，利气利膈，两穴相伍则可清肺健脾，宽胸化痰。其功效同二陈汤，用于支气管炎、肺炎等以咳喘为主要症状的肺系病证。

2. **补脾肾合推三关**　补脾经可补血生肌，补肾经可培补元气，推三关可补虚扶正，三穴相配可气血双补。其功效同八珍汤或十全大补丸。

3. 逆运内八卦、掐四横纹配揉板门 逆运内八卦可消食除胀、利气利膈，掐四横纹可调中行气、和气血、消胀满；揉板门可健脾和胃，消食积，除腹胀，三穴相配可和中健胃，消食积，进饮食。其功效同平胃散，用于呕吐、食欲不振等。

4. 清补脾经、掐揉足三里配揉龟尾 清补脾经可健脾止泻，掐揉足三里可健脾和胃、调中理气、导积滞，揉龟尾可通调督脉经气、固肠涩便，三穴相伍可固肠涩便。其功效同七味白术散，用于小儿脾虚腹泻、迁延性腹泻及慢性腹泻。

5. 清补大肠、清小肠配运土入水 清补大肠可调理大肠功能、清利脏腑之湿热，清小肠利小便、分利止泻，运土入水可止泻。其功效同葛根芩连汤，用于小儿感染性腹泻、急性肠炎。

• 输合配穴

输合配穴是基于《黄帝内经》“荥输治外经，合治内府”的取穴原则建立起来的一种治疗痉挛型脑瘫（肝强脾弱证）的推拿方法。脾主肌肉四肢，在五行中属土，为后天之本，气血生化之源；小儿脾常不足，脾气虚弱，则气血生化无源，不能濡养四肢肌肉，故见四肢肌肉痿软无力。肝主筋，在五行中属木，主疏泄，具有疏通畅达之功，肝血不足，筋脉失于调养，则筋脉拘挛，关节屈伸不利；小儿为稚阴稚阳之体，肝常有余，肝失条达，则性情急躁易怒。五输穴和五行配属（阴经的井、荥、输、经、合分属于木、火、土、金、水；阳经的井、荥、输、经、合分属于金、水、木、火、土）相结合，选取手足阳明经的输穴、合穴，通过输合配穴抑木扶土（即柔肝健脾的康复方法）来治疗小儿痉挛型脑性瘫痪。

三 | 核心穴位览记

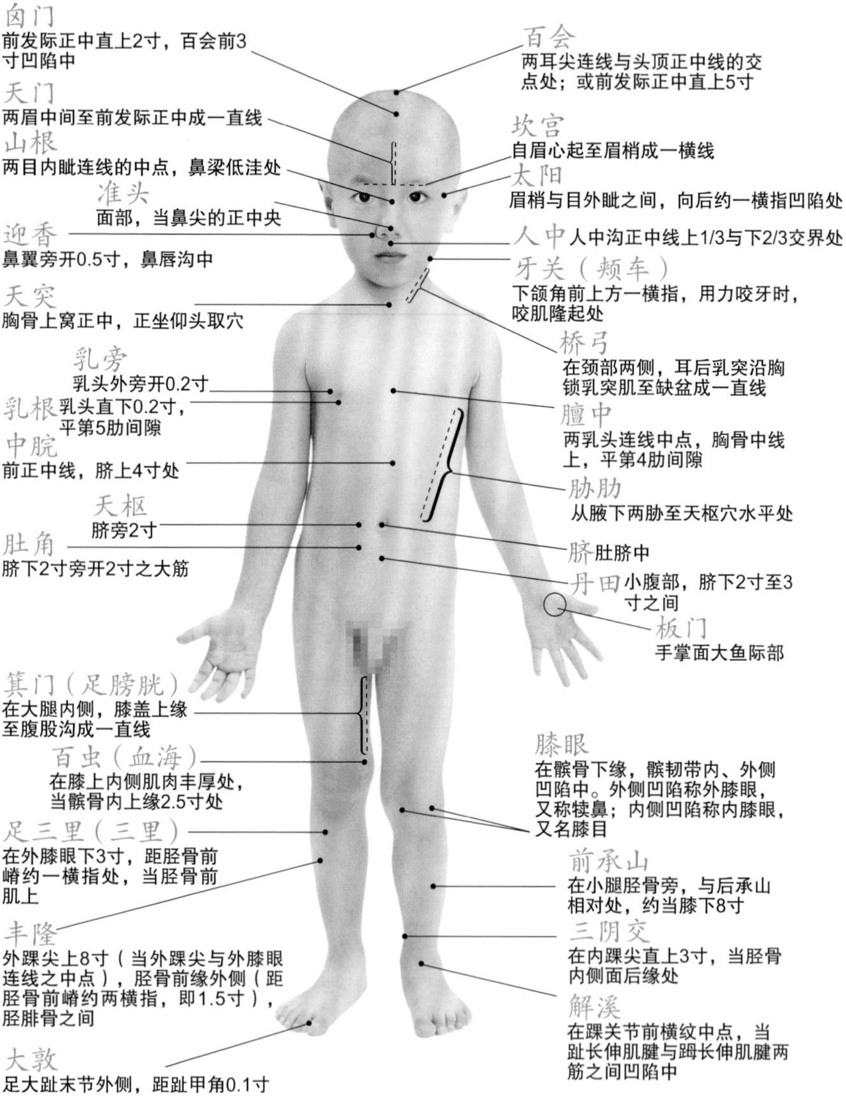

囟门
前发际正中直上2寸，百会前3寸凹陷中
百会
两耳尖连线与头顶正中线的交点处；或前发际正中直上5寸
天门
两眉中间至前发际正中成一直线
坎宫
自眉心起至眉梢成一横线
山根
两目内眦连线的中点，鼻梁低洼处
太阳
眉梢与目外眦之间，向后约一横指凹陷处
准头
面部，当鼻尖的正中央
迎香
鼻翼旁开0.5寸，鼻唇沟中
人中
人中沟正中线上1/3与下2/3交界处
牙关（颊车）
下颌角前上方一横指，用力咬牙时，咬肌隆起处
天突
胸骨上窝正中，正坐仰头取穴
桥弓
在颈部两侧，耳后乳突沿胸锁乳突肌至缺盆成一直线
乳旁
乳头外旁开0.2寸
乳根
乳头直下0.2寸，平第5肋间隙
膻中
两乳头连线中点，胸骨中线上，平第4肋间隙
中脘
前正中线，脐上4寸处
胁肋
从腋下两胁至天枢穴水平处
天枢
脐旁2寸
肚角
脐下2寸旁开2寸之大筋
脐
肚脐中
丹田
小腹部，脐下2寸至3寸之间
板门
手掌面大鱼际部
箕门（足膀胱）
在大腿内侧，膝盖上缘至腹股沟成一直线
百虫（血海）
在膝上内侧肌肉丰厚处，当髌骨内上缘2.5寸处
膝眼
在髌骨下缘，髌韧带内、外侧凹陷中。外侧凹陷称外膝眼，又称犊鼻；内侧凹陷称内膝眼，又名膝目
足三里（三里）
在外膝眼下3寸，距胫骨前嵴约一横指处，当胫骨前肌上
前承山
在小腿胫骨旁，与后承山相对处，约当膝下8寸
丰隆
外踝尖上8寸（当外踝尖与外膝眼连线之中点），胫骨前缘外侧（距胫骨前嵴约两横指，即1.5寸），胫腓骨之间
三阴交
在内踝尖直上3寸，当胫骨内侧面后缘处
解溪
在踝关节前横纹中点，当趾长伸肌腱与拇长伸肌腱两筋之间凹陷中
大敦
足大趾末节外侧，距趾甲角0.1寸

• 正面穴位图 •

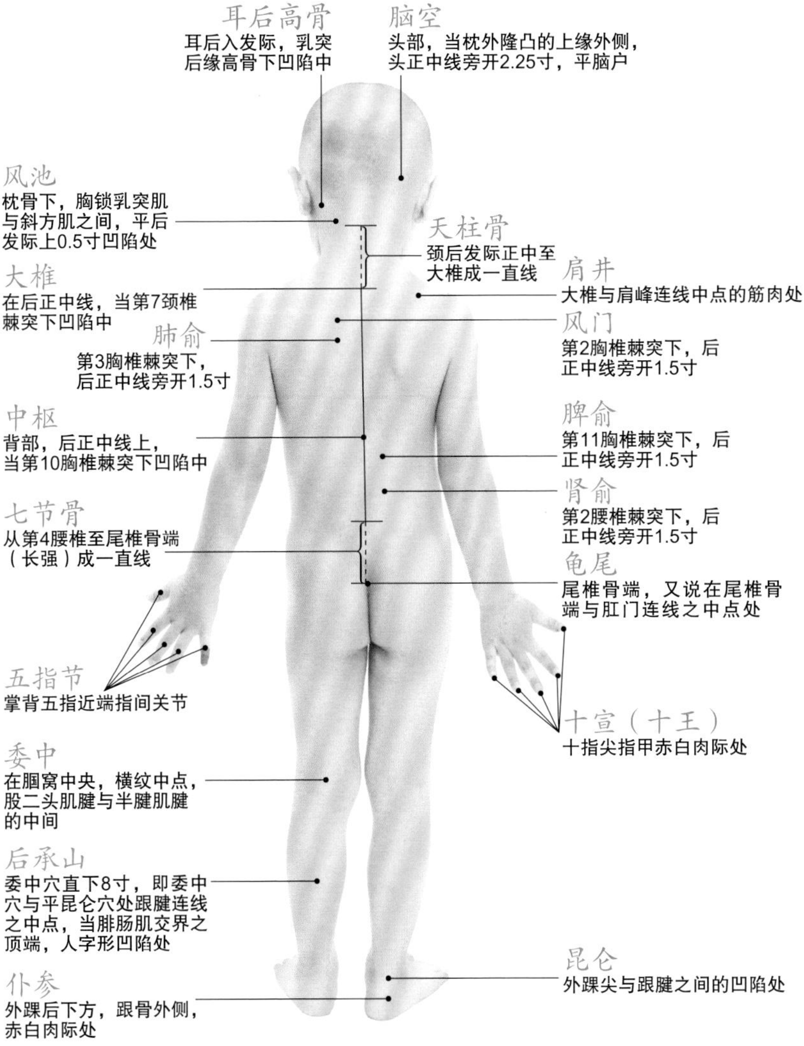
耳后高骨
耳后入发际，乳突后缘高骨下凹陷中
脑空
头部，当枕外隆凸的上缘外侧，头正中线旁开2.25寸，平脑户
风池
枕骨下，胸锁乳突肌与斜方肌之间，平后发际上0.5寸凹陷处
天柱骨
颈后发际正中至大椎成一直线
大椎
在后正中线，当第7颈椎棘突下凹陷中
肩井
大椎与肩峰连线中点的筋肉处
肺俞
第3胸椎棘突下，后正中线旁开1.5寸
风门
第2胸椎棘突下，后正中线旁开1.5寸
中枢
背部，后正中线上，当第10胸椎棘突下凹陷中
脾俞
第11胸椎棘突下，后正中线旁开1.5寸
肾俞
第2腰椎棘突下，后正中线旁开1.5寸
七节骨
从第4腰椎至尾椎骨端（长强）成一直线
龟尾
尾椎骨端，又说在尾椎骨端与肛门连线之中点处
五指节
掌背五指近端指间关节
十宣（十王）
十指尖指甲赤白肉际处
委中
在腘窝中央，横纹中点，股二头肌腱与半腱肌腱的中间
后承山
委中穴直下8寸，即委中穴与平昆仑穴处跟腱连线之中点，当腓肠肌交界之顶端，人字形凹陷处
昆仑
外踝尖与跟腱之间的凹陷处
仆参
外踝后下方，跟骨外侧，赤白肉际处

• 背面穴位图 •

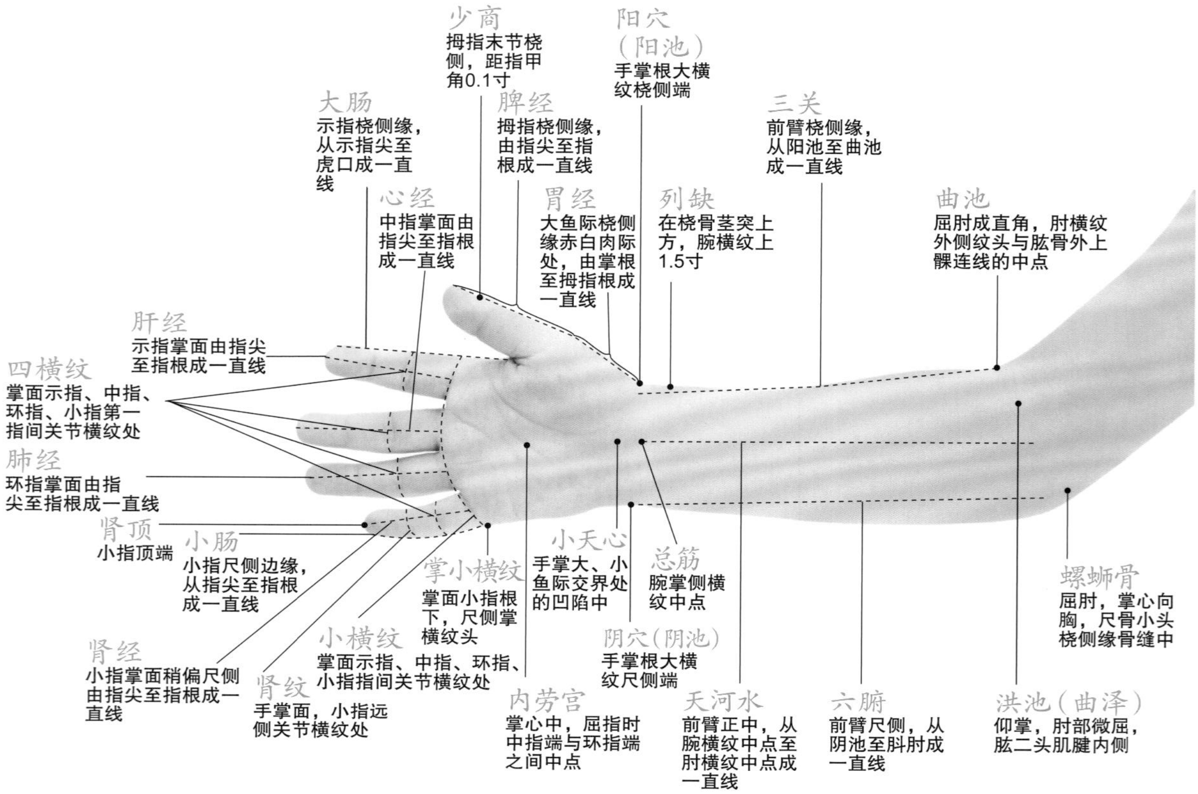
少商
拇指末节桡侧，距指甲角0.1寸
阳穴（阳池）
手掌根大横纹桡侧端
大肠
示指桡侧缘，从示指尖至虎口成一直线
脾经
拇指桡侧缘，由指尖至指根成一直线
三关
前臂桡侧缘，从阳池至曲池成一直线
心经
中指掌面由指尖至指根成一直线
胃经
大鱼际桡侧缘赤白肉际处，由掌根至拇指根成一直线
列缺
在桡骨茎突上方，腕横纹上1.5寸
曲池
屈肘成直角，肘横纹外侧纹头与肱骨外上髁连线的中点
肝经
示指掌面由指尖至指根成一直线
四横纹
掌面示指、中指、环指、小指第一指间关节横纹处
肺经
环指掌面由指尖至指根成一直线
肾顶
小指顶端
小肠
小指尺侧边缘，从指尖至指根成一直线
掌小横纹
掌面小指根下，尺侧掌横纹头
小天心
手掌大、小鱼际交界处的凹陷中
总筋
腕掌侧横纹中点
螺蛳骨
屈肘，掌心向胸，尺骨小头桡侧缘骨缝中
小横纹
掌面示指、中指、环指、小指指间关节横纹处
阴穴（阴池）
手掌根大横纹尺侧端
肾经
小指掌面稍偏尺侧由指尖至指根成一直线
肾纹
手掌面，小指远侧关节横纹处
内劳宫
掌心中，屈指时中指端与环指端之间中点
天河水
前臂正中，从腕横纹中点至肘横纹中点成一直线
六腑
前臂尺侧，从阴池至斟肘成一直线
洪池（曲泽）
仰掌，肘部微屈，肱二头肌腱内侧

• 上肢部掌面穴位图 •

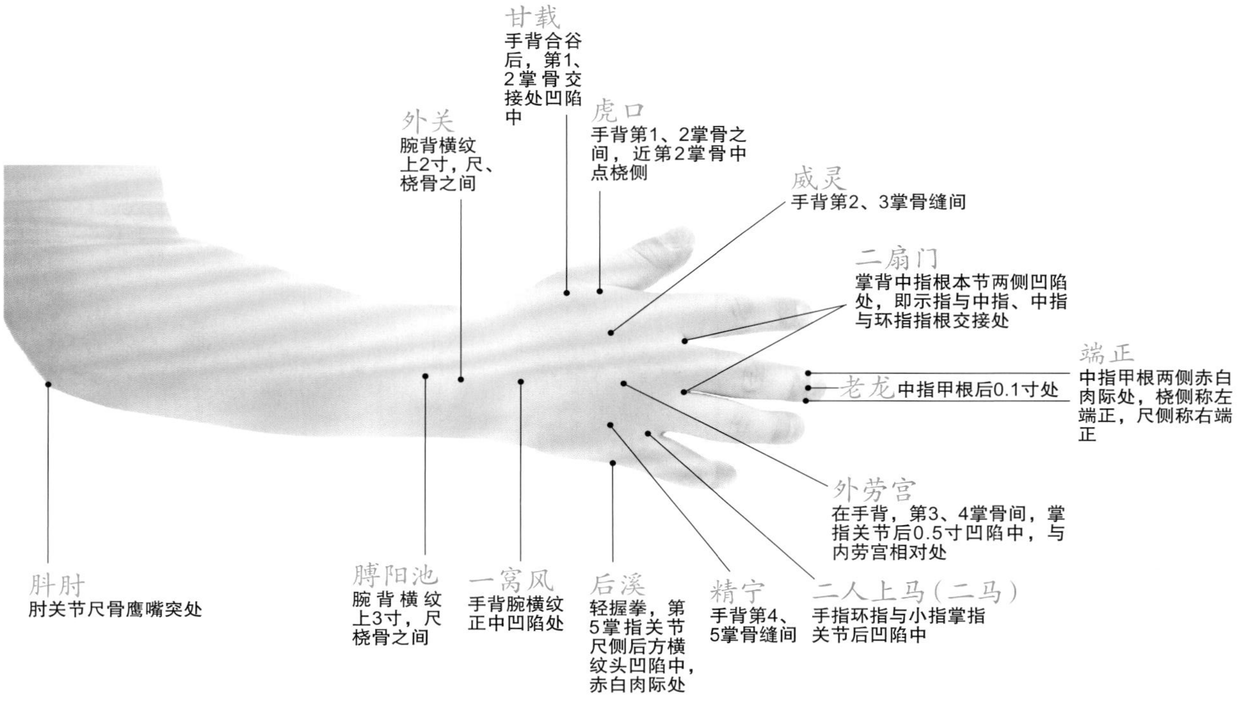
甘载
手背合谷后，第1、2掌骨交接处凹陷中
外关
腕背横纹上2寸，尺、桡骨之间
虎口
手背第1、2掌骨之间，近第2掌骨中点桡侧
威灵
手背第2、3掌骨缝间
二扇门
掌背中指根本节两侧凹陷处，即示指与中指、中指与环指指根交接处
端正
中指甲根两侧赤白肉际处，桡侧称左端正，尺侧称右端正
老龙
中指甲根后0.1寸处
外劳宫
在手背，第3、4掌骨间，掌指关节后0.5寸凹陷中，与内劳宫相对处
肘肘
肘关节尺骨鹰嘴突处
膊阳池
腕背横纹上3寸，尺桡骨之间
一窝风
手背腕横纹正中凹陷处
后溪
轻握拳，第5掌指关节尺侧后方横纹头凹陷中，赤白肉际处
精宁
手背第4、5掌骨缝间
二人上马（二马）
手指环指与小指掌指关节后凹陷中

上肢部背面穴位图

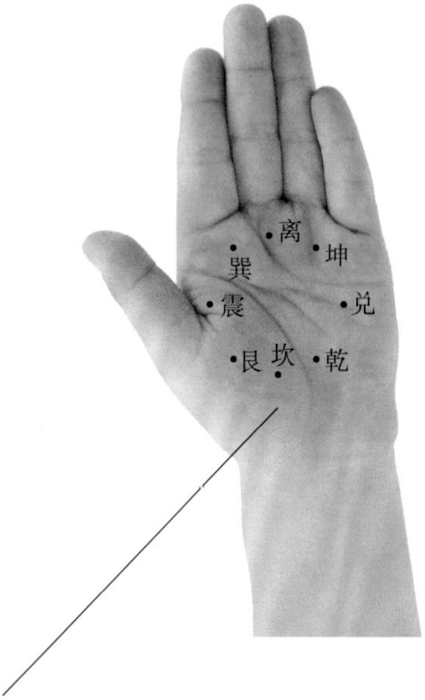

内八卦

掌心周围，通常以内劳宫为圆心，以内劳宫至中指根距离的 2/3 为半径所作之圆周。在此圆周上的八个点，即乾、坎、艮、震、巽、离、坤、兑，称为内八卦（中指根下为离属南，小天心穴之上为坎属北，在大鱼际侧离至坎半圆的中点为震属东，小鱼际侧离至坎半圆的中点为兑属西，西北为乾，东北为艮，东南为巽，西南为坤）

第三章

推拿手法匠心

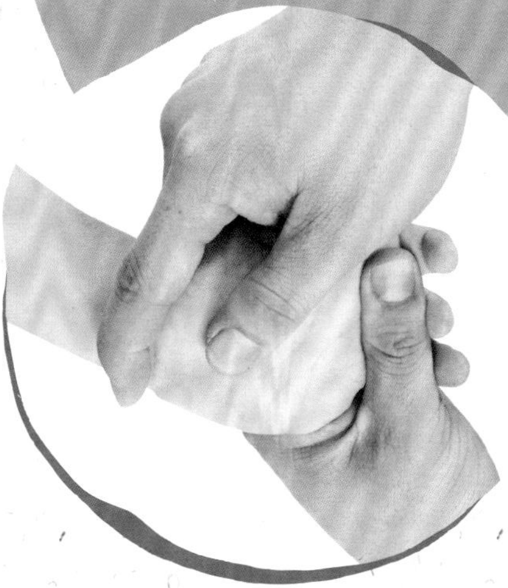

推拿为匠，手随心转，法从手出。《医宗金鉴·正骨心法要旨》中记载：“手法各有所宜，其痊可之迟速，及遗留难疾与否，皆关乎手法所施得宜。”小儿推拿手法应基于儿童的生理病理特点，既应符合小儿体质状态，又应易被小儿接受。具体应把握“轻柔、着实、稳速、持久”，还应明确手法的主次关系，知晓手法的补泻效应，灵活运用手法的刺激量。推拿手法看起来简单易学，但要做到熟练灵活，运用自如，得心应手，却非一日之功。只有潜心跟师研悟，手法运用纯熟，才能得心应手，体现出手法的灵活技巧和随证施术。

一｜熟记八字要诀

夏禹铸所著《幼科铁镜》中记载：“寒热温平药之四性，推拿揉掐性与药同，用推即是用药，不明何可乱推……不谙推拿揉掐，乱用便添一死。”依据小儿脏腑娇嫩、形气未充的生理特点，关氏小儿推拿手法强调“轻柔、着实、稳速、持久”，做到轻快柔和、平稳着实、轻而不浮、重而不滞、快而不乱、柔中有刚、刚中带柔、刚柔相济，适达病所。手法是在穴位上操作施术的手段，对疗效有重要影响，要达到常用的标准，做到熟练灵活，运用自如。

1. 轻柔 指手法力度和动作力量而言。

轻指手法的力度轻，柔指手法的动作温柔，力量缓和，变换自如。由小儿生理特点所决定，小儿皮肤稚嫩，皮下组织较薄，形气未充，不耐重力，对外界的刺激非常敏感，因此，小儿推拿手法要轻柔和缓，力求“轻而不浮，重而不滞，刚中有柔，柔中带刚”，实现“刚柔相济”。柔和与力度轻相关，但轻柔却不等于手法轻浅，是在相当熟练地掌握了某种手法和长期运用某种手法之后，在不自觉间从手的操作过程中流露出来的，“使患者不知其苦，方称为手法”。因此，在临床上，要获得手法的轻柔和缓，必须反复演练手法，加强手法的理论学习及功法的训练。

2. 着实 有渗透及深透之意，是“轻而不浮”的落脚点。

手法虽然是轻柔刺激人体的体表，但功力却要深透至一定深度和层面的腧穴组织，直达病所，以达到取穴目的。只有做到轻而不浮的着实，疗效才有保证。判断手法是否达到轻而不浮的着实，多以推拿后局部皮肤的温度、柔软程度及色泽等作为参考。

3. 稳速 是指手法的频率、力度和幅度等均在一定范围波动。

在操作频率快，连续不断施以手法时，其运动轨迹相对恒定，没有大波动，切忌力度忽轻忽重，频率忽快忽慢，幅度时大时小。

稳速是保证同一形式和数量的刺激，能尽快达到并恒定在某一阈上水平。由于机体对不同刺激的反应性不相同，机体的反应性常常随着刺激形式和刺激数量的变化而相应变化。要想达到由量的积累到质的飞跃，就必须加快手法的频率。轻手法虽然刺激弱，但频率快，连续不断地作用于经穴，量的积累最终产生质变，实现阈上刺激，同样能达到治疗的目的，而且更加安全和适合小儿体质。临床表明，小儿推拿手法普遍较成人手法力度轻、频率快。同时，稳速还指手法和手法之间转换不能太突然，如临床常常将摩法、推法、运法和揉法等类似手法依次按程序操作，而将捏脊、拿肚角、拿肩井等大幅度手法放在最后操作。

4. 持久 指用力作用持续的时间。

小儿疾病的整个推拿取穴过程，要保证持续作用一定的时间，并保持动作和力量的连续性。同时也包括具体固定部位或穴位操作要维持一定的时间，切勿不停地移动操作部位，使穴位还未产生感应就已离开。其目的是使手法在对小儿机体的施治部位进行持久连续的刺激过程中，让手法的功力不断积累、渗透，最后达到由量变到质变，形成手法的功效。

二 | 知晓补泻效应

补虚泻实是小儿推拿取穴的基本法则。一般而言，重手法，即作用时间较短的重刺激，抑制脏腑功能，可谓之“泻”；轻手法，即作用时间较长的轻刺激，活跃兴奋脏腑功能，可谓之“补”。从神经生理学的观点来看，缓和、轻微的连续刺激有兴奋周围神经的作用，但对中枢神经有抑制作用；当中枢神经处于抑制状态时，副交感神经将处于优势。急速、较重且时间较短的刺激可兴奋中枢神经，抑制周围神经；中枢神经处于兴奋状态时，交感神经占优势。在临床运用时，除遵守上述轻补重泻的经验外，更要因人、因病、因证灵活施法。因为重手法的刺激量大，从量变到质变的时间短，机体对此反应快，因而取穴效果显示也快，但此手法易耗气、损及经脉；轻手法刺激量轻，从质变到量变时间长，相对来说机体对此作出反应所需时间也长，因而手法作用后产生的效果就慢。然而，对正虚邪实的患者，选用轻而逆经操作的手法可避免重手法的弊端，同样也可以起到泻实的作用；而对于需要急补的患者，选用重而顺经操作的手法，同样可以起到补虚的作用。

临床主要是遵循经络迎随补泻与推拿特定穴方向补泻的原则进行操作。如《幼科推拿秘书》云："自龟尾擦上七节骨为补，自七节骨擦下龟尾为泻。""肾水一纹是后溪，推下为补，上为清。"实践证明，小儿泄泻配合推上七节骨有明显的止泻作用，大便秘结配合推下七节骨则有明显的通便作用，即推上为补，推下为泻。在摩腹时，手法操作的方向和在取穴部位移动的方向均为顺时针方向，有明显的泻下通便作用；若手法操作的方向和在取穴部位的移动方向均为逆时针方向，则可使胃肠的消化功能明显增强，起到健脾和胃、固肠止泻的作用，即顺摩为泻，逆摩为补。

推拿过程中，一定的速度是施术部位得气、产生热量、发生传递并维持其效果的基本条件，也是手法作用于机体，使机体反应，以达到调整阴阳、补虚泻实作用的基本条件。《厘正按摩要术》中记载："缓摩为补，急摩为泻。"手法徐缓、频率低、幅度小，则刺激量小，适合于病程长、病情缓、体质差的患儿，可起到疏通气血、扶正补虚的作用；手法急快、频率高、幅度大，则刺激量大，适合于病势急迫、病情重、体质强壮的患儿，可起到开窍醒脑、止痛等作用。手法持续操作时间的长短，也是调控手法补泻效应的重要因素，一般经验是重且操作时间较短的手法为泻，轻且操作时间较长的手法为补。

在临床取穴时，并不是单凭以上某一个因素就可以达到补泻目的，而是需要综合应用。一般情况下，凡用力轻浅、操作柔和、频率舒缓、顺着经络行走方向加力，并持续时间较长的操作手法为补法，对人体有兴奋、激发与强壮作用。反之，凡用力深重、操作有力、频率稍快、逆着经络行走方向加力，并持续时间较短的操作手法为泻法，对人体有抑制、镇静和祛邪作用。此外，强度、频率与操作时间适中，在经线上来回往复操作的手法为平补平泻法，又谓和法，有平衡阴阳、调和气血与脏腑的功效。手法补泻作用的调控方法，还要遵循辨证施治的原则，在临床上灵活应用。如补法又可分为急补与缓补两种：急补时，手法较重，时间较短，顺经刺激经穴；缓补时，手法轻缓，时间较长，顺经刺激经穴。泻法也有急泻与缓泻之分：急泻时，逆经深掐，力量较重；缓泻时，逆经施法，用力较轻。

三｜掌握刺激强度

《厘正按摩要术》中记载："宜轻宜重，以当时相机而行。"推拿手法是推拿取穴的基本手段，属中医外治法与西医理疗学的范畴。与所有种类的物理取穴一样，推拿取穴的特异作用与其能量性质、输出形式及取穴应用剂量有密切关系。作为推拿取穴的物理因子——手法的能量性质为一种机械能，其输出形式是手法动力作用下产生的机械波，这可通过"手法力学信息测录系统"所描记的"手法动态曲线图"表达，按规范动作结构操作的手法动作，会在三维空间上构建成一相对稳定的"动力型式"，这是关系到手法"质量"的重要指标。所以，临床因人、因病辨证选用"高质量"的取穴手法，对于取穴有着决定性意义。然而，手法取穴的应用剂量则是控制临床效果的关键环节。

临床推拿中所谓的刺激量，一是指每种手法对人体可造成的刺激强度以及从手法的阈刺激至伤害刺激之间的强度范围；二是指每次取穴一组的手法对人体刺激的总剂量；广义的刺激量还应该包括疗程。而在推拿手法学中所指的刺激量应是指第一种。由于手法作用力是指手法动态操作过程中的动态力，故手法刺激量的概念，不单仅是指手法力值的大小或用力大小，而是包括施术手的压力及操作时的加速度、频率与持续刺激的时间等物理量在内的力学综合参数。比如，用力虽轻但持续操作时间较长，同样可以是一种强刺激手法，仍然可以起到强刺激的取穴效果；而有些用大力叩击的手法，由于着力面积大，单位面积受力小（即压强小），又是在瞬间完成，则亦可以是一种具有安全刺激量的有效手法等。

推拿手法是以机械能的形式作为其对人体腧穴的因子。此时，施术者是施力者，受术者是受力者，互相组成了一个推拿取穴的力学系统，在这个系统中两者相互作用，手法对人体作用力之刺激量，由于手法动作类别的差异，其运动方式、作用形式及作用部位不一，故其动力学的综合参数就不完全相同。

正确掌握临床取穴剂量是取得效果的关键。一般来说，手法刺激应达到一定的阈上刺激强度，以引起机体的回答性反应而产生效应，过轻的阈下刺激则无效。常规是在患者生理刺激阈范围内，有量小作用弱、量大作用强的规律，中等刺激量的手法易引起兴奋扩散，使兴奋过程加强；较强的刺激传达到大脑皮质时，其兴奋易集中，形成一个强的兴奋点，并发生负诱导，使其周围的抑制过程加强，这种外抑制能把已有的病理兴奋灶抑制下去，也可以引起抑制过程扩散，故许多大剂量的手法取穴后，可产生镇静作用引起易睡或沉睡；当应用强刺激时，冲动传至大脑皮质，兴奋又易于扩散，高级神经系统的兴奋过程加强，解除大脑皮质的抑制状态或病理性抑制，使患者经此类刺激后体力充沛、精神振奋、脑力提高；如果刺激量达到超强刺激的程度，超过了中枢神经系统与全身组织的生理接受能力，就可能会引起手法性伤害。一个疗程开始阶段，取穴手法宜轻，以后在连续取穴过程中，当皮肤和神经系统有了适应能力，手法的刺激量就要逐渐增加，随着病情的恢复或手法作用的蓄积，其取穴剂量又可逐渐减轻。

不同的病症需要不同的刺激量，同一疾病的不同阶段也需要不同的刺激量，针对不同病症以及不同的病理阶段选择合适的手法刺激对提高疾病取穴效果是显而易见的。病变范围较广、部位较深和肌肉比较丰厚的部位，用接触面积大而深沉有力、刺激量大的手法；而病变范围虽然较广，但部位较浅、肌肉较薄弱的部位，用接触面积大而柔和、刺激量小的手法。同时，在临床应用时，还应根据患儿年龄的大小、体质的强弱和性别的不同，选用适宜的刺激量。总之，在手法刺激量的掌握和选择上，要根据患者疾病的性质、病症的部位、选用的穴位以及患者的性别、年龄、体质的强弱和医生操作的习惯、手法的功力等因素综合考虑，灵活运用。

四 | 辨证施用手法

如果想要取得好的疗效，除了解推拿手法的补泻规律外，还须进行认真的中医辨证论治。《黄帝内经》中记载："有可按者，有不可按者，故首先辨证。"《正骨心法要旨》中记载："视其虚实酌而用之，则有宣通补泻之法。"推拿的补泻不是简单的指某一手法的作用，而是以阴阳、脏腑、经络理论为指导的整体辨证论治，临证时应因人、因时、因地制宜。

《黄帝内经·灵枢·逆顺肥瘦》中记载："年质壮大，血气充盈，肤革坚固，因加以邪，刺此者，深而留之，此肥人也……瘦人者，皮薄色少，肉廉廉然，薄唇轻言，其血清气滑，易脱于气，易损于血，刺此者，浅而疾之。"针刺深浅取穴应因人制宜，按摩亦同理。对于身体壮、血气旺盛、皮坚肉厚、肌肉发达的患儿，手法宜重；对于形体瘦小、禀赋不足、营养不良、正气虚弱、皮薄肉少的患儿，手法宜轻。病在皮毛、在卫分、在表，手法宜轻；病在筋骨、在血脉骨髓、在里，手法宜重；患有慢性病、虚证、正气虚弱患儿，手法宜轻；患有急性病、实证、邪气盛的患儿，手法宜重。如《黄帝内经·素问·刺要论》中记载："病有在毫毛腠理者，有在皮肤者，有在肌肉者，有在脉者，有在筋者，有在骨者，有在髓者。"《黄帝内经·素问·通评虚实论》中记载："邪气盛则实，精气夺则虚。"

一般说来，春夏季节，气候由温渐热，万物生发，阳气在表，肌腠松泄，病邪亦浅，故手法宜轻；而秋冬季节，气候由凉变寒，万物敛萌，阳气在内，肌肤紧密，病邪亦深，故手法宜重。《黄帝内经·灵枢·终始》中记载："春气在毫毛，夏气在皮肤，秋气在分肉，冬气在筋骨。"不同地区，由于地势高低、气候条件及生活习惯各异，人的生理活动与病变特点也不尽相同。所以，手法应根据当地环境及生活习惯而有所变化。东南地区地势低而温热多雨，其人腠理疏松，皮肤柔润，宜用轻柔温和手法；西北地区地势高而寒冷少雨，其人腠理固密，皮肤粗糙，宜用强重有力的手法。

总之，推拿的补泻与辨证施用是紧密相关的，只有全面、具体地辨证分析，善于因人、因时、因地制宜，才能取得手法施治的效果。

五 | 常用手法及穴位

• 常用手法展示

1 推法

古籍辑要

《幼科推拿秘书·推拿按摩卷》中记载："推者，一指推去而不复反，反者，向外为泻，或大指，或三指，穴道不同。"

《小儿推拿广意·推拿按摩卷》中记载："凡推而向前者，必期如线之直，毋得斜曲，恐伤动别经而招患也。"

《幼科铁镜》中记载："大指面属脾……曲者旋也，于手指正面旋推为补，直推至指甲为泻。"

《秘传推拿妙诀》中记载："惟阴阳有分之说，以医人用左右两大指于阴阳穴处向两边分，故为之分，而亦谓之推也。"

操作要点

1. **直推法** 以拇指桡侧或指面，或示指、中指指面在穴位上做直线推动。

2. **分推法** 用两手拇指指面或桡侧，或示指、中指指面，自穴位向两旁做分向推动，或做"八"字形推动。

3. **旋推法** 以拇指指面在穴位上做顺时针或逆时针方向环旋推动。

4. **合推法** 用两手拇指指面自穴位两旁向穴中推动，动作方向与分推法相反。

动作要领

1. **直推法** 拇指直推时，依靠腕部带动拇指做主动内收和外展活动；示指、中指着力做直推时，依靠肘部做适当的屈

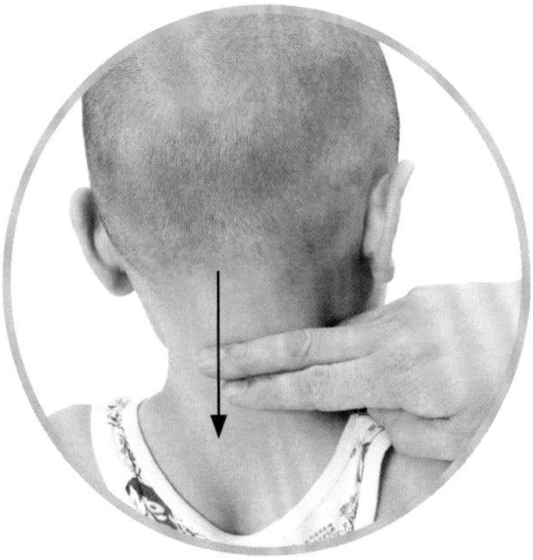

直推法

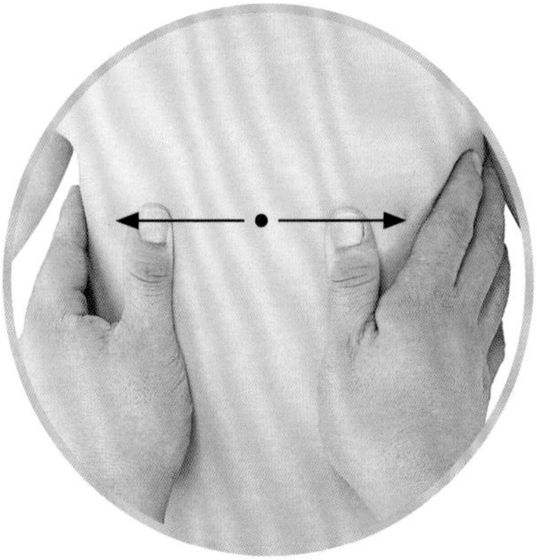

分推法

伸活动。直推时，动作要轻快连续，必须直线进行，不可歪斜，以推后皮肤不发红为佳。

2. 分推法　操作时依靠肘关节的屈伸活动带动指、掌着力部分做横向直线分推，依靠腕部和拇指掌指关节的内收、外展活动带动拇指着力部分做弧线分推。双手用力需均匀，动作柔和，节奏要轻快而平稳。

3. 旋推法　操作时肩、肘、腕、掌指关节均要放松，仅依靠拇指做小幅度的旋转推动。动作要轻快连续，仅在皮肤表面推动，勿带动皮下组织。动作应协调，用力均匀柔和，速度较直推稍缓慢。

4. 合推法　动作和要求与分推法基本相同，但推动方向相反，主要做直线合推。动作幅度要小，勿使皮肤向中间起皱。

临床应用

本法可用于“线”状穴及“面”状穴，可操作于小儿头面、上肢、胸腹、腰背、下肢穴位。

2 摩法

古籍辑要

《医宗金鉴》中记载："摩者，谓徐徐揉摩之也……摩其瘫聚，以散瘀结之肿。"

《厘正按摩要术·推拿按摩卷》中记载："周于蕃曰：按而留之，摩以去之。又曰：急摩为泻，缓摩为补。摩法较推法则从轻，较运法则从重。或用大指，或用掌心，宜遵〈石室秘录〉：摩法不宜急，不宜缓，不宜轻，不宜重，以中和之义施之。"

操作要点

用掌面或示指、中指、环指指面放于施术部位，做顺时针或逆时针方向旋转抚摸动作，称为摩法。

动作要领

操作时，肩、肘、腕均要放松，前臂主动运动，通过放松的腕关节使着力部分形成摩动。动作要和缓协调，用力要轻柔、均匀。

临床应用

摩法常用于"点"状穴及"面"状穴，常操作于头面部、胸腹部，如摩囟门、摩中脘、摩腹等。

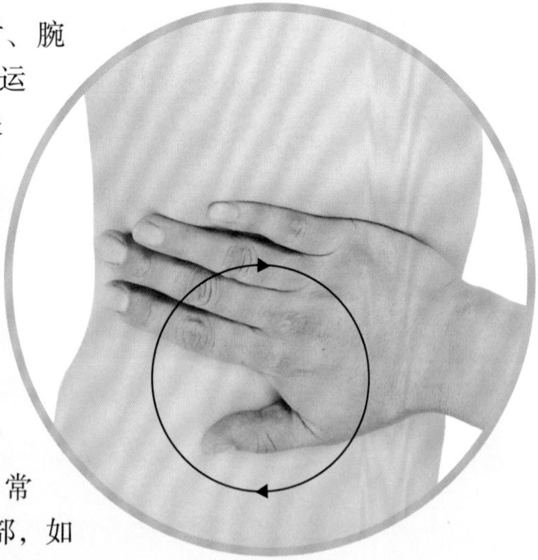

摩法

3 按法

古籍辑要

《推拿按摩卷·厘正按摩要术》中记载："周于蕃谓按而留之者，以按之不动也。按字，从手从安，以手探穴而安于其上也……以言手法，则以右手大指面直按之，或用大指背屈而按之，或两指对过合按之，其于胸腹，则又以掌心按之，宜轻宜重，以当时相机行之。"

操作要点

以指、掌等节律性地按压施术部位，称为按法。常与揉法结合运用，"按揉"并用。指按法，以拇指指端或螺纹面置于施术部位，做与施术部位相垂直的逐渐向下按压的动作。掌按法，以单手或双手掌面叠加置于施术部位，垂直逐渐向下按压。

动作要领

操作时，按压着力部分要紧贴患儿体表的部位或穴位，勿移动，按压的方向要垂直向下着力，力量由轻到重，逐渐增加，平稳而持续，使力量渗透至机体组织的深部。

临床应用

指按法刺激性强，常与揉法结合，多用于"点"状穴，可操作于面部、上肢部；掌按法用力沉稳舒缓，多用于"面"状穴，可操作于胸部、上肢部、背腰部、下肢后侧等部位。

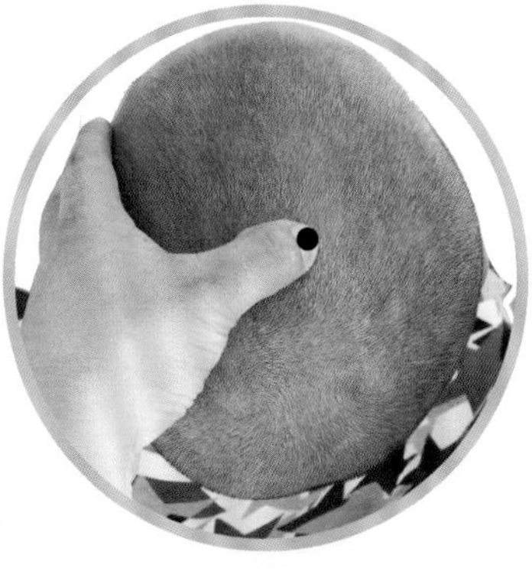

按法

4 揉法

古籍辑要

《保赤推拿法》中记载："揉者，医以指按儿经穴，不离其处而旋转之也。"

《厘正按摩要术》中记载："周于蕃曰：揉以和之，揉法以手儿宛转回环，宜轻宜缓，绕于其上也。是从摩法生出者，可以和气血，可以活经络，而脏腑无闭塞之虞矣。"

操作要点

用拇指指端或示指、中指指端，或用掌根、大鱼际吸定于施术部位，做顺时针或逆时针方向旋转揉动，称为揉法。

动作要领

腕部放松，紧贴体表，带动皮下肌肉组织，但动作宜轻柔。

临床应用

指揉法作用面积小，常用于点状穴；掌揉法、鱼际揉法作用面积大，常用于"面"状穴，揉法可操作于全身各部位。

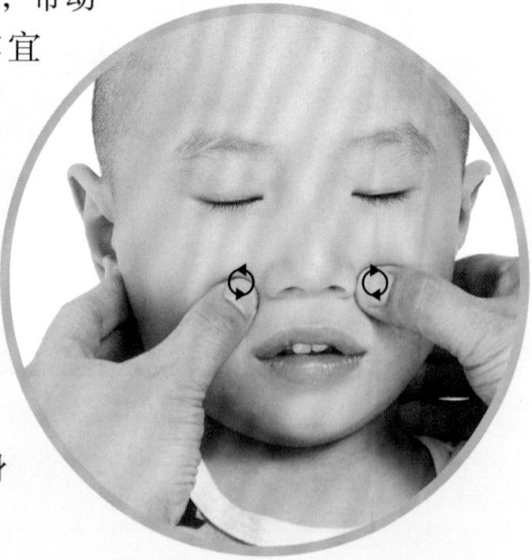

揉法

5 掐法

古籍辑要

《幼科推拿秘书》中记载："掐者，用大指甲将病处掐之，其掐数亦如推数。"

《保赤推拿法》中记载："掐者，医指头在儿经穴轻入而向后出也。"

操作要点

用拇指指端或指甲垂直用力，重刺激患儿穴位，称为掐法。操作时，要逐渐用力，力度深透组织为止。常与轻柔舒缓的手法结合应用，如揉法。

动作要领

操作时，应垂直用力，可持续用力，也可间歇用力，以增强刺激。注意切勿掐破皮肤。

临床应用

掐法刺激量大，可用于头面部及手足部点状穴，救治小儿急性惊证。

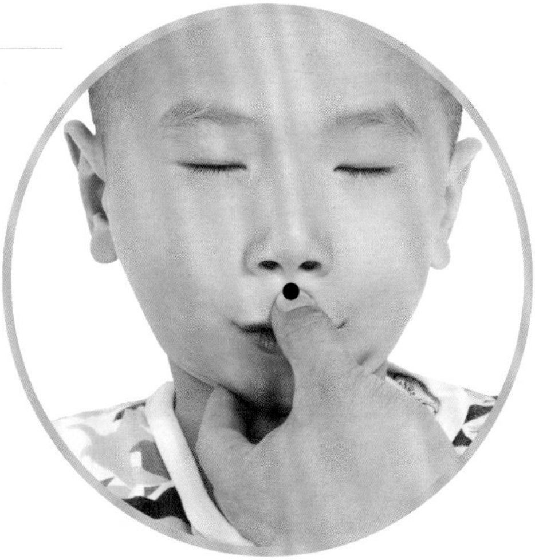

掐法

6 捏法

操作要点

用拇指桡侧缘顶住皮肤，示、中二指前按，用力提拿皮肤，双手交替捻动向前；或示指屈曲，用示指中节桡侧顶住皮肤，拇指前按，两指同时用力提拿皮肤，双手交替捻动向前。

动作要领

操作时，肩、肘关节要放松，腕指关节的活动要灵活、协调。既要有节律性，又要有连贯性，同时用力要均匀。切勿拧转。

临床应用

主要用于脊柱“线”状穴，捏脊操作时，可捏三下提拿一下，即“捏三提一”。

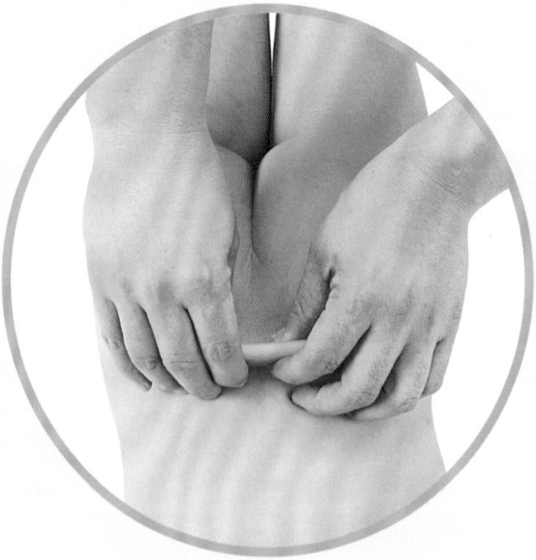

捏法

7 运法

古籍辑要

《保赤推拿法》中记载："运者，医以指于儿经穴，由此往彼也。"

《厘正按摩要术》中记载："周于蕃曰：运则行之，谓四面旋绕而运动之也。宜轻不宜重，宜缓不宜急，俾血脉流动，筋络宣通，则气机有冲和之致，而病自告痊矣。"

操作要点

以拇指或示指指面，或示指、中指、环指指面在穴位上做由此及彼的弧形或环形移动，称为运法。

动作要领

操作时，着力部分要轻贴体表，只在皮肤表面运动，勿带动皮下组织，频率宜缓不宜急。

临床应用

运法常用于点状穴、面状穴、线状穴，可操作于小儿头面部及手掌部穴位，如运内八卦、运水入土、运板门等。

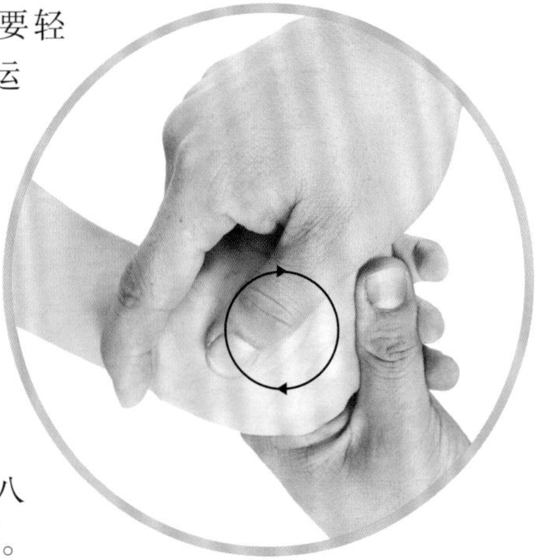

运法

8 捣法

古籍辑要

《推拿三字经》中记载：“揉二马，捣小天心，翻上者，捣下良，翻下者，捣上强，左捣右，右捣左。”

操作要点

用中指指端，或示、中指屈曲的指间关节，做有节奏的叩击穴位的动作，称为捣法。

动作要领

指间关节自然放松，前臂为动力源，腕关节放松，叩击部位要准确，捣后指端立即抬起。

临床应用

常用于点状穴。

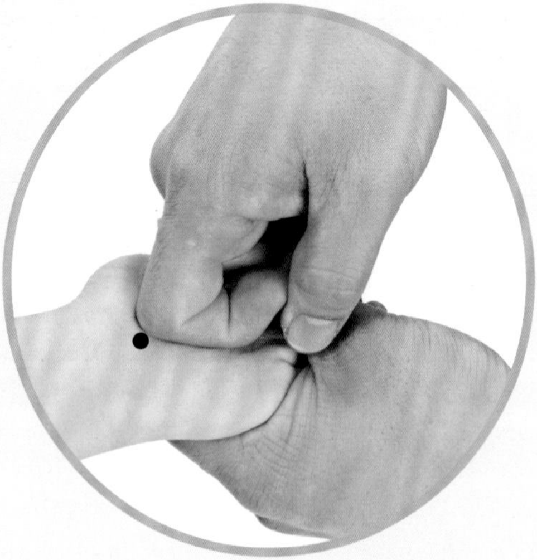

捣法

第四章
手法要穴解析

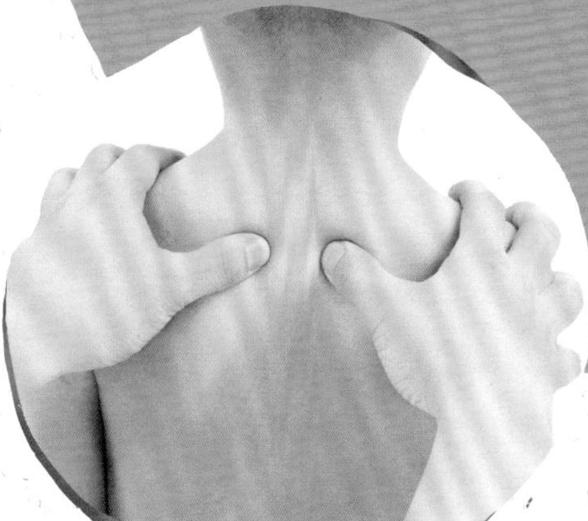

一、解表手法

※ 疏风解表：开天门、推坎宫、揉太阳、揉耳后高骨
※ 发汗解表：拿风池、拿肩井
※ 清热解表：清天河水、掐揉二扇门、掐揉膊阳池、推天柱骨

1 开天门

定位 两眉中间至前发际正中成一直线。

操作 以两手拇指自下而上（即从眉心至前发际）交替直推，称开天门，又称推攒竹。100 ~ 300 次为宜。

功效 疏风解表，开窍醒神，镇静安神。

主治 感冒、发热、头痛、烦躁不宁、惊惕不安等。

配伍 配伍推坎宫、推揉太阳、揉耳后高骨，适用于外感发热、头痛等症；配伍清肝经、掐揉小天心、掐揉五指节、揉百会，适用于烦躁不宁或惊惕不安等症。

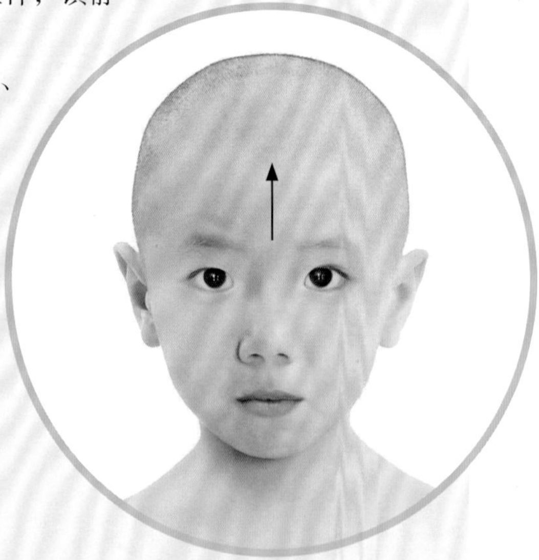

开天门

2 推坎宫

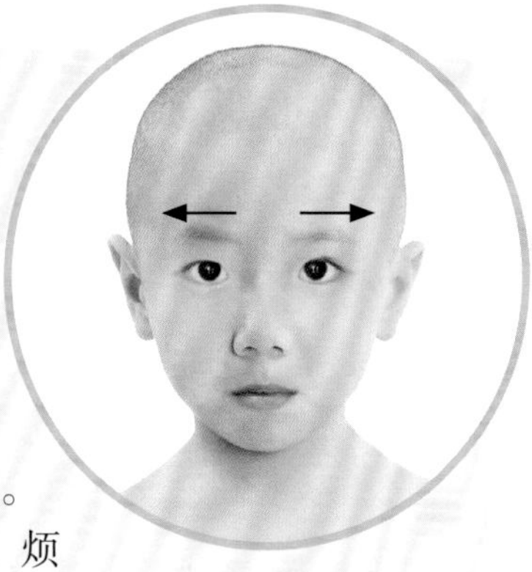
推坎宫

定位 自眉心起至眉梢成一横线。

操作 以两手拇指自眉心向眉梢做分推，并将其余四指放于头部两侧以固定之，称推坎宫，亦称分（头）阴阳。100～300次为宜。

功效 疏风解表，醒脑明目，止头痛。

主治 感冒、发热、头痛、目赤痛、烦躁不安、惊风等。

应用 配伍开天门、推揉太阳、揉耳后高骨，适用于外感发热、头痛等；配伍清肝经、掐揉小天心、清天河水，适用于治疗目赤痛。

3 揉太阳

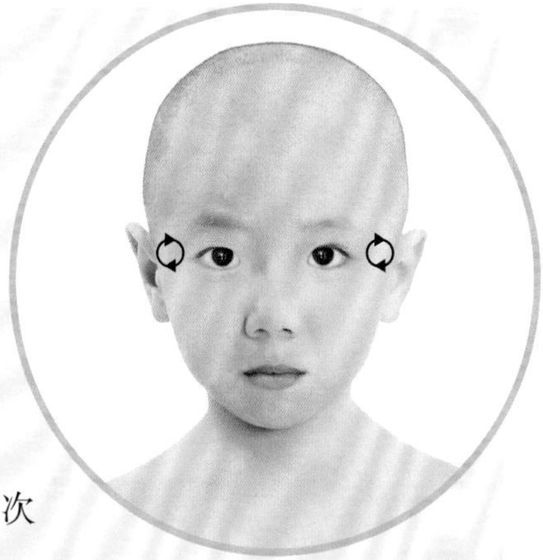
揉太阳

定位 眉梢后凹陷处（眉梢与目外眦之间，向后约一横指凹陷处）。

操作 以两手拇指桡侧自前向后直推，称推太阳；或用中指指端揉之，称揉太阳或运太阳（向眼睛方向揉为补，向耳方向揉为泻）。100～300次为宜。

功效 疏风解表，清热明目，止头痛。

主治 感冒、发热、头痛、目赤痛、口眼㖞斜等。

应用 主要用于外感发热：若外感表实证兼有头痛者，用泻法；若外感表虚证或内伤头痛者，用补法。

4 揉耳后高骨

定位 耳后入发际，乳突后缘高骨下凹陷中。

操作 用拇指指端揉之，称揉耳后高骨。100 ~ 300 次为宜。

功效 疏风解表，除烦安神。

主治 感冒、头痛、神昏烦躁等。

应用 配伍开天门、推坎宫、揉太阳等用于治疗感冒头痛、神昏烦躁等症。

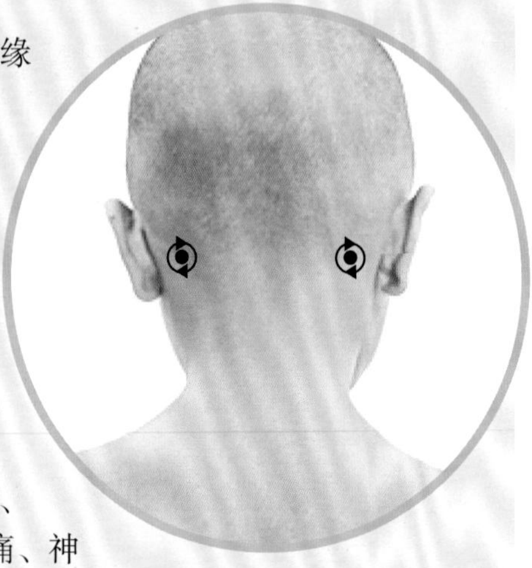

揉耳后高骨

5 拿风池

定位 枕骨下，胸锁乳突肌与斜方肌之间，平后发际上 0.5 寸凹陷处。

操作 用拇指或示指按揉或用拿法。拿 3 ~ 5 次，按揉 30 ~ 50 次。

功效 发汗解表，祛风散寒。

主治 感冒头痛、发热、目眩、颈项疼痛。

应用 配伍开天门、掐揉二扇门等，发汗解表之力更强，多用于感冒头痛、发热无汗或项背强痛等症。

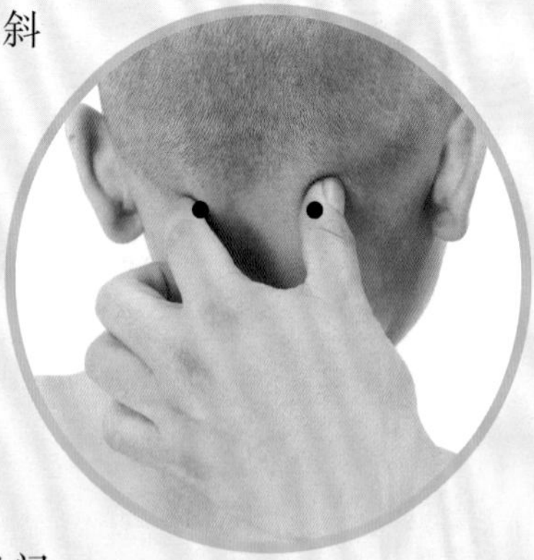

拿风池

6 拿肩井

定位 大椎与肩峰连线中点的筋肉处。

操作 用拇指与示指、中指对称用力提拿肩筋，称拿肩井；用指端按其穴位称按肩井。拿5次；按30～50次。

功效 疏通气血，发汗解表。

主治 感冒、惊厥、上肢抬举不利。

应用 按、拿肩井能宣通气血，发汗解表。多为临床上的结束手法，也可以用于治疗感冒、上臂痛等病症。

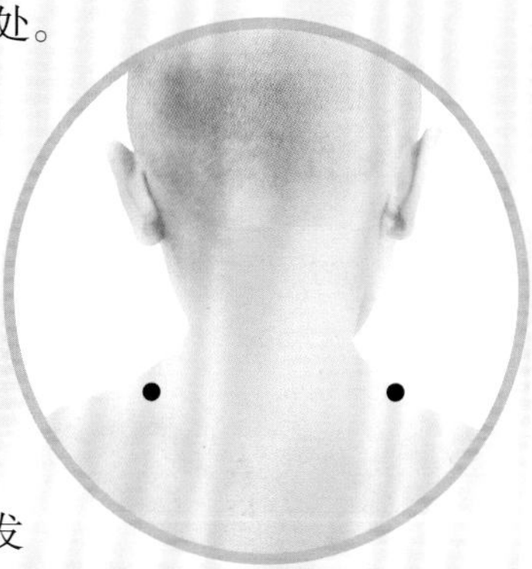

拿肩井

7 清天河水

定位 前臂正中，从腕横纹中点至肘横纹中点成一直线。

操作 医生一手持小儿手部，另一手示指、中指指面自腕横纹推向肘横纹，称为清（推）天河水。推100～300次。

功效 清热解表，泻火除烦。

主治 外感发热、烦躁不安、口渴、惊风、口舌生疮、咳嗽、咽痛等。

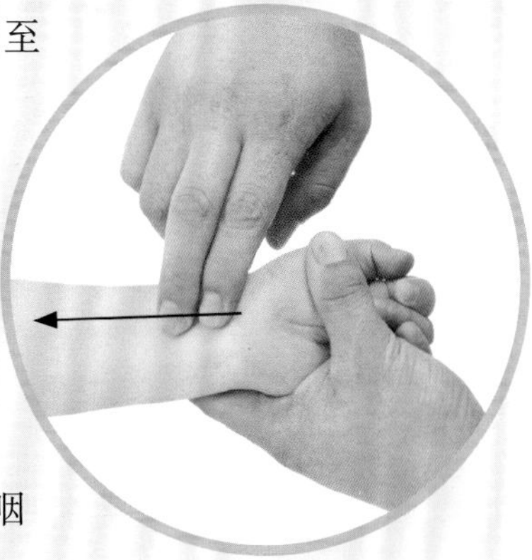

清天河水

应用 本法性微凉，清热力平和，善清卫、气分热，清热而不伤阴；治一切热证，配伍清心经、退六腑等多用于五心烦热、口燥咽干、唇舌生疮、夜啼等症；配伍开天门、推坎宫、揉太阳等用于外感风热证。

8 掐揉二扇门

定位 掌背中指根本节两侧凹陷处。

操作 有掐、揉二扇门之分。揉二扇门：医生手持小儿手部，另一手示指、中指指端揉穴处。掐二扇门：医生两手示指、中指固定小儿腕部，令手掌向下，环指托其手掌，然后用两手拇指指甲掐之，继而揉之。掐3～5次，揉100～300次。

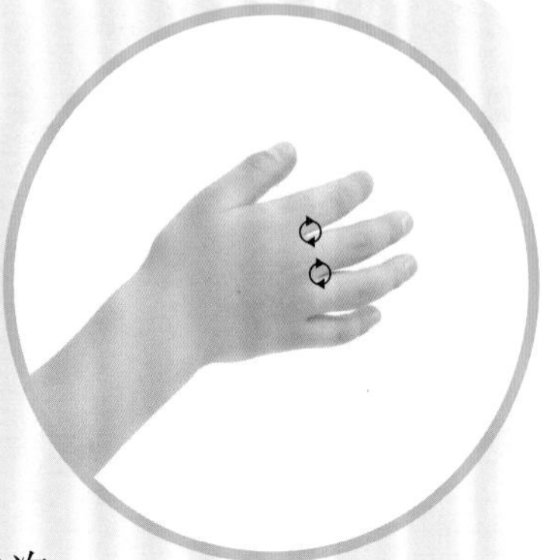

掐揉二扇门

功效 发热透表，退热平喘。

主治 外感风寒病证。

应用 配伍揉肾顶、补脾经、补肾经等用于治疗体虚外感。揉二扇门要稍用力，速度宜快，多用于外感风寒。

9 掐揉膊阳池

定位 腕背横纹上3寸，尺桡骨之间。

操作 术者一手持小儿腕部，另一手拇指指甲掐穴处，继而揉之，称为掐膊阳池；用拇指端或中指端揉，称为揉膊阳池。掐3～5次，揉100～300次。

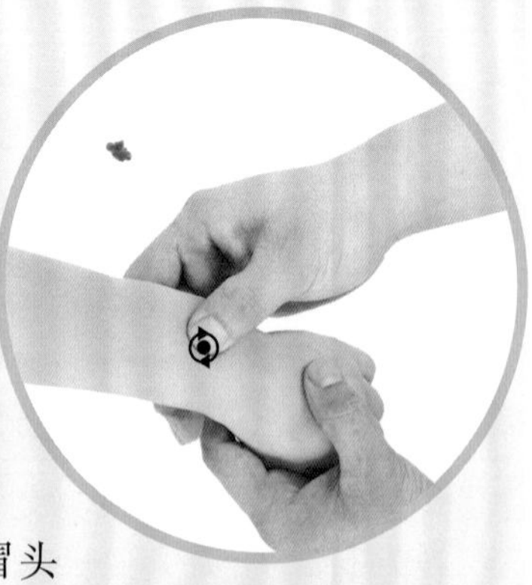

掐揉膊阳池

功效 解表清热，通络止痛。

主治 大便秘结、小便短赤、感冒头痛等。

应用 用于小儿感冒头痛、便秘、腹痛。

10 推天柱骨

定位 颈后发际正中至大椎成一直线。

操作 用拇指或示指、中指指腹自上向下直推，称推天柱骨；或用刮法自上向下刮，称刮天柱骨。推 100 ~ 300 次，刮至皮下轻度瘀血即可。

功效 祛风散寒，降逆止呕。

主治 外感发热、恶心、呕吐等。

应用 配伍横纹（指腕横纹）推向板门、揉中脘等治疗呕恶；配伍拿风池、掐揉二扇门等用于治疗外感发热、颈项强痛等症；用刮法多以汤匙边蘸姜汁自上向下刮至皮下轻度瘀血，可治暑热发痧等症。

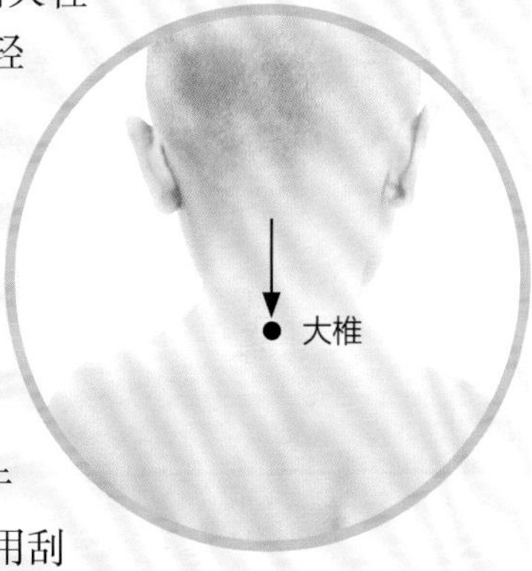

推天柱骨

二、清热手法

※ 清热除烦：掐四横纹、揉内劳宫
※ 清热散结：推小横纹、推掌小横纹
※ 清热凉血：退六腑
※ 清热利湿：清小肠、清大肠、推脾经
※ 清热宣肺：清肺经
※ 清心泻火：清心经
※ 平肝泻火：清肝经
※ 滋阴清热：揉涌泉

1 掐四横纹

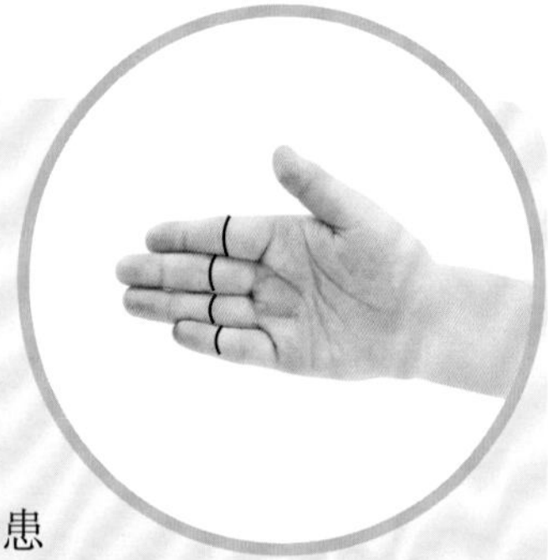
掐四横纹

定位 掌面示指、中指、环指、小指第一指间关节横纹处。

操作 掐四横纹：以拇指指甲依次从示指掐至小指，掐后辅以揉法，一般采用“揉三掐一”；推四横纹：令患儿四指并拢，以拇指桡侧从示指横纹处推向小指横纹处。各掐 5 次，推 100 ~ 300 次。

功效 退热除烦，散瘀结，消胀满，和气血。

主治 厌食、疳积、腹胀、腹痛、消化不良、口舌生疮、胸闷痰喘、气血不和等。

应用 配伍补脾经、揉中脘、按揉足三里、捏脊等用于治疗厌食、疳积等病症，也可用毫针或三棱针点刺出血；配伍补脾经、揉板门、揉中脘、分腹阴阳等用于治疗消化不良、腹胀等症。

2 揉内劳宫

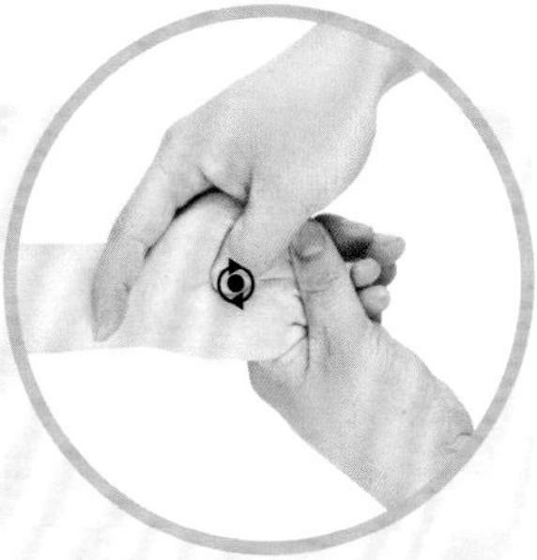
揉内劳宫

定位 掌心中，屈指时中指端与环指端之间中点。

操作 以指端揉之，称揉内劳宫；用拇指或中指指腹自小指根经掌小横纹、小天心至内劳宫做运法，称运内劳宫。揉 100 ~ 300 次，运 30 ~ 50 次。

功效 揉内劳宫清热除烦，运内劳宫清虚热。

主治 发热、烦渴、口舌生疮等。

应用 揉内劳宫配伍清心经、清小肠、掐揉小天心、清天河水，常用于治疗心经有热所致的发热、烦渴、口舌生疮等症。

运内劳宫对心、肾两经虚热尤为适宜。

3 推小横纹

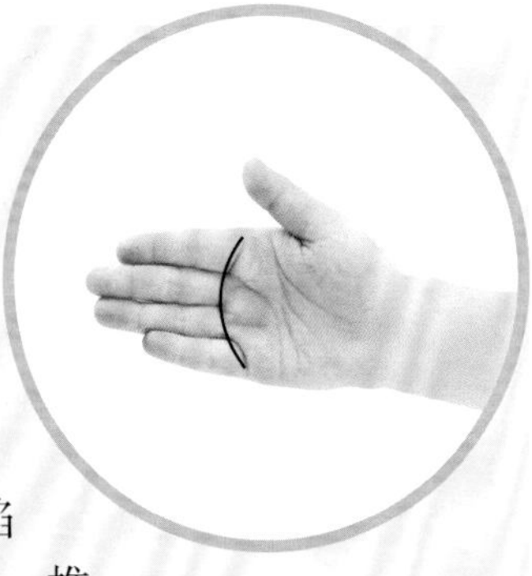
推小横纹

定位 掌面示指、中指、环指、小指指间关节横纹处。

操作 推小横纹：令患儿四指并拢，以拇指桡侧从示指小横纹处推向小指小横纹处。掐揉小横纹：以拇指指甲依次从示指掐至小指，掐后辅以揉法，一般采用“揉三掐一”。推 100 ~ 300 次，掐 3 ~ 5 次，揉 10 ~ 15 次。

功效 清热散结，理气消胀。

主治 腹胀、咳嗽等。

应用 用于腹胀，常配补脾经、运内八卦、清胃经、揉腹等合用；用于肺部干性啰音，常配揉肺俞、分推膻中、补脾经。

4 揉掌小横纹

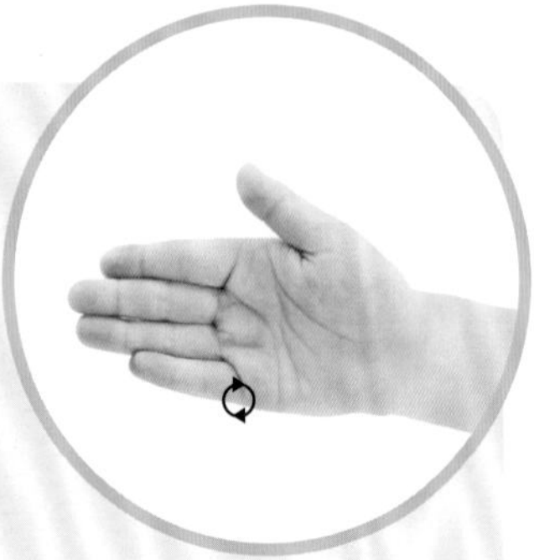
揉掌小横纹

定位 掌面小指根下，尺侧掌横纹头。

操作 以中指或拇指按揉，称揉掌小横纹。揉 100 ~ 300 次。

功效 清热散结，宽胸理气，化痰止咳。

主治 百日咳、咳嗽、口舌生疮等。

应用 本穴是治疗百日咳、肺炎咳喘的要穴，可以帮助肺部炎性渗出的吸收，常与揉肺俞、分推肩胛骨、揉膻中、搓摩胁肋等合用；用于口舌生疮等热结之证，常与清心经、清天河水、揉总筋等合用。

5 退六腑

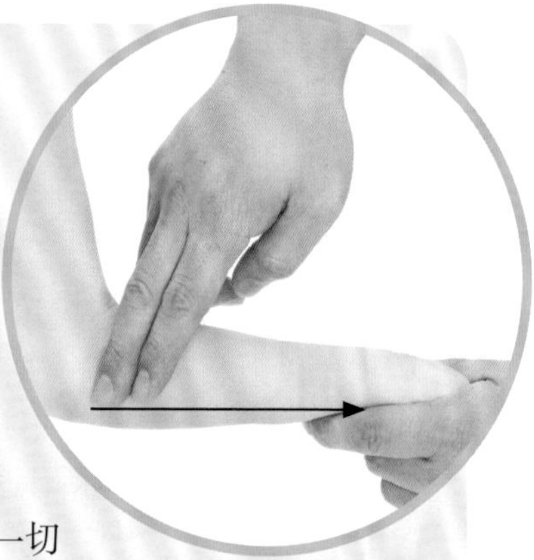
退六腑

定位 前臂尺侧，从阴池至肘肘成一直线。

操作 术者一手持小儿腕部以固定，另一手拇指或示指、中指面自肘横纹推向腕横纹，称为推六腑或退六腑。推 100 ~ 300 次。

功效 清热凉血解毒。

主治 高热、烦躁、咽痛、便秘等一切实热病症。

应用 治疗瘟病邪入营血，脏腑郁热积滞，壮热烦渴，腮腺炎及毒肿等实热证，常与推三关同用，能平衡阴阳，防止大热大凉，清热而不伤正气。若寒热夹杂，以热为主，则可以退六腑三数、推三关一数之比推之；若以寒为重，则可以推三关三数、退六腑一数之比推之。

6 清小肠

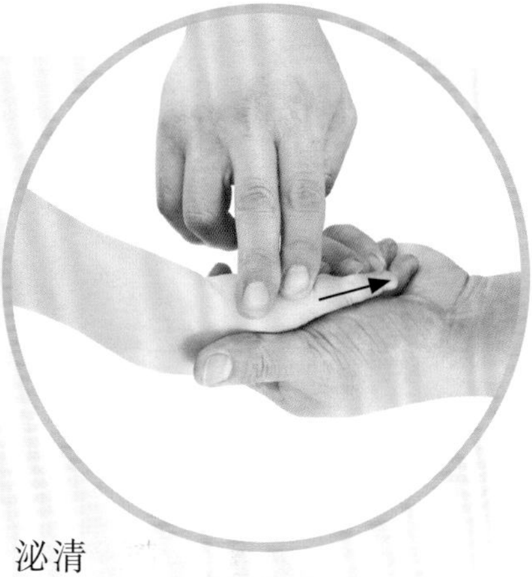
清小肠

定位 小指尺侧边缘，从指尖至指根成一直线。

操作 从指根直推向指尖，称清小肠；从指尖直推向指根，称补小肠；补小肠、清小肠，合称为推小肠。100～300次为宜。

功效 清小肠能清利下焦湿热，泌清别浊；补小肠能温补下焦。

主治 小便赤涩、尿频、遗尿、泄泻、癃闭、口舌生疮等。

应用 清小肠常用于治疗小便短赤不利、尿闭、泄泻等症。若心经有热，移热于小肠，配合清天河水，能加强清热利尿的作用；若属于下焦虚寒所致多尿、遗尿，则宜用补小肠。

7 清大肠

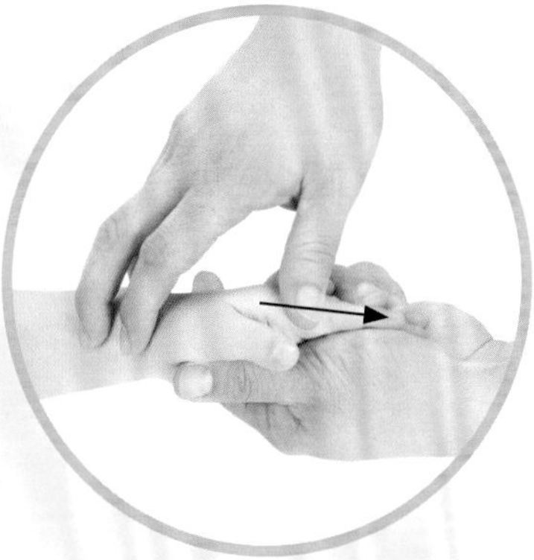
清大肠

定位 示指桡侧缘，从示指尖至虎口成一直线。

操作 术者以拇指或示指、中指指腹循该穴直线推动，称为推大肠。由虎口推向指尖为清大肠。100～300次为宜。

功效 清大肠能清利肠腑，除湿热，导积滞。

主治 腹泻、便秘、腹痛等。

应用 清大肠多用于湿热泄泻、食积、便秘等症，常与清天河水、退六腑、清补脾经、分腹阴阳、推下七节骨、揉龟尾等合用。

8 推脾经

定位 拇指桡侧缘，由指尖至指根成一直线。

操作 将患儿拇指伸直，自指根向指尖方向直推为清脾经。清脾经、补脾经，合称为推脾经。100 ~ 300 次为宜。

功效 推脾经能清热利湿，化痰止呕。

主治 腹泻、痰喘、黄疸等。

应用 推脾经配伍清胃经、清小肠、揉板门、清大肠等主治湿热熏蒸所致的皮肤发黄、恶心呕吐、腹泻、痢疾等症。

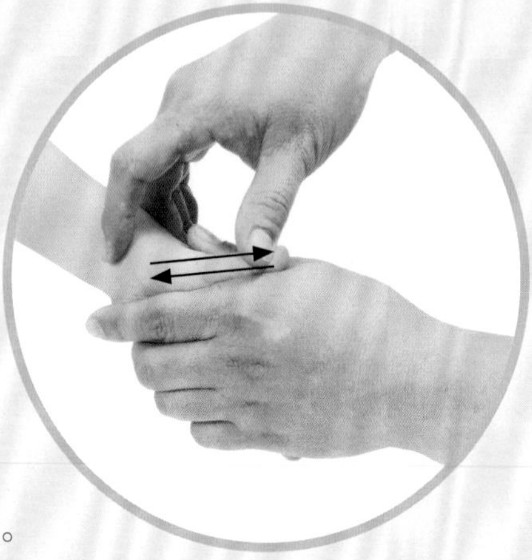

推脾经

9 清肺经

定位 环指掌面由指尖至指根成一直线。

操作 自指根推向指尖，称清肺经。100 ~ 300 次为宜。

功效 宣肺清热，疏风解表，化痰止咳。

主治 感冒、发热、咳喘等。

应用 清肺经主治感冒、咳嗽、气喘、痰鸣等肺经实热证，可配伍清天河水、运内八卦、按揉天突、推揉膻中、分推肺俞等。

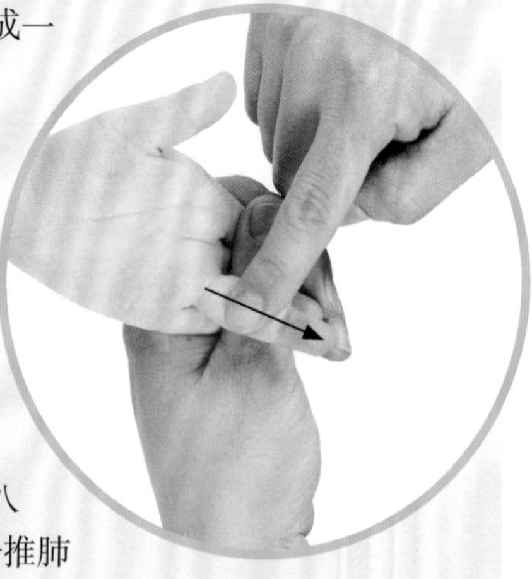

清肺经

10 清心经

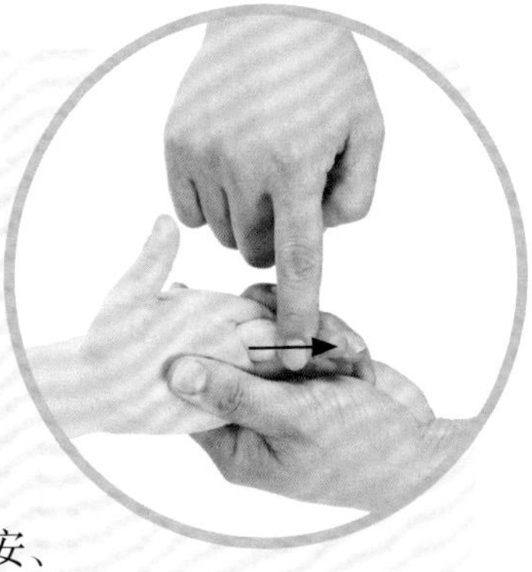
清心经

定位 中指掌面由指尖至指根成一直线。

操作 自指根推向指尖为清心经。100～300次为宜。

功效 清心经能清热泻心火，补心经能养心安神。

主治 高热神昏、五心烦热、惊惕不安、口舌生疮、小便短赤、夜啼、心血不足。

应用 清心经配伍清天河水、清小肠等用于心火旺盛所致的高热神昏、面赤口疮、小便短赤等症。

心经宜清不宜补，补心经恐引动心火。若因气血不足所致心烦不安、睡卧露睛等症，需用补法时，可以补脾经代之。

11 清肝经

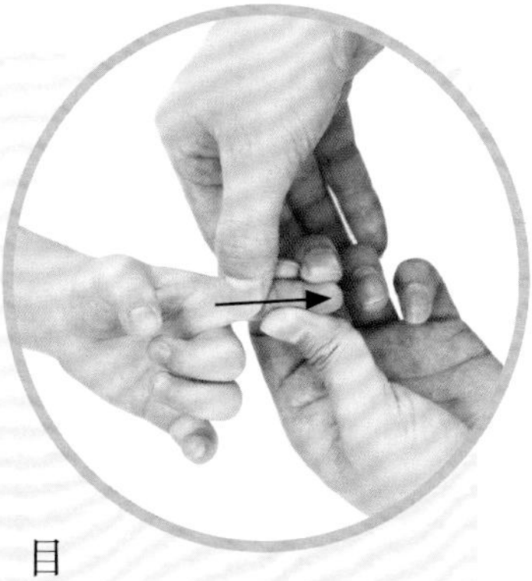
清肝经

定位 示指掌面由指尖至指根成一直线。

操作 自指根向指尖方向直推，称清肝经。100～300次为宜。

功效 清肝经能平肝泻火，息风镇惊，解郁除烦。

主治 惊风、烦躁不安、五心烦热、目赤、口苦咽干、头晕耳鸣等。

应用 清肝经配伍掐人中、掐揉小天心、掐老龙等，常用于治疗惊风、抽搐、烦躁不安、五心烦热等症。

肝经宜清不宜补，若肝虚应补时则需以补肾经代之，滋水涵木，滋肾养肝。

12 揉涌泉

定位 位于足掌心前1/3与后2/3交界处，第2与第3趾骨之间。

操作 用拇指面向足趾推，称推涌泉；或用指端揉，称揉涌泉。推、揉均50～100次。

功效 滋阴、退热。

主治 发热、呕吐、腹泻、五心烦热。

应用 揉涌泉能引火归元，退虚热。配伍揉二马、运内劳宫等用于五心烦热、烦躁不安等症；配伍退六腑、清天河水亦能退实热。

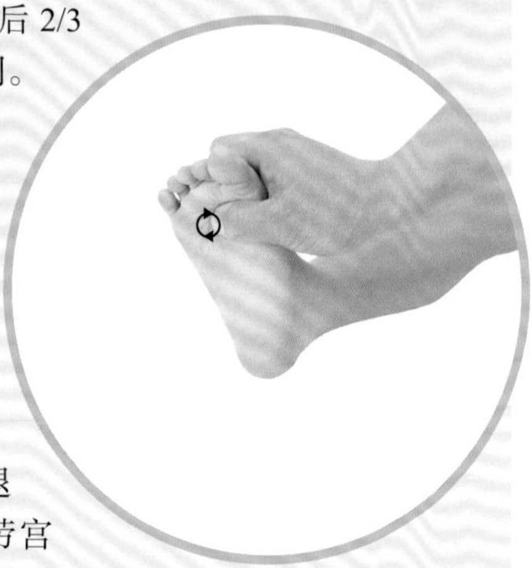

揉涌泉

三、温补手法

※ 温中止痛：揉一窝风
※ 温阳散寒：推三关、揉神阙
※ 温补下元：揉丹田

1 揉一窝风

定位 手背腕横纹正中凹陷处。

操作 术者一手持小儿手部，另一手以中指或拇指指端按揉穴处，称揉一窝风。揉 100～300 次。

功效 温中行气，止痹痛，利关节。

主治 腹胀、腹痛、腹泻、外感风寒。

应用 配伍拿肚角、推三关、揉中脘等用于受寒、食积等原因引起的腹痛等症。

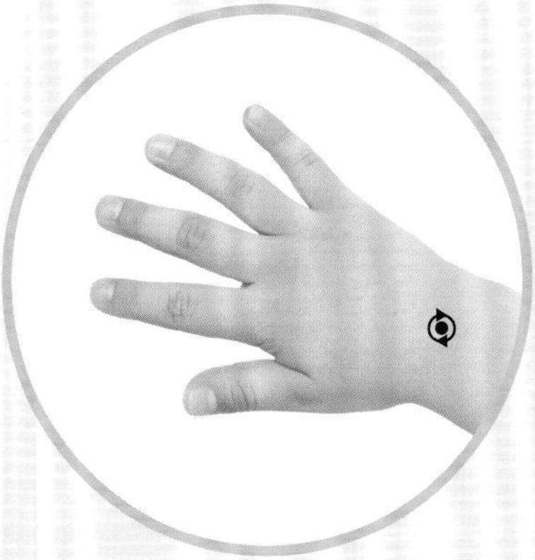

揉一窝风

2 推三关

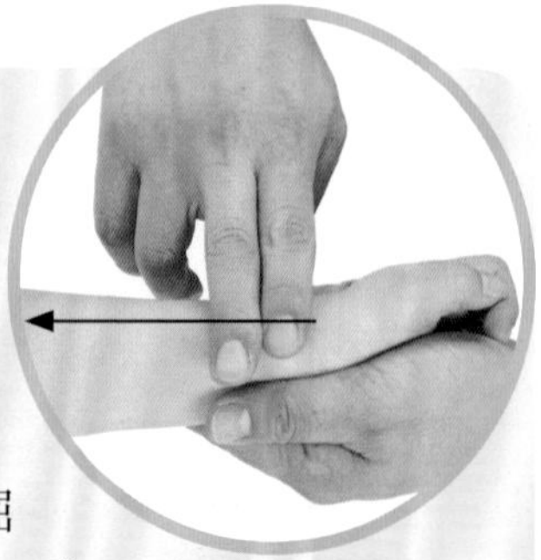
推三关

定位 前臂桡侧缘，从阳池至曲池成一直线。

操作 术者一手握持小儿手部，另一手以拇指桡侧缘或示指、中指指面自腕横纹推向肘横纹，称为推三关；屈小儿拇指，自拇指外侧端推向肘横纹，称为大推三关。推 100 ~ 300 次。

功效 温阳散寒，补气行气，发汗解表。

主治 外感风寒、呕吐、泄泻、腹痛等一切虚寒病症。

应用 主治一切虚寒病症。配伍补脾经、补肾经、揉丹田、捏脊、摩腹等常用于治疗气血虚弱、命门火衰、下元虚冷、阳气不足引起的四肢厥冷、面色无华、食欲不振、疳积、吐泻等症；配伍清肺经、开天门、掐揉二扇门等用于治疗风寒感冒、怕冷无汗或疹出不透等症。

3 揉神阙

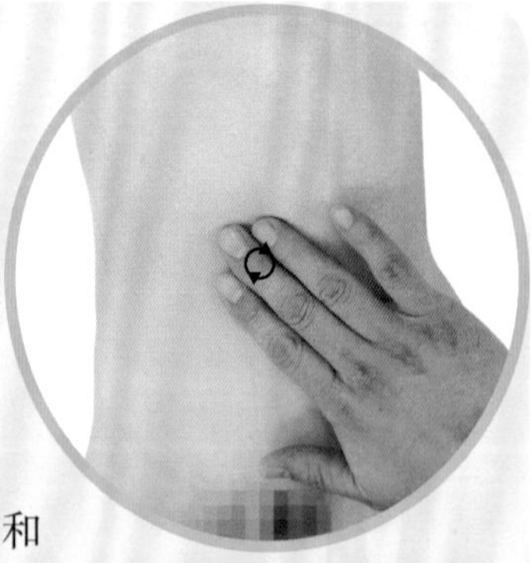
揉神阙

定位 肚脐中。

操作 用中指端或掌根揉，称揉脐；指摩或掌摩称摩脐；用拇指和示指、中指抓住肚脐抖揉，亦称揉脐。揉 100 ~ 300 次；摩 5 分钟。

功效 温阳散寒，补益气血，健脾和胃，消食导滞。

主治 腹胀、腹痛、食积、便秘、吐泻。

应用 配伍摩腹、推七节骨、揉龟尾常用于治疗小儿腹泻、便秘、腹痛、疳积等症，简称“龟尾七节，摩腹揉脐。”

4 揉丹田

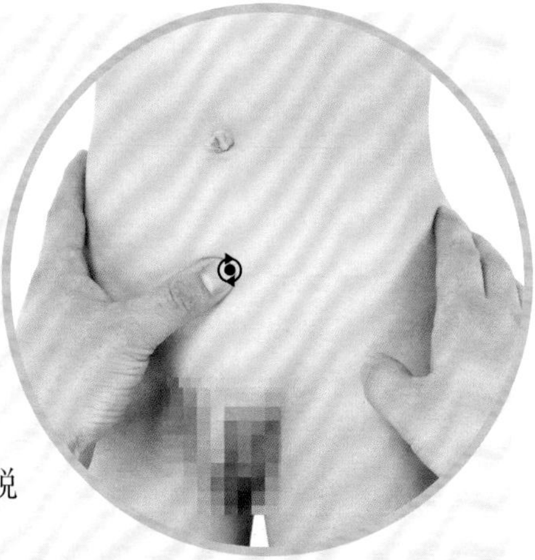

揉丹田

定位 小腹部，脐下 2 寸至 3 寸之间。

操作 或揉或摩，称揉丹田或摩丹田。揉 100 ~ 300 次；摩 2 ~ 3 分钟。

功效 培肾固本，温补下元，分清别浊。

主治 腹泻、腹痛、遗尿、脱肛、疝气、尿潴留。

应用 配伍补肾经、推三关、揉外劳宫等用于治疗小儿先天不足、寒凝少腹及腹痛、疝气、遗尿、脱肛等症；配伍推箕门、清小肠等用于治疗尿潴留等症。

四、理气手法

※ 理气化痰：分推膻中、顺运内八卦、揉天突、揉丰隆
※ 理气消滞：揉天枢

1 分推膻中

定位 两乳头连线中点，胸骨中线上，平第4肋间隙。

操作 用中指指端揉膻中穴，称揉膻中；两手拇指自膻中穴向两旁分推至乳头，称分推膻中；用示指、中指自胸骨切迹向下推至剑突，称推膻中。50～100次为宜。

功效 宽胸理气，止咳化痰。

主治 胸闷、吐逆、咳喘、痰鸣等。

应用 配伍运内八卦、横纹推向板门、分腹阴阳等用于治疗呕吐、呃逆、嗳气等症；配伍揉肺俞等用于治疗喘咳等症；配伍揉天突、按弦走搓摩、按揉丰隆等治疗吐痰不利等症。

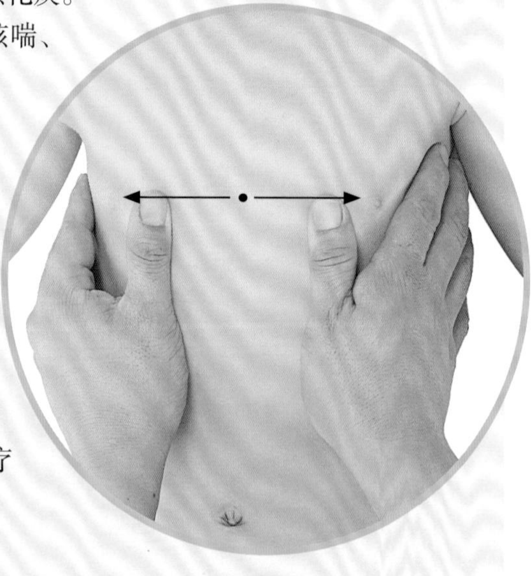

分推膻中

2 顺运内八卦

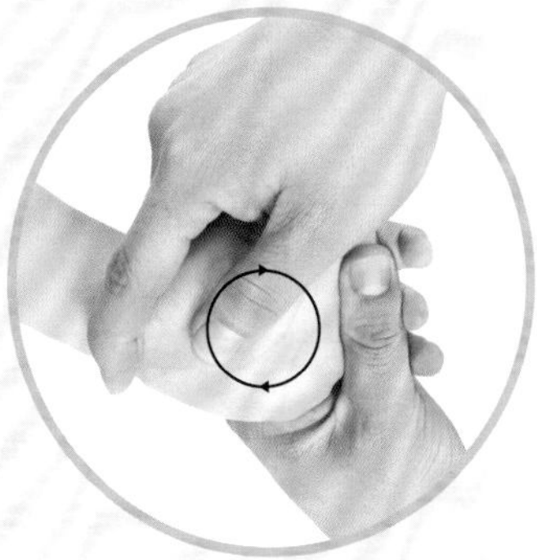

顺运内八卦

操作 术者一手握住患儿四指，拇指按定在离宫处，使掌心朝上，以另一手拇指螺纹面沿八卦圆圈依次摩运，途经离宫时轻轻跳过，周而复始，即为运内八卦。其中，从乾宫起，经坎宫运至兑宫为顺运内八卦。100～200次为宜。

功效 宽胸利膈，理气化痰，行滞消食。

主治 用于胸闷、咳痰、腹泻、腹胀、厌食等症。

应用 常配伍推脾经、掐揉四横纹、揉板门、推揉膻中、揉中脘、分推腹阴阳、揉腹等。

3 揉天突

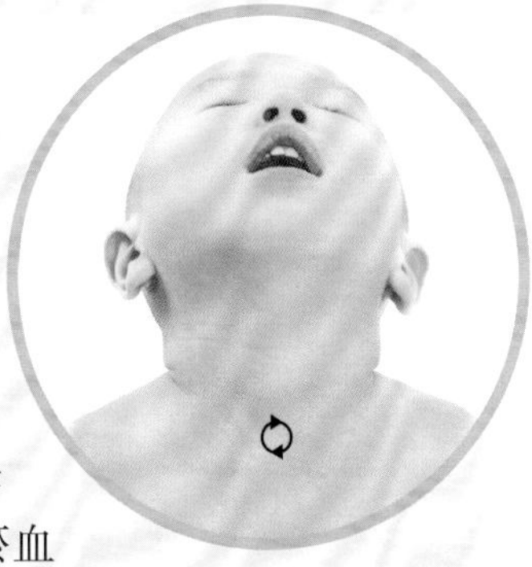

揉天突

定位 胸骨上窝正中，正坐仰头取穴。

操作 用中指指端按或揉，称按天突或揉天突；以示指或中指端微屈，向下用力点，称点天突；若用两手拇指、示指相对捏挤天突穴，至皮下瘀血呈红紫色为度，称捏挤天突。按揉10～30次；点3～5次。

功效 理气化痰，降逆平喘，止呕。

主治 痰壅气急、咳喘胸闷、恶心呕吐等。

应用 配伍推揉膻中、揉中脘、运内八卦等用于气机不利、痰涎壅盛或胃气上逆所致痰喘、呕吐。

4 揉丰隆

定位 外踝尖上8寸，胫骨前缘外侧胫、腓骨之间。

操作 用拇指或中指指端揉，称揉丰隆。100～300次为宜。

功效 和胃气，化痰湿。

主治 咳嗽、痰鸣、气喘。

应用 揉丰隆能和胃气，化痰湿。配伍揉膻中、运内八卦等主要用于痰涎壅盛、咳嗽气喘等症。

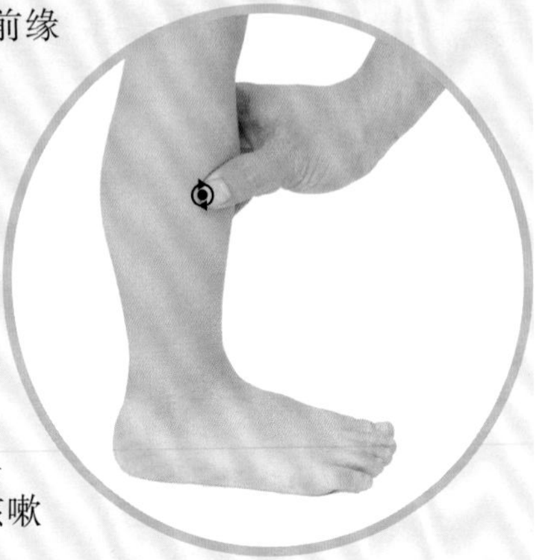

揉丰隆

5 揉天枢

定位 脐旁2寸。

操作 患儿仰卧位，用示指、中指指端按揉左右二穴，称揉天枢。100～300次为宜。

功效 疏调大肠，理气消滞。

主治 腹泻、便秘、腹胀、腹痛、食积不化。

应用 配伍摩腹、推上七节骨、揉龟尾用于治疗小儿腹泻、便秘、腹胀、腹痛、疳积等症，简称“龟尾七节，摩腹揉脐”。

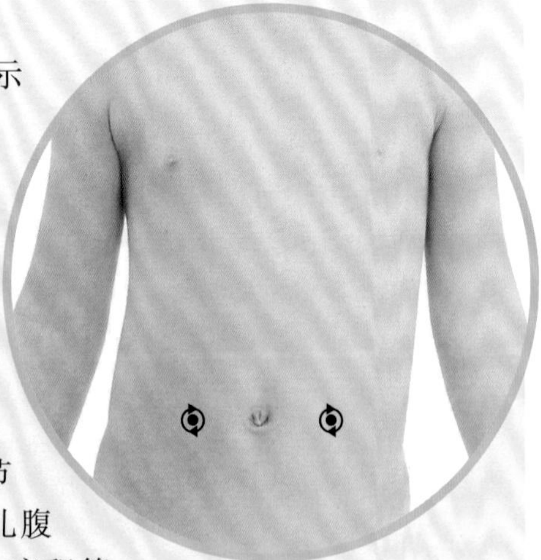

揉天枢

五、镇惊手法

※ 清热镇惊：捣小天心

※ 镇惊安神：按揉百会、掐五指节

1 捣小天心

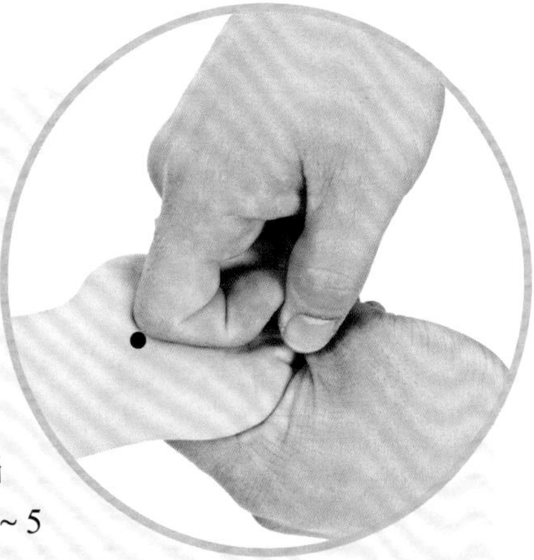

捣小天心

定位 手掌大、小鱼际交界处的凹陷中。

操作 以中指指端或屈曲的指间关节捣之，称捣小天心；以中指端揉之，称揉小天心；以拇指指甲掐之，称掐小天心。揉100~300次，掐3~5次，捣10~30次。

功效 清热明目，镇惊安神，清心利尿。

主治 夜啼、惊风、烦躁不安、口舌生疮、小便赤涩等。

应用 揉小天心配伍水底捞明月、揉二马、揉掌小横纹等，主要用于心经有热所致的口舌生疮、惊惕不安，或心经有热，移热于小肠所致的小便短赤等症。此外，也可用于治疗新生儿硬皮症、黄疸、遗尿、水肿、疮疖、痘疹欲出不透等症。

掐、捣小天心配伍掐老龙、掐人中、清肝经，用于夜啼、惊风抽搐、惊惕不安等症。

2 按揉百会

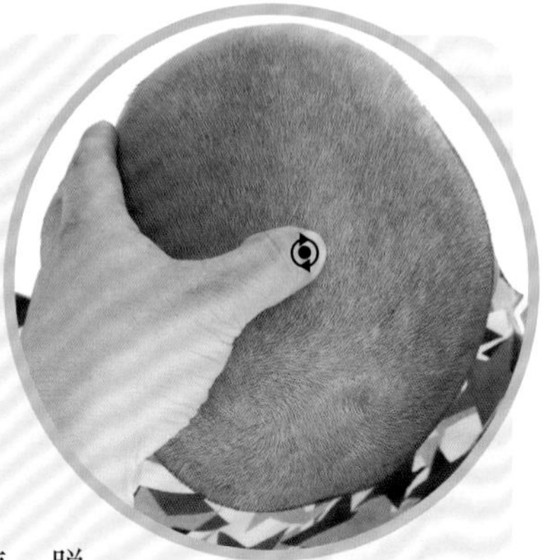

按揉百会

定位 两耳尖连线与头顶正中线的交点处；或前发际正中直上5寸。

操作 拇指按或揉，称按百会或揉百会。按100~300次；揉100~200次。

功效 安神镇惊，升阳举陷。

主治 头痛、惊风、目眩、惊痫、脱肛、遗尿等。

应用 配伍清肝经、清心经、掐揉小天心等，用于惊风、惊痫、烦躁等症；配伍补脾经、补肾经、推三关、揉丹田等，用于脱肛、遗尿等症。

3 掐五指节

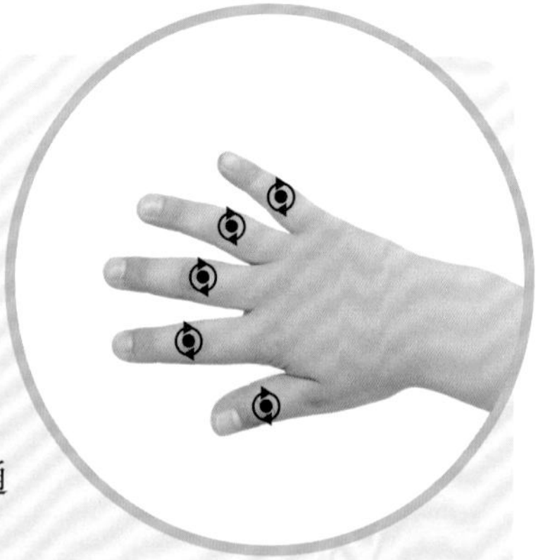

掐五指节

定位 掌背五指近端指间关节。

操作 手握小儿手部，使掌面向下，向另一手拇指指甲由小指或从拇指依次掐之，继以揉之。掐3~5次，揉30~50次。

功效 安神镇惊，祛风痰，通关窍。

主治 惊惕不安、惊啼、惊风、胸闷、痰喘等。

应用 掐五指节主要用于惊惕不安、惊风等症，配伍清肝经、掐老龙等；揉五指节主要用于胸闷、痰喘、咳嗽等症，多配伍运内八卦、推揉膻中等；经常搓捻五指节有利于小儿智力发育，可用于小儿保健。

六、补益手法

※ 益气补肺：推肺经、揉肺俞
※ 补气健脾：补脾经、揉脾俞
※ 补肾益脑：补肾经
※ 补肾滋阴：揉二马

1 推肺经

定位 环指掌面由指尖至指根成一直线。

操作 环指由指尖推向指根，再由指根推向指尖，称为推肺经。100 ~ 300 次为宜。

功效 清补肺气。

主治 咳喘、自汗等。

应用 推肺经主治肺气虚所致的咳嗽、汗出气短等症，常与补脾经、补肾经、推三关、推揉膻中、揉肺俞、按揉足三里等合用。

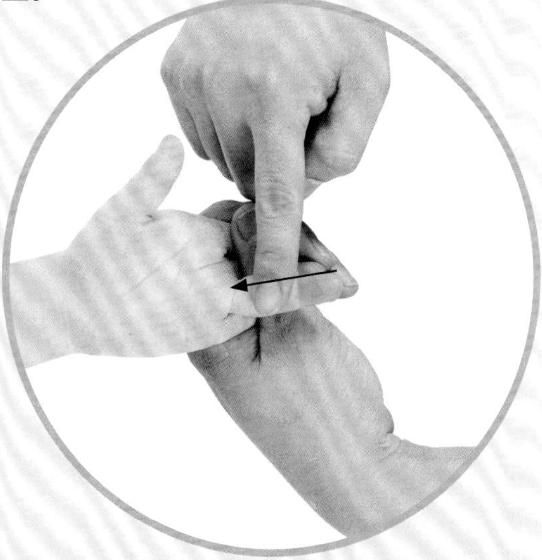

推肺经

2 揉肺俞

定位 第3胸椎棘突下，后正中线旁开1.5寸。

操作 用两手拇指或示指、中指指端揉，称揉肺俞；两手拇指分别自肩胛骨内缘从上向下推动，称推肺俞或分推肩胛骨。揉50～100次；推100～300次。

功效 调肺气，补虚损，止咳嗽。

主治 喘咳、痰鸣、胸闷、胸痛、发热等。

应用 揉肺俞、分推肺俞能调肺气，补虚损，止咳嗽，多用于呼吸系统疾病，如久咳不愈，按揉肺俞时加沾少许盐粉，效果更好。

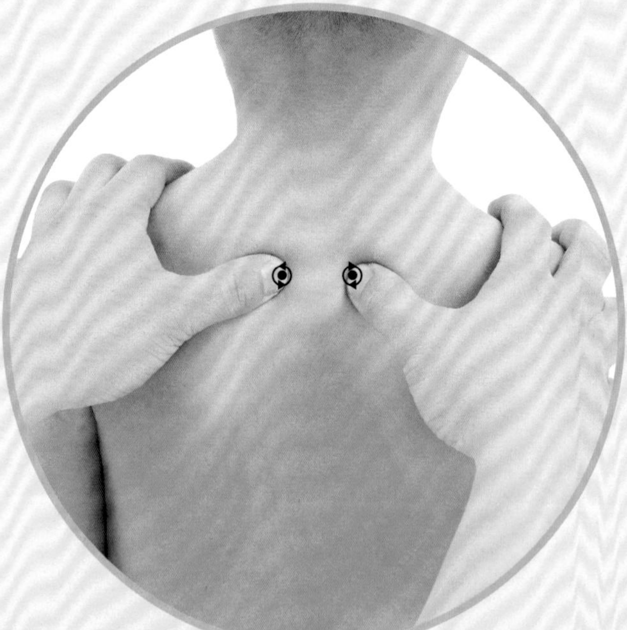

揉肺俞

3 补脾经

定位 拇指桡侧缘，由指尖至指根成一直线。

操作 将患儿拇指伸直，术者以拇指螺纹面循患儿拇指桡侧缘向指根方向直推称补脾经；将患儿拇指伸直，自指根向指尖方向直推为清脾经。清脾经、补脾经，合称为推脾经。100～300次为宜。

功效 补脾经健脾胃、补气血；清脾经清热利湿、化痰止呕。

主治 厌食、腹泻、疳积、痰喘等脾虚证候。

应用 补脾经配伍揉中脘、摩腹、按揉足三里、揉脾俞、捏脊等，主治脾胃虚弱、气血不足所致的食欲不振、消化不良、疳积、腹泻、咳喘等症。

清脾经配伍清胃经、清小肠、揉板门、清大肠等，主治湿热熏蒸所致的皮肤发黄、恶心呕吐、腹泻、痢疾等症。小儿脾胃薄弱，不宜攻伐太甚，在一般情况下，脾经多用补法，体壮邪实者方能用清法。

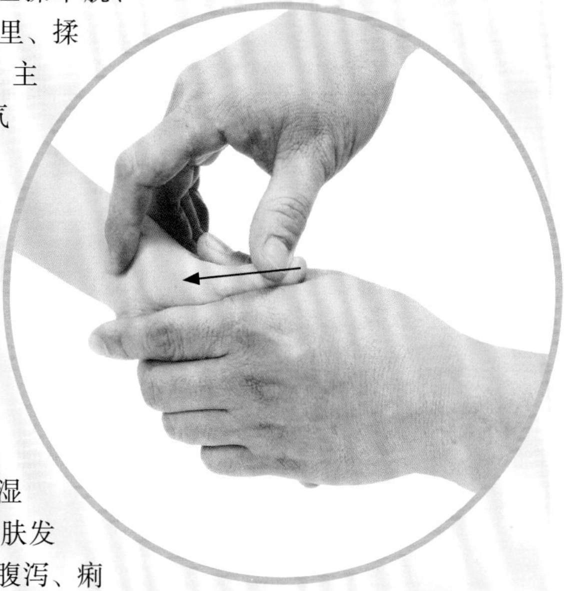

补脾经

小儿正气不足，患斑疹热病时，补脾经可助隐疹透出，但手法宜快，用力宜重。

4 揉脾俞

定位 第 11 胸椎棘突下，后正中线旁开 1.5 寸。

操作 用揉法，称揉脾俞。100 ~ 300 次为宜。

功效 健脾胃，助运化，祛水湿。

主治 呕吐、腹泻、疳积、食欲缺乏、黄疸、水肿、慢惊风、四肢乏力等。

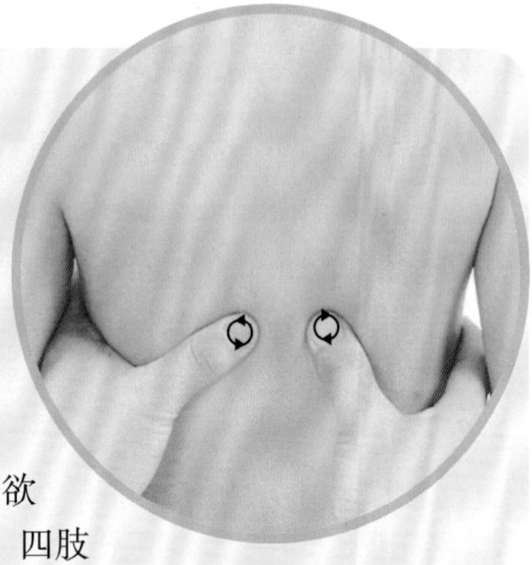

揉脾俞

应用 揉脾俞能健脾胃，助运化，祛水湿。配伍推脾经、按揉足三里常用于治疗脾胃虚弱、乳食内伤、消化不良等症。

5 补肾经

定位 小指掌面稍偏尺侧，由指尖至指根成一直线。

操作 由指尖向指根直推，称补肾经。100 ~ 300 次为宜。

功效 补肾经能补肾益脑，温养下元。

主治 遗尿、久泻、先天不足、久病体虚、喘息等。

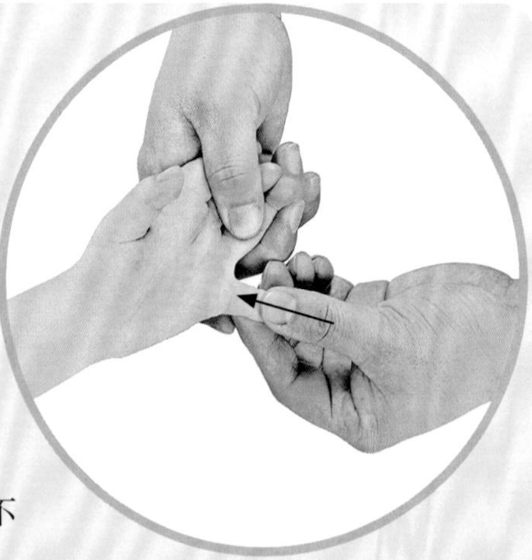

补肾经

应用 补肾经治疗先天不足、久病体虚或久泻、尿频、遗尿、虚汗喘息等症，多与补脾经、推肺经、揉肾俞、捏脊、按揉足三里、横擦腰骶部等合用。

6 揉二马

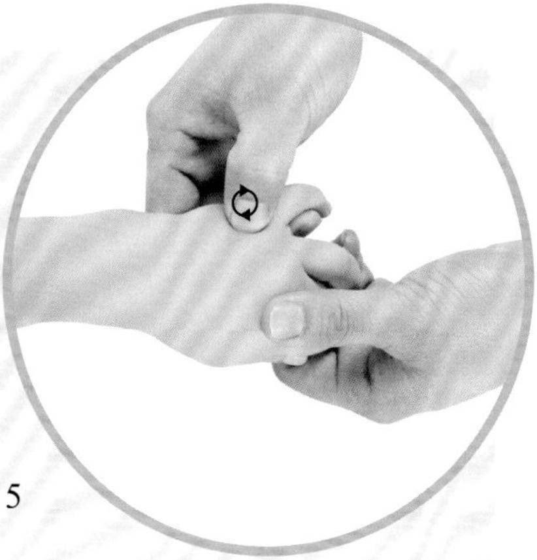

揉二马

定位 手背环指与小指掌指关节后凹陷中。

操作 有掐二马与揉二马之分。掐二马：术者一手握持小儿手部，使手心向下，以另一手拇指指甲掐穴处。揉二马：以拇指指端揉之。掐 3 ~ 5 次，揉 100 ~ 300 次。

功效 滋阴补肾，顺气散结，利水通淋。

主治 潮热、烦躁、小便赤涩、牙痛、喘咳等。

应用 揉二马主要用于阴虚阳亢、潮热烦躁、牙痛、小便赤涩淋沥等症。揉二马与揉小横纹合用，治疗肺部感染有干性啰音，久不消失者。揉二马为补肾滋阴的要法。

七、消食手法

※ 健脾消滞：揉中脘、揉脾俞
※ 消食导滞：揉板门

1 揉中脘

定位 前正中线，脐上 4 寸处。

操作 用指端或掌根按揉中脘称揉中脘；用掌心或四指摩称摩中脘；自中脘向上推至喉下或自喉往下推至中脘称推中脘，又称推胃脘。100 ~ 300 次为宜。

功效 健脾和胃，消食和中。

主治 腹胀、食积、呕吐、泄泻、食欲差、嗳气等。

应用 配伍按揉足三里、推脾经等用于治疗泄泻、呕吐、腹胀、腹痛、食欲不振等症；推中脘自上而下操作，有降胃气的作用，主治呕吐、恶心；自下而上操作，有涌吐的作用。

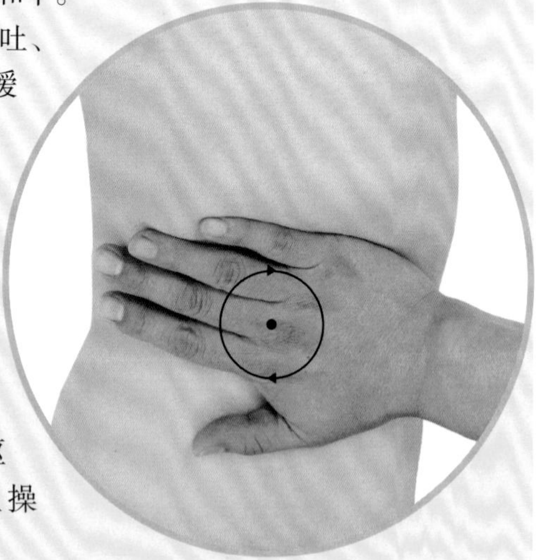
揉中脘

2 揉脾俞

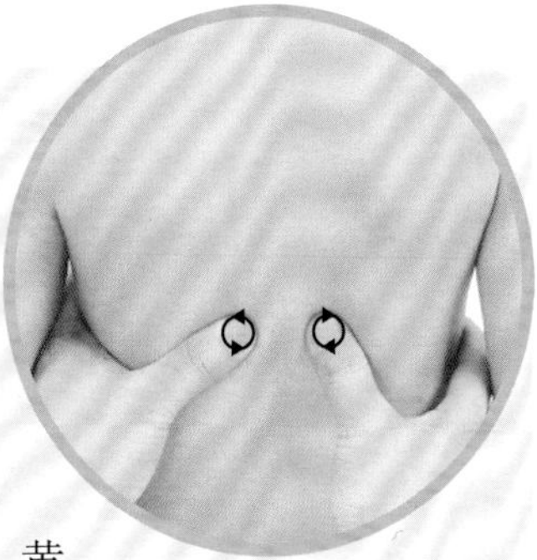

揉脾俞

定位 第11胸椎棘突下，后正中线旁开1.5寸。

操作 用揉法，称揉脾俞。100～300次为宜。

功效 健脾胃，助运化，祛水湿。

主治 呕吐、腹泻、疳积、食欲差、黄疸、水肿、慢惊风、乏力等。

应用 揉脾俞能健脾胃，助运化，祛水湿。配伍推脾经、按揉足三里常用于治疗脾胃虚弱、乳食内伤、消化不良等症。

3 揉板门

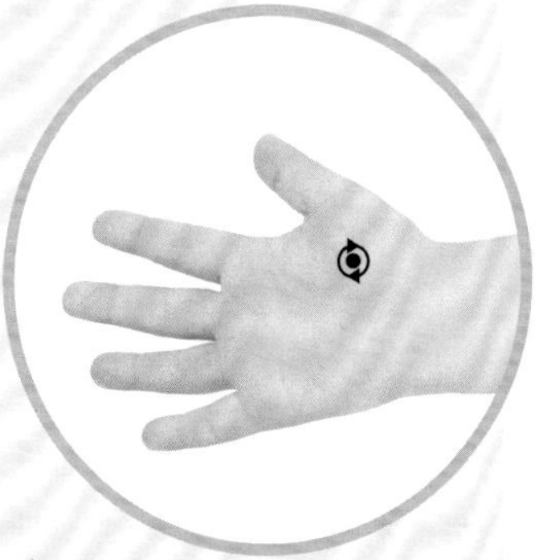

揉板门

定位 手掌面大鱼际部。

操作 以拇指或中指指端揉之，称揉板门；自拇指指根至腕横纹做直推，称板门推向横纹；自腕横纹推向拇指指根，称横纹推向板门。100～300次为宜。

功效 揉板门能健脾和胃，消食化滞，运达上下之气；板门推向横纹能健脾止泻，横纹推向板门能降逆止呕。

主治 厌食、疳积、腹胀、呕吐、呃逆等。

应用 揉板门配伍补脾经、运内八卦、揉中脘、分腹阴阳等，多用于治疗乳食停积、食欲不振、腹胀、腹泻、嗳气、呕吐等症。板门推向横纹常配伍推脾经、推大肠、推上七节骨等，用于治疗腹泻。横纹推向板门配伍清胃经、推天柱骨、推中脘，常用于治疗呕吐。

八、止痉手法

※ 清热止痉：掐总筋

※ 息风止痉：揉膝眼、拨承山、掐大敦、拿委中

1 掐总筋

定位 腕掌侧横纹中点。

操作 用拇指指甲掐之，称掐总筋；用指端揉之，称揉总筋。揉100～300次，掐3～5次。

功效 清心经热，散结止痉，通调气机。

主治 口舌生疮、夜啼、牙痛、潮热等。

应用 掐总筋配伍清心经、掐揉小天心、水底捞明月、清天河水，常用于治疗口舌生疮、夜啼等。掐总筋，配伍掐人中、掐老龙、掐小天心等，常用于治疗惊风抽搐等。

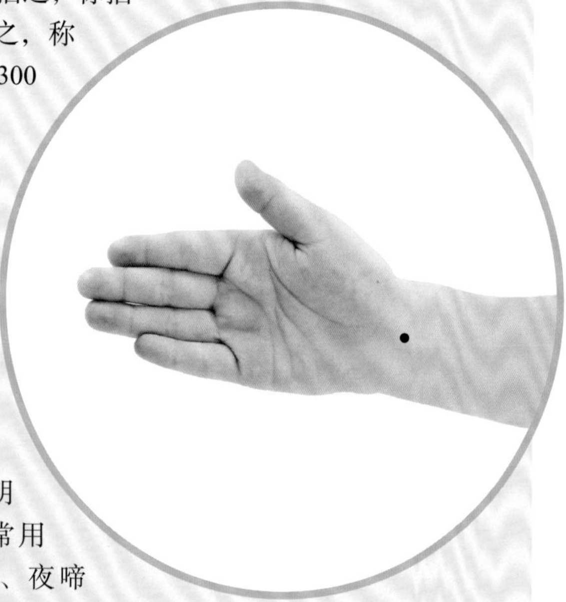

掐总筋

2 揉膝眼

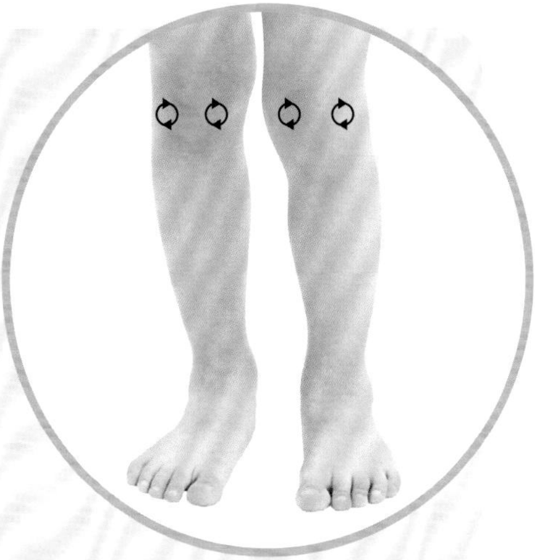

揉膝眼

定位 在髌骨下缘，髌韧带内、外侧凹陷中。

操作 拿膝眼：用拇指和示指、中指对称提拿。按揉膝眼：用拇指指端或拇指、示指指端同时稍用力按压该穴，按压后辅以揉动。拿 5 ~ 10 次；按 15 ~ 30 次，揉 100 ~ 300 次。

功效 定惊止搐，通经活络。

主治 惊风、抽搐、下肢痿软无力等症。

临床应用 用于惊风、抽搐等症，常与清肝经、掐人中、拿百虫等合用；用于下肢痿软无力等症，常与按揉足三里、拿百虫、拿委中等合用。

3 拨承山

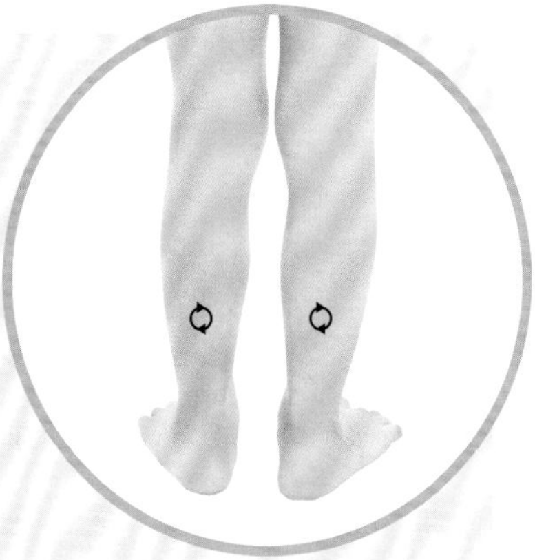

拨承山

定位 委中穴直下 8 寸，即委中穴与平昆仑穴处跟腱连线之中点，当腓肠肌交界之顶端，人字形凹陷处。

操作 以示指、中指指端拨动该穴处筋腱，称拨承山。拨 3 ~ 5 次。

功效 息风止痉，通经活络。

主治 惊风、下肢痿软。

应用 用于惊风抽搐、下肢痿软、腓肠肌痉挛等症，常与拿委中、揉膝眼、拿前承山等合用。

4 掐大敦

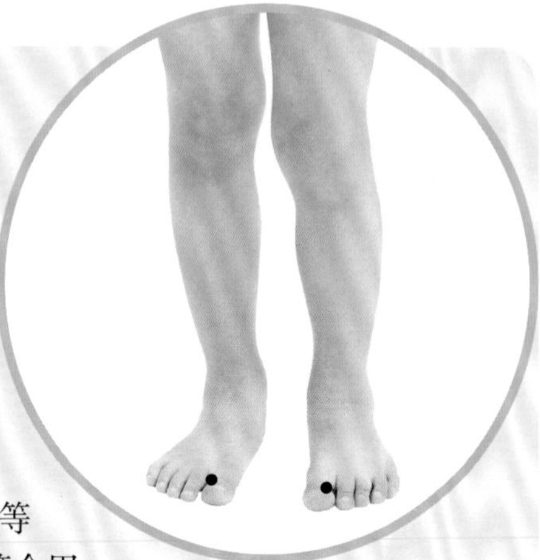
掐大敦

定位 足大趾末节外侧，距趾甲角0.1寸。

操作 术者用拇指指甲掐之，称掐大敦，掐5～10次。

功效 息风止痉。

主治 惊风。

应用 用于惊风、四肢抽搐等症，常与掐十宣、掐老龙等合用。

5 拿委中

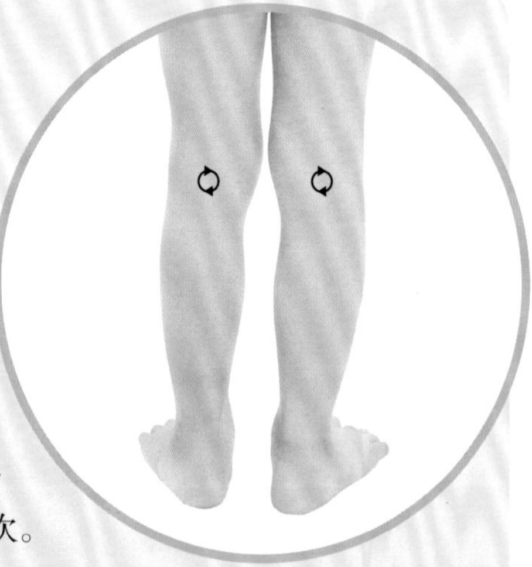
拿委中

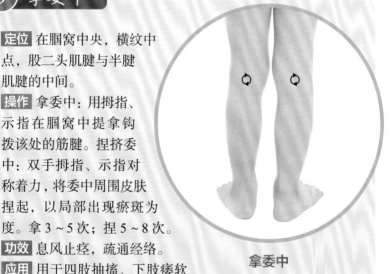

定位 在腘窝中央，横纹中点，股二头肌腱与半腱肌腱的中间。

操作 拿委中：用拇指、示指在腘窝中提拿钩拨该处的筋腱。捏挤委中：双手拇指、示指对称着力，将委中周围皮肤捏起，以局部出现瘀斑为度。拿3～5次；捏5～8次。

功效 息风止痉，疏通经络。

应用 用于四肢抽搐、下肢痿软无力等症，常与拿百虫、揉膝眼、对拿前后承山等合用。捏挤委中主要用于中暑痧证、呕吐烦渴等症。

九、醒神手法

※ 开窍醒神：掐山根、掐人中、掐十宣、掐老龙、掐端正、掐威灵

1 掐山根

定位 两目内眦连线的中点，鼻梁低洼处。

操作 以拇指指甲掐，称掐山根。掐 5～8 次。

功效 醒目定神，开关通窍。

主治 惊风、抽搐等。

应用 山根主要用于望诊，山根色青肝有风热，色蓝为咳为喘，色青直竖者风上行，横者风下行。用于惊风、晕厥、抽搐等症，多与掐人中、掐老龙合用。

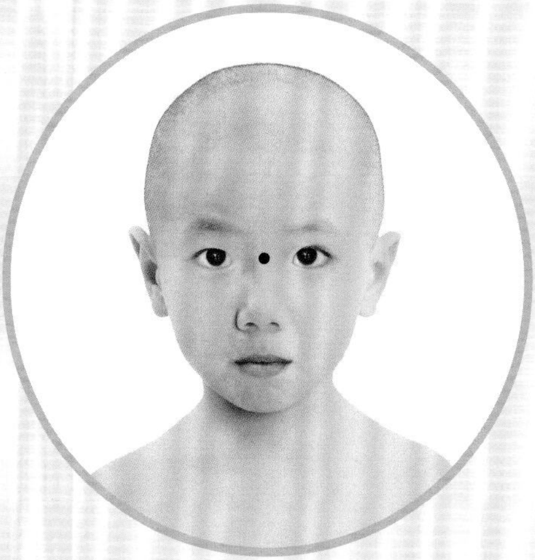

掐山根

2 掐人中

定位 人中沟正中线上 1/3 与下 2/3 交界处。

操作 以拇指掐，称掐人中。掐 5 次或醒后即止。

功效 醒神开窍。

主治 惊风、昏厥、抽搐、唇动。

应用 配伍掐十宣、掐老龙用于不省人事、窒息、惊厥或抽搐等急救。

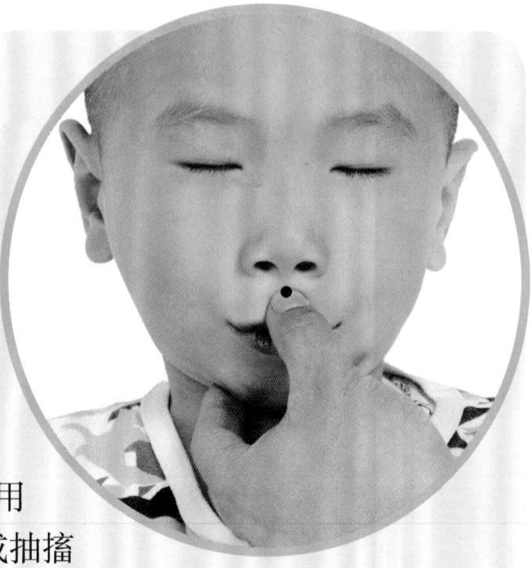

掐人中

3 掐十宣（十王）

定位 十指尖指甲赤白肉际处。

操作 术者一手握小儿手部，使手掌向外，手指向上，以另一手拇指指甲先掐小儿中指，然后逐指掐之。各掐 3 ~ 5 次；或醒后即止。

功效 清热，醒神，开窍。

主治 高热神昏、惊风。

应用 配伍掐人中、掐老龙、掐小天心等主治高热惊风、抽搐、晕厥、两目上视、烦躁不安、神呆等症。

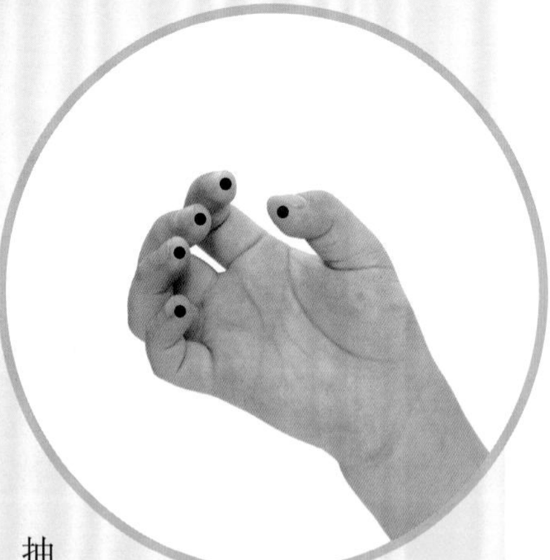

掐十宣

4 掐老龙

定位 中指指甲根后 0.1 寸处。

操作 术者用拇指指甲掐该穴，称掐老龙。掐 3 ~ 5 次，或醒后即止。

功效 开窍醒神。

主治 急惊风等。

应用 掐老龙主要用于急救，治疗急惊风、昏迷不醒、高热抽搐等症，常与掐人中、掐十王、掐精威等合用。掐之知痛觉出声者，较为易治，否则难治。

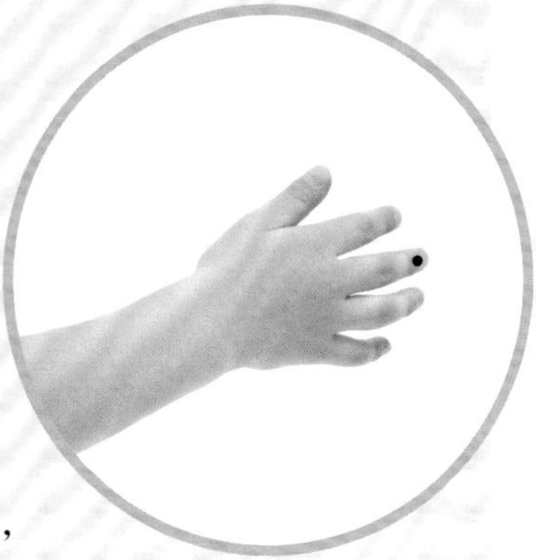

掐老龙

5 掐端正

定位 中指甲根两侧赤白肉际处，桡侧称左端正，尺侧称右端正。

操作 术者用拇指指甲掐之，掐后辅以按揉，称掐揉端正。掐 3 ~ 5 次，揉 30 ~ 50 次。

功效 息风止痉，降逆止呕，升阳止泻。

主治 惊风、恶心、呕吐、泄泻。

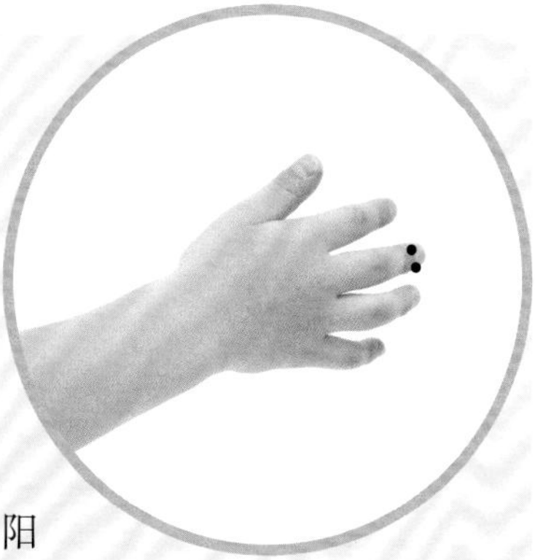

掐端正

应用 掐揉右端正用于胃气上逆而致的恶心、呕吐等症，常与横纹推向板门、运内八卦等合用；掐揉左端正用于水泻、痢疾等症，常与推脾经、推大肠等合用；掐揉左、右端正用于小儿惊风，常与掐老龙、清肝经等合用。

6 掐威灵

定位 手背第 2、3 掌骨缝间。

操作 术者以拇指指甲掐，称掐威灵。掐 3 ~ 5 次。

功效 开窍醒神。

主治 惊风、抽搐等。

临床应用 本穴主要用于急救，用于惊风抽搐、昏迷不醒等症，常与掐人中、掐老龙等合用。

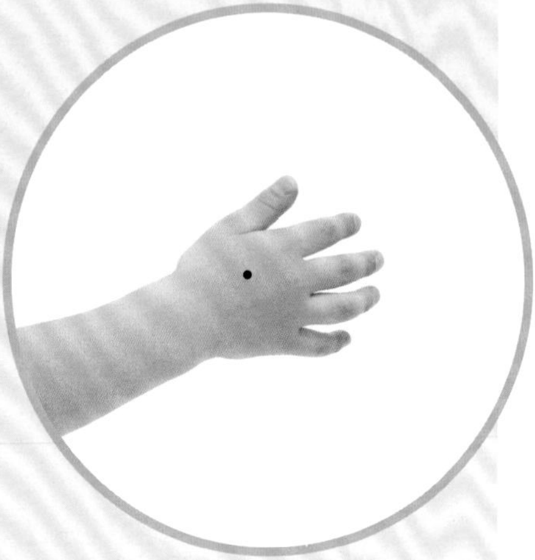

掐威灵

十、通窍手法

※ 宣肺通窍：揉迎香

揉迎香

定位 鼻翼旁开0.5寸，鼻唇沟中。

操作 用拇指、示指或中指按揉称揉迎香。50～100次为宜。

功效 宣肺气，通鼻窍。

主治 鼻塞、鼻衄、鼻流清涕、口眼㖞斜。

应用 配伍清肺经、拿风池用于感冒或慢性鼻炎引起的鼻塞流涕、呼吸不畅等。

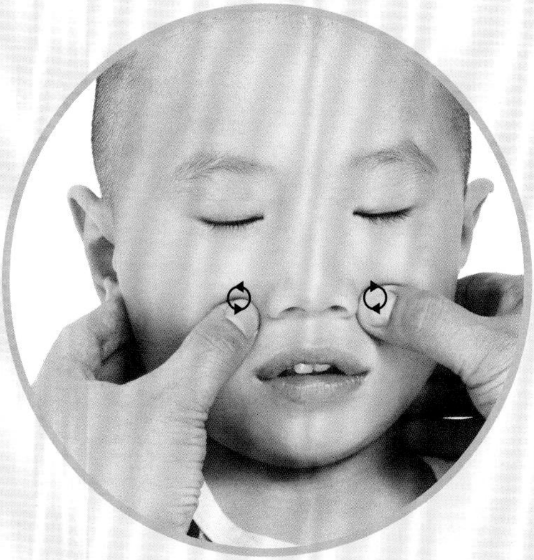

揉迎香

十一、止呕手法

※ 降逆止呕：推天柱骨、清胃经

1 推天柱骨

定位 颈后发际正中至大椎成一直线。

操作 用拇指或示指、中指指腹自上向下直推，称推天柱骨。推 100 ~ 300 次，刮至皮下轻度瘀血即可。

功效 降逆止呕，祛风散寒。

主治 恶心、呕吐、外感发热等。

应用 配伍横纹推向板门、揉中脘等治疗呕恶；配伍拿风池、掐揉二扇门等用于治疗外感发热、颈项强痛等症；用刮法多以汤匙边蘸姜汁自上向下刮至皮下轻度瘀血，可治暑热发痧等症。

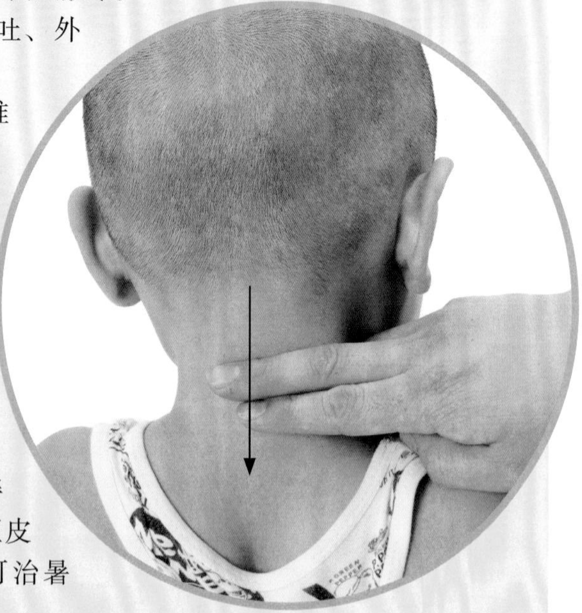

推天柱骨

2 清胃经

定位 大鱼际桡侧缘赤白肉际处，由掌根至拇指根成一直线。

操作 由掌根推向拇指根为清胃经；由拇指根推向掌根为补胃经。以拇指或示指、中指指腹循该穴直线推动，称为推胃经。推 100 ~ 300 次。

功效 清胃经：和胃降逆、清化湿热、泻热止渴；补胃经：健脾助运。

临床应用 用于呃逆呕恶、脘腹胀满、便秘纳呆、发热烦渴、衄血等症时，可清胃经，常与清脾经、清大肠、推下七节骨等合用；用于脾胃虚弱引起的消化不良、纳呆腹胀等症时，可补胃经，常与补脾经、揉中脘、摩腹、按揉足三里等合用。

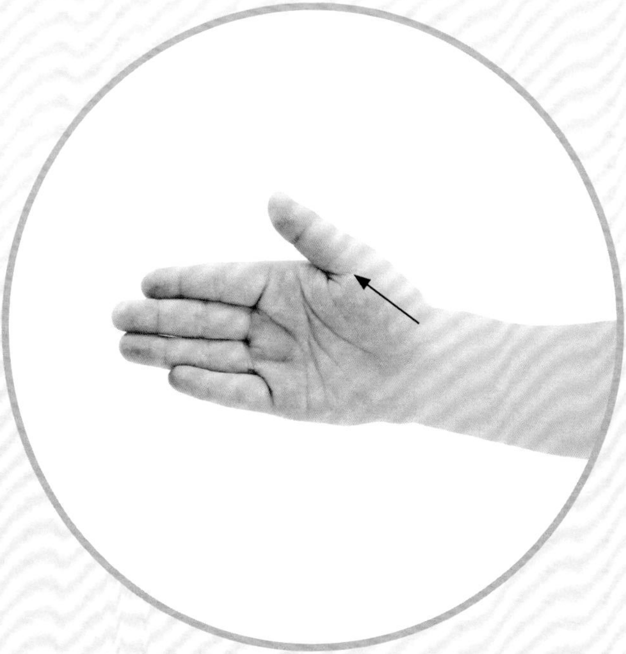

清胃经

十二、止痛手法

※ 止腹痛：拿肚角

※ 散寒止痛：揉一窝风

1 拿肚角

定位 脐下2寸旁开2寸之大筋。

操作 用拇指、示指、中指三指做拿法，称拿肚角；或用中指指端按，称按肚角。3～5次为宜。

功效 健脾和胃，理气消滞。

主治 腹痛、腹泻。

应用 按、拿肚角是止腹痛的要法，对各种原因引起的腹痛均可应用，特别是对寒痛、伤食痛效果更好。本法刺激较强，一般拿3～5次即可，不可拿的时间太长。为防止患儿哭闹影响手法的进行，可在诸手法完毕，再拿此穴。

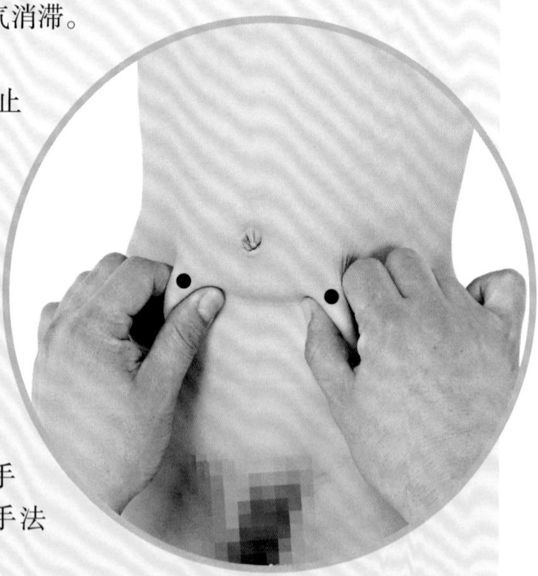

拿肚角

2 揉一窝风

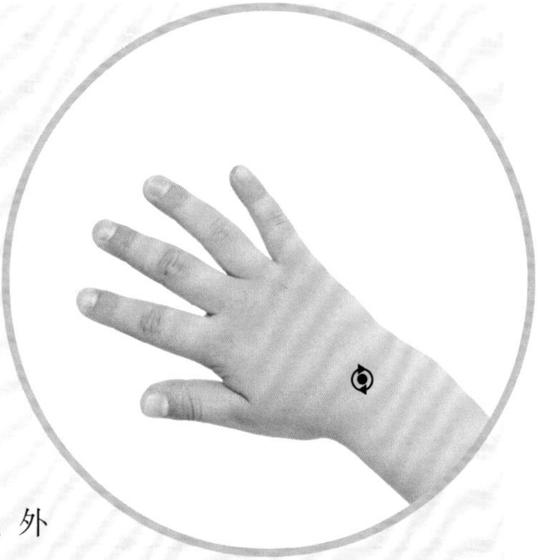
揉一窝风

定位 手背腕横纹正中凹陷处。

操作 术者一手持小儿手部，另一手以中指或拇指指端按揉穴处，称揉一窝风。揉100～300次。

功效 温中行气，止痹痛，利关节。

主治 腹胀、腹痛、腹泻、外感风寒。

应用 配伍拿肚角、推三关、揉中脘等，用于受寒、食积等原因引起的腹痛等症。

十三、止汗手法

※ 固表止汗：揉肾顶

揉肾顶

定位 小指顶端。

操作 用中指或拇指指端按揉，称按揉肾顶。按揉 100 ~ 300 次。

功效 固表止汗，收敛元气。

主治 自汗、盗汗。

应用 肾顶为止汗要穴，常用于自汗、盗汗、大汗淋漓等诸多汗证，疗效可靠。阴虚盗汗常与揉二马、揉肾经、揉涌泉等合用；气虚自汗常与补脾经、推肺经、捏脊等合用。

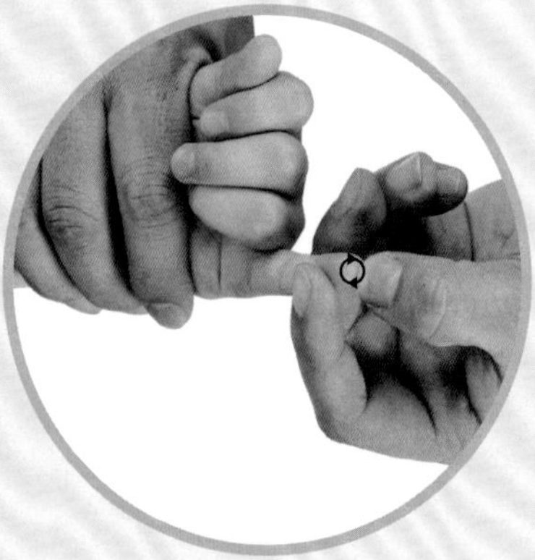

揉肾顶

十四、止泻手法

※ 温阳止泻：推上七节骨、揉龟尾
※ 涩肠固脱：补大肠
※ 健脾止泻：逆时针摩腹

1 推上七节骨

定位 从第 4 腰椎至尾椎骨端（长强）成一直线。

操作 用拇指桡侧面或示指、中指指面自下向上做直推，称推上七节骨。100 ~ 300 次为宜。

功效 泄泻、痢疾、脱肛等。

主治 泄泻、脱肛。

应用 推上七节骨能温阳止泻，多用于虚寒腹泻、久痢等症。配伍按揉百会、揉丹田等合用，治疗气虚下陷所致的脱肛、遗尿等症。若属实热证，则不宜用本法，用后多令小儿腹胀或出现其他变证。

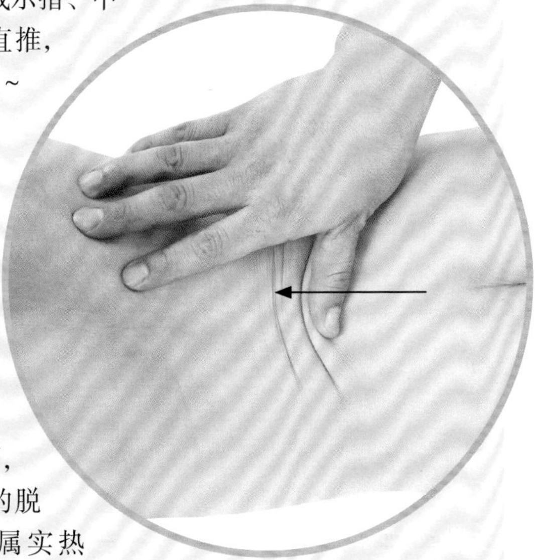

推上七节骨

2 揉龟尾

定位 尾椎骨端，又说在尾椎骨端与肛门连线之中点处。

操作 拇指或中指指端揉龟尾穴处，称揉龟尾。100～300次为宜。

功效 止泻，通便。

主治 泄泻、便秘、脱肛、遗尿。

应用 龟尾穴，即督脉之长强穴，揉之有通调督脉之经气、调理大肠的功效。穴性平和，能止泻，也能通便。配伍揉脐、推七节骨，可以治腹泻、便秘等。

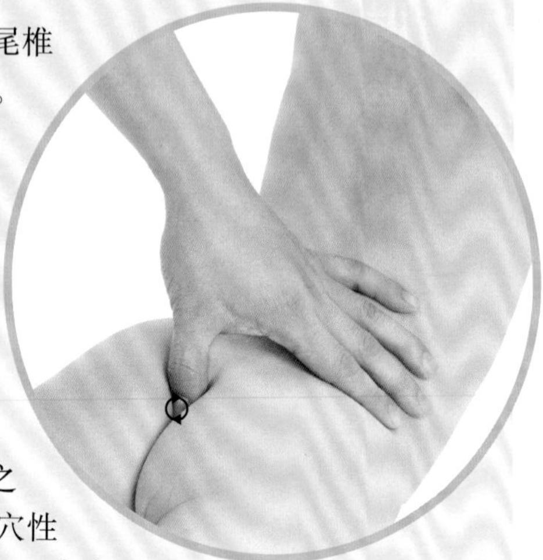

揉龟尾

3 补大肠

定位 示指桡侧缘，从示指尖至虎口成一直线。

操作 从示指指尖直推向虎口，称补大肠。100～300次为宜。

功效 涩肠固脱，温中止泻。

主治 腹泻、脱肛等。

应用 补大肠常用于治疗虚寒腹泻、脱肛等病症，多与补脾经、补肾经、推三关、摩腹、揉脐、推上七节骨、揉龟尾等合用。

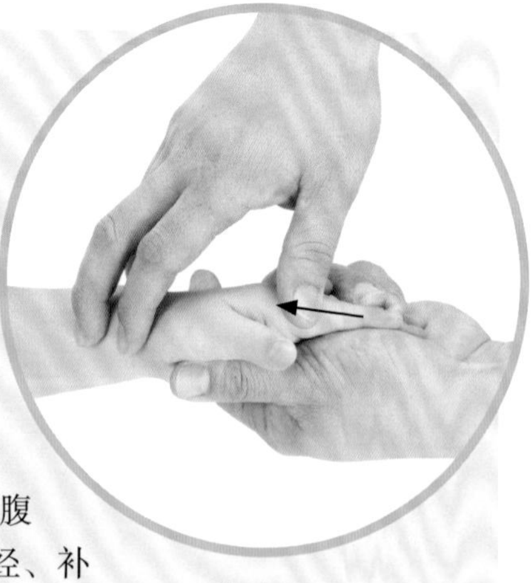

补大肠

4 逆时针摩腹

定位 整个腹部。

操作 以掌或四指摩之，称摩腹，逆时针摩为补。摩 3 ~ 5 分钟。

功效 摩腹补法能健脾止泻。

主治 腹泻等。

应用 摩腹补法用于脾虚、寒湿型腹泻。

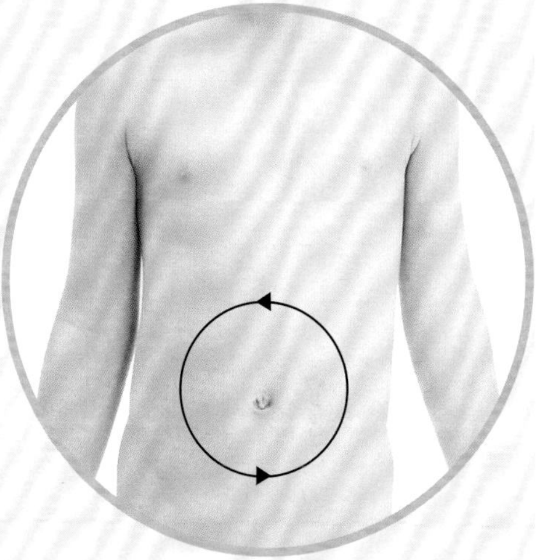

逆时针摩腹

十五、通便手法

※ 推下七节骨、清大肠、顺时针摩腹

1 推下七节骨

定位 从第 4 腰椎至尾椎骨端（长强）成一直线。

操作 用拇指桡侧面或示指、中指指面自上向下做直推，称推下七节骨。100 ~ 300 次为宜。

功效 泻热通便。

主治 便秘、痢疾。

应用 推下七节骨能泻热通便，多用于肠热便秘，或痢疾等症。若腹泻属虚寒者，不可用本法，恐致滑泻。

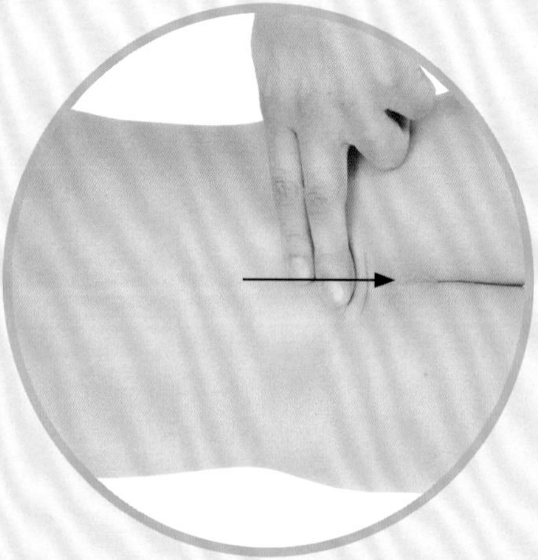

推下七节骨

2 清大肠

定位 示指桡侧缘，从示指尖至虎口成一直线。

操作 术者沿示指桡侧由指根推向指尖。100～300次为宜。

功效 清大肠能清利肠腑，除湿热，导积滞。

主治 腹泻、便秘、腹痛等。

应用 清大肠多用于湿热泄泻、食积、便秘等症，常与清天河水、退六腑、清补脾经、分腹阴阳、推下七节骨、揉龟尾等合用。

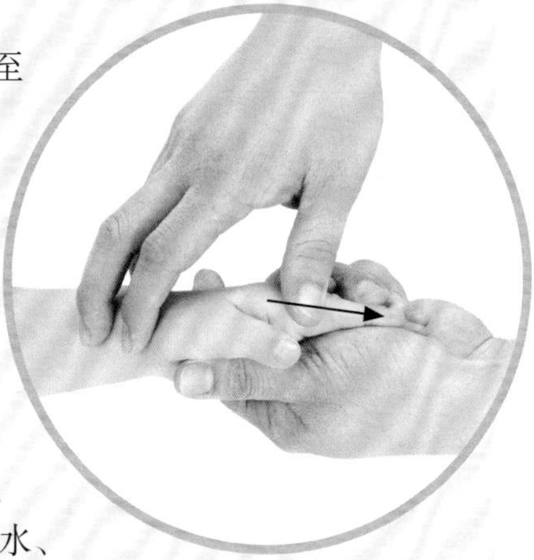

清大肠

3 顺时针摩腹

定位 整个腹部。

操作 以掌或四指摩之，称摩腹，顺时针摩为泻，往返摩之为平补平泻。摩3～5分钟。

功效 泻法能消食导滞、通便；平补平泻则能和胃。

主治 腹痛、腹胀、厌食、恶心、呕吐、便秘等。

应用 泻法配伍分推腹阴阳，用于治疗便秘、腹胀、厌食、伤乳食泻等；配伍补脾经、捏脊、按揉足三里久摩之，有消食、强壮身体的作用，为小儿保健常法。

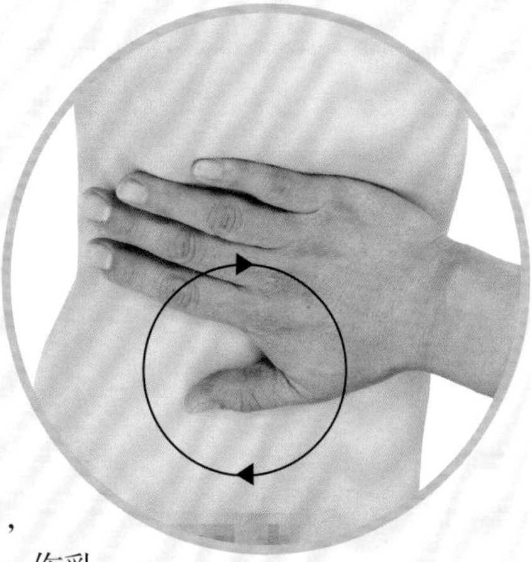

顺时针摩腹

十六、明目手法

※ 祛风明目：揉肾纹

揉肾纹

定位 手掌面，小指远侧关节横纹处。

操作 以中指或拇指指端按揉，称揉肾纹。揉 100 ~ 300 次。

功效 祛风明目，清热散结。

主治 目赤肿痛、高热等。

应用 用于赤脉贯瞳、目赤肿痛等症，常与揉太阳、清心经、清肝经、揉涌泉等合用；用于热毒内陷、瘀结不散所致的高热、手足逆冷等症，常与清肝经、清心经、掐揉小天心、退六腑、推脊柱等合用。

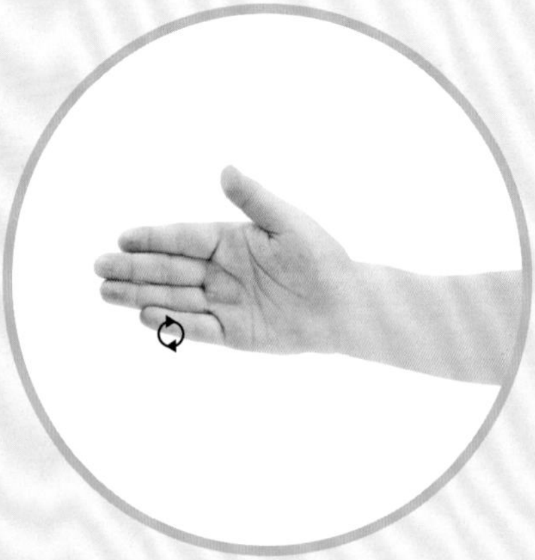

揉肾纹

十七、调和手法

※ 调和气血：分阴阳、合阴阳、捏脊

1 分阴阳、合阴阳

定位 手掌根大横纹，桡侧端为阳池，尺侧端为阴池。

操作 分阴阳：用两手拇指自掌后横纹中点向阴池、阳池两旁分推，又称分推大横纹。合阴阳：自阴池、阳池两旁向横纹中点推，又称合推大横纹。推 100～300 次。

功效 分阴阳：平衡阴阳、调和气血、行气消食；合阴阳：行痰散结。

临床应用 分阴阳用于阴阳不调、气血不和而致的寒热往来、烦躁不安，以及腹胀、腹泻、乳食停滞等症，常与补脾经、揉板门、掐揉四横纹等合用。若实热证重分阴池，虚寒证重分阳池。合阴阳用于胸闷、痰喘等症，常与清天河水、搓摩胁肋、按揉膻中等合用。

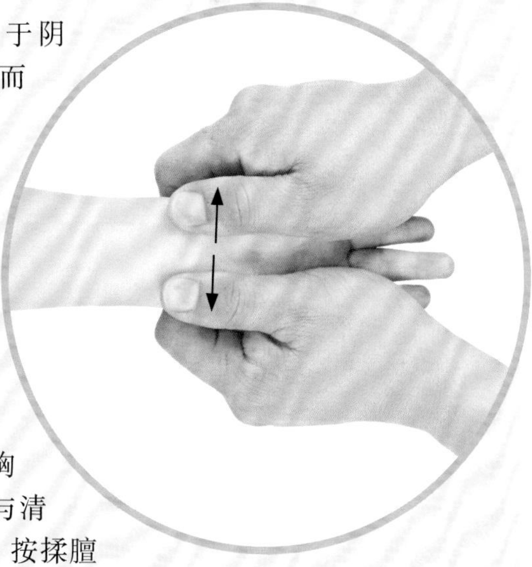

分阴阳

2 捏脊

定位 在后正中线上，自第 1 胸椎至尾椎端成一直线。

操作 用捏法自下而上捏脊背部皮肤称为捏脊。捏脊一般捏 3 ~ 5 遍，每捏三下再将背脊皮提一下，称捏三提一法。捏脊前后，在背部轻轻按摩几遍，使肌肉放松。捏 3 ~ 5 遍。

功效 调阴阳、理气血、和脏腑、通经络、培元气、壮身体等。

主治 发热、惊风、夜啼、疳积、腹泻、呕吐、腹痛、便秘等。

应用 脊柱穴属督脉，督脉贯脊属脑络肾，督率阳气，统摄真元。用捏脊法自下而上能调阴阳、理气血、和脏腑、通经络、培元气，具有强健身体的功效，是小儿保健常用主要手法之一。临床上配伍补脾经、补肾经、推三关、摩腹、按揉足三里等，用于治疗先后天不足的一些慢性病症，均有一定的效果。本法单用名为捏脊疗法，不仅常用于小儿疳积、腹泻等病症，还可应用于成人失眠、肠胃病、月经不调等病症。本法操作时亦旁及足太阳膀胱经脉，临床应用时可根据不同的病情，重提或按揉相应的背部腧穴，能提高疗效。

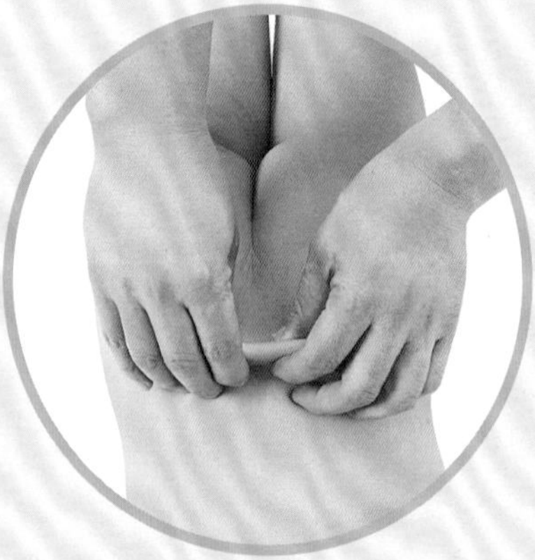

捏脊

第五章
关氏脊背六法

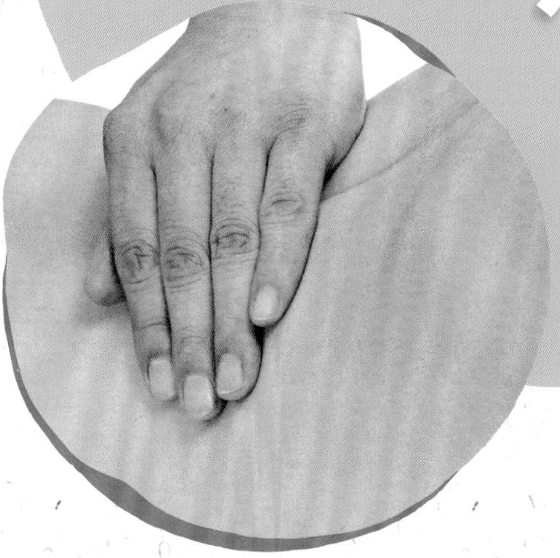

一｜捏脊疗法的古籍源流考究

● 捏脊疗法的源流及沿革

捏脊疗法内容描述最早记载见于晋代·葛洪（公元284-364年）《肘后备急方·治卒腹痛方》，可见本疗法流传至今已有近2000年的历史了。《肘后备急方·治卒腹痛方》中记载："拈取其脊骨皮深取痛引之，从龟尾至顶乃止。未愈，更为之。"其中"顶"字含义模糊，未有定论。经查记载有134个古代解剖位置的《神灸经纶·卷之一·周身名位经脉骨度》篇（清·吴亦鼎著），未发现"顶"这一部位。《说文解字》中记载："顶者颠也。"人体的最高部位，指头顶。故结合上下文语义，"顶"应为项之最高处，而非头顶。天柱穴平对第1颈椎，而《穴名方义》对天柱穴的记载为："人体以头为天，颈项犹擎天之柱，穴在项部方肌起始部，天柱骨之两旁，故名天柱。"故"顶"可理解为颈项之最高处。《肘后备急方》中关于捏脊疗法的记载即是后世捏脊手法的雏形，指出了捏脊的部位、手法及当时的适应证，而从文中也可看出，捏脊手法最早是运用于成人急性腹痛的取穴。

有关小儿捏脊部位的推拿手法较早的记载见于唐代·王焘著《外台秘要》，如《外台秘要·小儿夜啼方十一首》中记载："疗小儿夜啼，至明不安寐又以儿母手掩脐中，亦以摩儿头及脊，验。"此外，文中也有多处捏脊手法的记载，如《外台秘要·骨蒸方一十七首》中记载："患殗殜等病必瘦，脊骨自出，以壮丈夫屈手头指及中指，夹患人脊骨，从大椎向下尽骨极，指复向上，来去十二三回，然以中指于两畔处极弹之……取三指大青竹筒长寸半……以刀弹破所角处，又煮筒子重角之"，指出捏脊法是从第7颈椎开始到尾骨端结束；操作方向是从上到下。操作技法是用医者双手的示指及中指同时夹持患者脊背部皮肤一松一紧下行。

清代·张振鋆著的《厘正按摩要术》也有关于捏脊疗法的记载，如《厘正按摩要术·寒证》中记载："推骨节，由项下大椎，直推至龟尾，须蘸葱姜汤推之，治伤寒骨节疼痛。"捏脊法是从第7颈椎开始到尾骨端结束；操作方向是从上到下；以葱姜汁为捏脊介质。此外，清代·熊应雄著的《小儿推拿广意》等对此法均有零散记载。如

《小儿推拿广意》中记载：“脊骨自下缓缓推上，虽大人可吐也。”

捏脊疗法的古代文献探析

收集具有代表性的小儿推拿文献以及记载有关捏脊疗法的古代文献如下：《肘后备急方》《外台秘要》《小儿推拿秘旨》《小儿推拿广意》《幼科推拿秘书》《动功按摩秘诀》《小儿推拿直录》《厘正按摩要术》《幼科铁镜》《幼幼集成》《推拿仙术》《小儿按摩经》《推拿三字经》，见表 1。根据上述研究范围的 13 部古籍，采用文献溯源法逐一阅读，得出关于捏脊疗法文献出现频率。根据原文整理出古代捏脊疗法的操作部位、适应病症、操作方法、操作的次数、操作使用介质及操作注意事项，分别见表 2 至表 7。

表 1　捏脊疗法的古代文献频率

文献	频率
《外台秘要》	2
《厘正按摩要术》	2
《肘后备急方》	1
《小儿推拿广意》	1
《推拿仙术》	1
《动功按摩秘诀》	1

表 2　捏脊疗法的操作部位

文献	摘录
《肘后备急方》	从龟尾至顶乃止
《小儿推拿广意》	脊骨自下缓缓推上
《外台秘要》	从大骨向下尽骨极；脊
《厘正按摩要求》	由项下大椎直推至龟尾
《推拿仙术》	从此用指一路旋推至龟尾

表 3　捏脊疗法的适应病症

文献	摘录
《肘后备急方》	治卒腹痛
《外台秘要》	殗殜病；小儿夜啼
《厘正按摩要术》	治伤寒骨节疼痛；寒证
《推拿仙术》	伤寒骨节疼痛

表 4　捏脊疗法的操作方法

文献	摘录
《肘后备急方》	拈取其脊骨皮，深取痛行之，从龟尾至顶乃止，未愈更为之
《外台秘要》	以壮大夫手指及中指夹患人脊骨，从大骨向下尽骨极，指腹向上来去十二、十三、十四，然后去中指于两畔处弹之；以儿母手掩脐中，益以摩儿头及脊验
《小儿推拿广意》	脊骨自下缓缓推上虽大人可吐也
《厘正按摩要术》	由项下大椎直推至龟尾
《推拿仙术》	从此（大椎）用指一路至龟尾

表 5　捏脊疗法的操作次数

文献	摘录
《肘后备急方》	未愈更为之
《外台秘要》	以壮大夫手指及中指夹患人脊骨，从大骨向下尽骨极，指腹向上来去十二、十三、十四，然后去中指于两畔处弹之

表 6 捏脊疗法的操作介质

文献	摘录
《厘正按摩要术》	蘸葱姜汤推之，治伤寒骨节疼痛。春夏用热水，秋冬用葱姜水；内伤用麝香少许，和水推之，外感用葱姜煎水推之，抑或葱姜、麝香并用入水推之

表 7 捏脊疗法的注意事项

文献	摘录
《厘正按摩要术》	凡推动向前看，必期如线之直，毋得斜曲，恐伤动别经而招患也。夏至人有推三回一之法，谓推去三次，带回一次。若惊风用推，不可拘成数，但推中略带几回便是。其手法手内四指握定，以大指侧着力直推之，推向前去三次，或带回一次。如干推，则恐伤皮肤。春夏用热水，秋冬用葱姜水，以手指蘸水推之，水多须以手试之，过于干则有伤皮肤，过于湿则难于着实，以干湿得宜为妙。夏禹铸曰：往上推为清，往下推为补；周于蕃曰：推有直其指者，则主泻，取消食之义。推有曲其指者，则主补，取进食之义。内伤用麝香少许，和水推之，外感用葱姜煎水推之，抑或葱姜、麝香并用入水推之，是摩中之手法最重者。凡用推，必蘸汤以施之

通过 13 部小儿推拿专著的查阅，记载“捏脊”的文献有《外台秘要》《厘正按摩要术》《肘后备急方》《小儿推拿广意》《推拿仙术》《动功按摩秘诀》；记载“操作部位”的文献为《肘后备急方》《小儿推拿广意》《外台秘要》《厘正按摩要求》《推拿仙术》；记载“操作方法”的文献为《肘后备急方》《外台秘要》《小儿推拿广意》《厘正按摩要术》《推拿仙术》；记载“操作次数”的文献有《肘后备急方》《外台秘要》；仅《厘正按摩要术》记载了“操作介质及注意事项”。

上述文献证明了“捏脊”一词在古代文献中未见明确提出，操作手法上各自根据病情不同而不同。操作过程中，使用的介质与一般推拿介质要求一致，根据不同的病症、病症的寒热虚实、季节气候的变化，选择不同的介质，以达到协助治疗的目的。理论基础仍然是中医基础理论——阴阳五行、气血津液与脏腑的生理病理变化，通过经络系统传导运输，维持人体正常的生命活动。在使用安全和注意事项方面，与四肢、头、胸、腹的操作一样。虽未明确提出最佳时效，但操作部位已明确，在患者背部脊柱表面，治疗病种较少。

二｜“脊背六法”的创立与传承

• “脊背六法”溯源

“脊背六法”是国家级名老中医关娴清教授在“捏脊”疗法的基础上总结出来并传承至今的。“捏脊”原为单式操作手法，关老在此基础上，发展为由 6 种单式手法组成的复式操作手法，故名“脊背六法”，即“推脊法、捏脊法、点脊法、叩脊法、拍脊法和收脊法”，主要用于脑瘫患儿。“脊背六法”在操作次序安排上，遵循了由轻到重再到轻的按摩原则，在临床操作时更易被患儿所接受，疗效更好。其中推脊法、拍脊法和收脊法为放松类手法；捏脊法、点脊法、叩脊法为取穴手法。在具体操作时，每种手法的轻重，需视脑瘫患儿的分型与总体状态而定。一般来说，肌张力高或不稳定型、体质虚弱、新入院患儿及婴儿操作时，手法总体宜轻柔；反之可增加手法力度。

• “脊背六法”的传承与发展

后生们继承了国家级名老中医关老的学术思想，不拘泥于此，用西医学原理诠释其疗效机制，并根据小儿生理病理特点，将“脊背六法”进行了系统化、规范化的归纳总结，同时进一步形成了“脊背六法”的标准操作规程，将作用于脊背部的六种操作手法，即“推法、捏法、点法、叩法、拍法、收法”，统称为“脊背六法”，并将其主治病症进行扩展，除用于瘫痪性疾病外，还可用于呼吸系统、消化系统等各系统疾病。

三 | “脊背六法”的经络作用及生物学机制

• 皮部络脉

皮部，指十二经脉及其络脉循行在体表皮肤的分部，具有属脏腑、通经络、固体表、密腠理的特点与作用。《黄帝内经·素问·皮部论》中记载：“皮有分部”“欲知皮部，以经脉为纪者，诸经皆然”“凡十二经络脉者，皮之部也”。皮部是依据十二经脉及其络脉循行的路线将皮肤划分为十二个区域，又称“十二皮部”。十二皮部，依据手足皆有同名之阴阳经脉的理论，将手足三阴三阳经皮部合为六经皮部，六经皮部均有专名，如太阳皮部为关枢，少阳皮部为枢持，阳明皮部为害蜚，太阴皮部为关蛰，少阳皮部为枢儒，厥阴皮部为害肩。皮部的分区以经络的分布为依据，其范围则较经络更广，若把经脉比作线状分布，络脉为网状分布，皮部则是面的划分。络脉则有广义和狭义之分，广义络脉指由经脉分出而网络全身的分支，包括十二经脉和任、督二脉的别络及脾之大络，共 15 络脉；狭义的络脉指从十五络分出的细小脉络，包括从络脉分出的更细小的孙络及分布在皮肤表面的浮络。

皮部络脉理论有重要的意义，不只是作为体表的分布，而且把这一分区看成是反映疾病和接受取穴的门户，外邪从皮部通过经络可影响脏腑，如《黄帝内经·素问·皮部论》中记载：“邪客于皮则腠理开，开则邪入客于经脉，络脉满则注于经脉，经脉满则入舍于府藏。”脏腑病变也能通过经络反映于皮部，这样从体表可以诊治内部疾病。此外，取穴方面，皮部为内病外治和外病内治奠定了理论基础。内病外治在临床上运用很广，《黄帝内经·灵枢·经脉》曰：“气先行皮肤，先充络脉。”因此，皮部施治可以充分发动卫气，增强抗病能力，捏脊疗法正是其运用的具体体现。

• 阳脉之海——督脉

督脉为阳脉之海。《难经》虞庶注：“杨氏（玄操）曰：阳脉之都纲。据其督脉流行，起自会阴穴，循脊中上行至大椎穴，与手足三阳之脉交会；上至哑门穴，与阳维会其所；上至百会穴，与太阳交会；

下至鼻柱下水沟穴，与手阳明交会。准此推之，实谓为诸阳之海、阳脉之都纲也。”督脉主干行于背部正中，经脊里而属于脑，与脑和脊髓均有密切联系。手、足三阳经均与督脉相交会，最集中的地方是大椎穴。此外，带脉出于第2腰椎，阳维脉交会于后项部的风府、哑门，阳跷脉通过足太阳与督脉风府相通，所以督脉与全身各阳经都有联系。

督脉与足太阳经相邻，体内各脏腑通过足太阳经背俞穴与督脉脉气相通，脏腑功能活动也受督脉经气影响。督脉与肾、脑、心及胞中有密切联络，《素问·骨空论》中记载：督脉属络肾脏，络脑、贯心；《难经·二十八难》中指出：督脉属于脑；《奇经八脉考》中记载：督脉起于肾下胞中（胞中是人体生命之根，能够调理阴阳、气血。胞中者，包含丹田、下焦、肝、胆、肾、膀胱，为精气所聚之处），并贯脊里与脊髓直接连属。就其功用而言，督脉为阳脉之海，手足三阳经经气皆会于督脉，它能统摄调理全身阳气，维系全身元阳。

• 巨阳之脉——足太阳膀胱经

膀胱经为足太阳之脉，其分布从头至足，在全身经脉中循行最长，腧穴最多，堪称阳经之最，脊背部循行路线位于督脉两侧，背部属阳，故足太阳膀胱经又称“巨阳”之脉。

足太阳膀胱经分支从头顶部分出，到耳上角部。直行经脉从头顶部分别向后行至枕骨处，进入颅腔，络脑，回出分别下行到项部，下行交会于大椎穴，再分左右沿肩胛内侧，脊柱两旁，到达腰部，进入脊柱两旁的肌肉，深入体腔，络肾，属膀胱。其经脉一分支从腰部分出，沿脊柱两旁下行，穿过臀部，从大腿后侧外缘下行至腘窝中。另一分支从项分出下行，经肩胛内侧，从附分穴挟脊下行至髀枢，经大腿后侧至腘窝中与前一支脉会合，然后下行穿过腓肠肌，出走于足外踝后，沿足背外侧缘至小趾外侧端，交于足少阴肾经。两分支共同组成膀胱经的第1、第2侧线。脏腑之气输注于体表脊背部的穴位称为背俞穴，又五脏六腑之背俞穴皆位于膀胱经背部第1侧线上。

据“五脏有疾，均可治其俞”的原则，可通过调节背俞穴来达到调整脏腑的功能。背俞穴不但可以用于其相应脏腑的病症，也可以用于与五脏相关的皮、肉、筋、骨等病症。

因此“脊背六法”通过对膀胱经及其上的背俞穴进行捏、点、按、揉、叩，既能激发膀胱经经气，发挥经络的传导作用，又可通过对背俞穴的刺激，促进脏腑气血的运行，以平衡阴阳，达到对脏腑功能调整的目的，泻有余而补不足，使机体处于“阴平阳秘”的状态，如此则“精神乃治”；同时五脏六腑功能正常，则所属皮肉筋骨功能正常，患儿身体便强壮健康。现代研究显示，脊神经的内脏传出纤维于脊柱两侧组成交感干，分布于心肌，胃、肠平滑肌，脾、胰、肝及肾等，具有调理内脏器官功能的作用。

• 华佗夹脊穴

夹脊穴最早记载于《黄帝内经·素问·刺疟》：“十二疟者……又刺项以下侠脊者必已。”最早明确提出位置的是晋代葛洪的《肘后备急方·卷二》，其中记载：“华佗治霍乱已死，上屋唤魂，又以诸治皆至，而犹不瘥者，捧病人腹卧之，伸臂对以绳度两头，肘尖头依绳下夹背脊大骨穴中，去脊各一寸，灸之百壮；不治者，可灸肘椎，已试数百人，皆灸毕而起坐，佗以此术传子孙，代代皆秘之。”华佗夹脊穴有 34 个穴位：第 1 胸椎至第 5 腰椎，各椎棘突下旁开 0.5 寸。

夹脊穴与脏腑密切相关，是体内脏腑与背部体表相联通的点，其联系途径主要以督脉和足太阳膀胱经的联系为基础，并且这种联系有一定的特殊性，它不仅具有经络的循环往复，而且借助于气街径路与上下、左右、前后经脉之气沟通，使夹脊穴成为督脉和足太阳经脉气的转输点。足太阳膀胱经乃经脉的核心，督脉总督诸阳经，是阳经的统领，二脉又同络于脑，行于人体阳中之阳背部，所以二脉在循行上密切联系，在生理上息息相通。夹脊穴所在恰是督脉与足太阳膀胱经经气外延重叠覆盖之处，夹脊穴于此联络沟通二脉，具有调控二脉的枢纽作用，刺激夹脊穴时能起到调节两经的整合作用。华佗夹脊穴从属于督脉和足太阳膀胱经，与脏腑密切相关，是体内脏腑与背部体表相连通的点。夹脊穴旁通督脉，与足太阳膀胱经经气相通，为夹脊穴与脏腑联络提供了基础条件。华佗夹脊穴和背俞穴一样，作为脏腑之气输通出入之处，内应于脏腑，反注于背部，反映脏腑形态，医治脏腑疾病。

西医学也证实，夹脊穴从分布形式上看与神经节段关系极为密切，针刺夹脊穴不但可影响脊神经后支，还可涉及其前支，前支与交干相联系，能影响交感神经，从而与脏腑活动相关，具有调节脏腑气血的功能。说明夹脊穴与脏腑之气的密切联系。从夹脊穴与经络、脏腑之间的特异联系可以看出，夹脊穴是人体除背俞穴外与经络脏腑直接相互转输流注的腧穴，它依附于督脉和足太阳膀胱经，借助于气街之经气的共同通路，起到了其他腧穴不能及的调节作用。

四 | “脊背六法”的康复机理

• 调和气血，平衡阴阳

“脊背六法”是在小儿捏脊的基础上发展起来的，以中医经络理论为指导，通过对循行于背部的督脉、膀胱经及夹脊穴的刺激，以调整脏腑功能，激发机体正气，使“正气存内，邪不可干”，从而达到防病、抗病、治病的目的。

《黄帝内经·素问·调经论》中记载：“神不足者，视其虚络，按而致之……以通其经，神气乃平”，说明阴阳平衡遭到破坏是疾病发生的根本病机。《黄帝内经·素问》中记载：“阴平阳秘，精神乃治，阴阳离绝，精气乃绝”。人体的气属阳，血属阴，气行则血行，气滞则血瘀，因此“脊背六法”可促进气血的运行，使气行血通，以达到平衡阴阳、协调脏腑功能、调和气血的目的，使机体处于“阴平阳秘”的状态，如此“精神乃治”。

• 调理脏腑，恢复功能

《黄帝内经·灵枢·海论》中记载：“夫十二经脉者，内属于脏腑，外络于肢节……”；张介宾在《类经》中说：“经脉者，脏腑之枝叶，脏腑者，经络之根本。”脏腑是经络的根本，经络则是脏腑的标线。阴经经脉属脏络腑，阳经经脉属腑络脏。经络与脏腑密切相关，且经络具有运行气血、调和阴阳、传导感应、调整虚实之功。“脊背六法”即是通过对经络、腧穴的刺激，调和全身气血及阴阳，并且通过经络传导于所对应的脏腑，从而起到调理脾胃之功效。

《黄帝内经》中记载："经络不通，病生于不仁，治之以按摩。"通过推拿按摩中常用的推、捏、点、按、叩、收等手法对脊背部神经的刺激，促进血液及淋巴组织的代谢，协调各脏腑功能，促进脏腑组织的功能得到恢复和加强，提高机体免疫功能，并整体、双向地调节内脏活动，从而防治多种疾病，以达到"内调脏腑，外治肌肤"的目的；并通过脊背部的神经传导至大脑皮质，加强了大脑的调节功能，使神经兴奋和抑制过程处于相对的平衡状态；再通过支配相应脏腑的神经传至脏器，使脏器产生相应变化，以调节机体脏腑的功能，发挥经络传导作用；通过对腧穴的刺激，促进脏腑气血的运行，达到对脏腑功能调整的目的，泻有余而补不足，使机体处于"阴阳平衡"的状态，如此则"精神乃治"。

脊背部是主管人体脏腑的自主神经分布的区域，通过刺激这些神经在体表的分布区域，可影响内脏神经、体液，从而调节相应脏腑的功能。"脊背六法"通过对腰背部的推拿，疏通脊背部经络，刺激腧穴，以达到脊神经、自主神经系统对全身功能及内脏的双向调节，调整各脏腑器官的功能活动，增进食欲，改善体质，增强患儿的免疫功能。

五 | "脊背六法"的现代诠释

● 脊背六法与整脊医学互参

从整脊医学的角度来看，由于脑性瘫痪儿童肌力及肌张力异常，故容易导致患儿脊椎各关节受力异常而出现脊椎关节错位紊乱和软组织损伤，从而影响患儿运动能力。"脊背六法"的捏脊法、点脊法能够纠正脊椎间关节紊乱、消除疼痛、消除肌肉痉挛，使神经获得营养，其余四法可解除脊柱周围软组织（肌肉、韧带、筋膜、神经、血管等）急、慢性损伤的病理改变，从而间接提高患儿的运动能力。

● 脊背六法与核心稳定理论互参

从核心稳定性理论的角度来看，人体的"核心"是指脊柱、髋关节和骨盆，它们正好处于上、下肢的结合部位，具有承上启下的枢纽作用。在核心部位分布的肌群直接与脊柱、骨盆连接，对核心稳定性起主要作用，并且保障末端活动的稳定性。核心肌肉位于人体重心所在的腰椎、骨盆和髋关节联合的周围，由许多贯穿全部躯干的不同肌肉组成，这些肌群直接与脊柱、骨盆连接，对核心稳定性起主要作用，并且保障末端活动的稳定，包括表层运动肌和深层稳定肌在内的约 29 块肌肉。表层运动肌主要为整体肌肉，包括腹直肌、臀大肌、竖脊肌等，这些肌肉主要起到控制脊柱运动方向的作用；深层稳定肌则主要为局部肌肉，包括多裂肌、腹横肌、腹外斜肌、腹内斜肌、膈肌、腰方肌和盆底肌等，这些肌肉可以维持腰椎的稳定性和控制脊柱的弯曲程度；髋关节周围的肌肉，如旋髋肌、臀肌、股后肌群，也属于人体的核心肌群。

在运动过程中，骨盆和躯干部位肌肉的稳定姿态能够为上、下肢运动创造支点，并协调上、下肢的肌肉收缩，使力量的产生、传递和控制达到最佳化。中枢神经受损后，患儿肌力下降，肌张力异常，常规脑瘫康复训练多注重肢体肌张力的缓解和异常姿势的纠正，而常忽视脑瘫患儿脊背部核心肌群的控制训练。核心稳定与脑瘫患儿粗大运动发育关系是非常密切的，主要体现在以下几个方面。

1. 脊柱控制与竖头发育 运动发育中最早完成的是头部的控制运动，从出生后到抬头稳定，一般需 3 个月的时间才能完成。虽然躯干控制能力的发育在头的控制能力得到发育之后，但两者在发育过程中也有重叠之处，只有在肩胛带和躯干有一定的核心稳定能力之后，头才有可能抬起和自由活动。头部控制能力差的原因除颈部的肌肉力量不足外，原始反射的残存再加上腰背部肌张力、肌力的分布异常，脊柱的充分伸展及回旋受限，也直接影响到了头部的控制。如竖脊肌紧张的患儿，角弓反张明显，患儿很难完成头部前屈；全身屈曲及紧张性迷路反射残存的患儿，在俯卧位很难将头抬起；腰腹肌无力患儿脊柱控制能力差，直接影响到头的控制，不能实现头部的居中对称。

2. 脊柱控制与翻身 正常小儿的翻身，无论是头部 - 肩胛带 - 骨盆顺序，还是骨盆 - 肩胛带 - 头部顺序，都离不开躯干的回旋及髋关节的主动屈曲与伸展，其前提则需要脊柱的充分伸展，角弓反张及紧张性迷路反射的消失和躯干、骨盆肌群的协调。如角弓反张的患儿由于竖脊肌张力增高，患儿很难完成头颈及躯干的屈曲扭转；髋关节紧张屈曲的患儿即使完成了由仰卧位到侧屈位转换，也很难完成由侧位到俯卧位的转换；部分腹肌或髂腰肌无力患儿虽然也能完成翻身动作，但其多是在下肢肌代偿的形式下完成的。

3. 脊柱控制与坐位　坐位是臀部着床，从骨盆部开始向上的身体垂直于地面的姿势。获得坐位的最终目标是无需上肢支撑，脊柱垂直伸展有稳定坐位。人体的脊柱就像一根直立的竹竿，脊柱前、后、左、右的肌肉就像固定竹竿的绳索，坐位时的骨盆就像竹竿所直立的基底面，绳索的过强或过弱牵拉及基底面的不稳都会影响竹竿的稳定。

腰腹肌肌力及肌张力异常的患儿多用代偿的方式取得不同的坐姿。如躯干紧张背伸的患儿坐位时，为防止身体后倾，多表现为抱膝坐或手后撑坐；腰肌无力的患儿在坐位时，由于单靠竖脊肌的力量不能把脊柱拉直而表现为全前倾、半全倾或弓背坐，或者利用脊柱前凸重心后移靠腹肌的牵拉来维持平衡。髋部及下肢肌群的肌张力增高则造成基底面的不稳定，如内收肌紧张的患儿，坐位时髋关节不能充分外展形成稳定的基底面，患儿多通过双手的扶持取得平衡；髂腰肌紧张的患儿，长坐时骨盆前倾、重心前移，为维持重心的稳定，多通过肩胛及颈部的后伸取得平衡；腘绳肌紧张的患儿长坐时骨盆后倾，为维持重心平衡，患儿多采用弓背坐，久之多造成脊柱的后凸。

独坐的完成标志着人最基本动作——坐位的静态平衡、动态平衡完成。独坐的完成还需要各种姿势转变为坐姿的完善，这有赖于良好的躯干控制能力、回旋能力及卧位至坐位姿势转换的完成。

4. 脊柱控制与爬行　手膝四点爬是小儿爬行能力成熟的标志。在腹爬及手膝四点爬运动发育过程中，脊柱的充分伸展、躯干的平衡稳定、髋关节的负重及控制能力、腹肌的发育成熟，是手膝四点爬的前提和保证。髋关节的屈肌、伸肌、外展肌等肌群在下肢的交互运动中对骨盆及其周围组织的支撑力不足，可导致患儿四爬时左右摇摆。四点爬的完成，还需要双下肢充分的交替运动，躯干及髋关节屈曲紧张的患儿，下肢的分离运动差，爬行时多是以上肢向前，腰部屈曲，两下肢同时向前的兔跳样爬行，或以腹爬，两上肢牵拉两下肢及躯干向前移动；此时我们可用上田疗法中的肩、骨盆法来减轻躯干与四肢的肌痉挛，促进两下肢的分离及交替运动，同时还可左右回旋躯干，增强躯干的回旋及稳定能力。

5. 脊柱控制与膝立位　膝立位（直跪）是婴幼儿由爬行运动向独站运动移行过程中的一个体位，是站和行运动的基础。与坐位相比，患儿身体重心提高了，与地面接触的面积也减少了，所参与的肌群却更加复杂，这样就增加了患儿保持身体平衡的难度。直跪的完成，除了躯干肌群的参与，更多的是髋关节周围肌群的稳定与协调。临床多见的是髂腰肌紧张的患儿直跪时骨盆前倾；内收肌紧张的患儿在直跪时由于基底面的狭窄而不能维持跪位平衡；内收肌松弛的患儿则由于双髋关节过度外展而形成“W”坐姿；臀大肌无力的患儿在直跪时表现为挺胸、凸腹，借助重心后移来取得平衡。

针对上面的不同情况，取穴师可以通过分髋及髋关节的外展训练，缓解患儿内收肌痉挛，提高外展肌群肌力；利用主动抬臀训练及飞燕式臀部伸肌训练，促进髋关节屈曲痉挛的解除及后伸肌群肌力的正常；还可通过内收肌的主动内收训练或内收抗阻训练，提高内收肌力。此外，取穴师还可进行双膝立位训练、单膝立位训练及髋关节自我控制训练，以提高患儿膝立位静态及动态平衡的建立。髋关节自我控制训练方法如下：患儿取膝立位，取穴师面向患儿，对患儿的髋与腹部进行轻推或轻叩，力的作用方向向后方或侧方，然后再使患儿自行调整恢复至膝立位。

6. 脊柱控制与站立、行走　站立是行走的基础，正确的静态站立姿势是两腿立直，脚底踩平，头居中，躯干伸展，双肩、双髋处于同一平面。动态的站立姿势是指站立时头、躯干、四肢各部位可随意进行适当的活动而仍能保持平衡。患儿只有完成立位静态、动态平衡，才能正常地行走。脑瘫患儿由于存在异常的下肢肌张力分布或髋关节控制能力差，往往在站立立直及站立平衡的完善上存在困难，表现为立位躯干或骨盆的左右摇摆。我们在消除下肢异常肌张力以后，可以进行扶站位骨盆控制训练、立位姿势控制训练或立位促通板上被动站训练等，以增强脑瘫患儿骨盆与躯干的控制能力。

六 | “脊背六法”的应用赏析

• “脊背六法”对痉挛型脑性瘫痪儿童脊背部核心肌群的影响

“脊背六法”干预痉挛型脑性瘫痪患儿随机对照研究，观察分析对痉挛型脑性瘫痪儿童脊背部核心肌群的影响。痉挛型脑性瘫痪患儿114例随机分为两组，对照组（55例）接受常规康复训练，试验组（59例）接受常规康复训练的基础上加“脊背六法”推拿，两组均取穴3个月。康复取穴前后，应用粗大运动功能评价量表（GMFM-88项）评分。结果显示两组内自身前后配对比较，GMFM量表的5个能区均有统计学差异（$P < 0.01$）；两组间比较具有统计学差异。说明“脊背六法”对此10个条目代表的粗大运动功能有明显促进作用。

核心稳定性即在运动中控制骨盆和躯干部位肌肉的稳定姿态，为上、下肢运动创造支点，并协调上、下肢的肌肉收缩，使力量的产生、传递和控制达到最佳化。中枢神经受损后，常规脑瘫康复训练多注重肢体肌张力的缓解和异常姿势的纠正，而常忽视脑瘫患儿脊背部核心肌群的控制训练。从解剖学的角度来看，人体的“核心”是指脊柱、髋关节和骨盆，它们正好处于上、下肢的结合部位，具有承上启下的枢纽作用。在核心部位分布的肌群直接与脊柱、骨盆连接，对核心稳定性起主要作用，并且保障末端活动的稳定性。对附着在“核心”部位的肌肉进行了检索，发现在该部位有起止点的肌肉为33（对）+1（块），其中，有7（对）+1（块）肌肉的起止点均在核心部位，它们主要起核心固定作用，其余绝大部分肌肉只有起点位于核心部位，它们的收缩不仅对核心区域有固定作用，而且同时参与其他部位的运动。

本研究阶段疗程是观察经3个月康复取穴后，通过试验组自身前后对照结果分析显示，“脊背六法”能够全面促进粗大运动功能的发育，包括卧位与翻身、坐位、爬与跪、站立位、行走-跑-跳5个能区，其得分总体都有提高，并且提高的幅度都具有统计学差异。通过与对照组的比较可知，试验组在爬与跪、站立位、行走-跑-跳3个能区的10个条目较对照组有明显提高。这10个条目所代表的粗大运动功能粗略地可以概括为：肩胛带、腰骶部核心肌群稳定性与协调性的提高。

● “脊背六法”能降低痉挛型脑性瘫痪患儿脊背部肌张力

运用“脊背六法”干预痉挛型脑性瘫痪患儿，进行随机对照研究，观察分析“脊背六法”对脊背部肌张力的影响。纳入60例痉挛型脑瘫患儿，按随机数字表法分为观察组和对照组。观察组选用肢体按摩加“脊背六法”，对照组仅用肢体按摩，两组均结合现代康复技术，3个疗程（3个月）后观察两组患儿脊背部肌张力的变化情况（60例患儿均有不同程度的发育落后和（或）肢体运动障碍）。观察组中肩胛带肌群紧，上肢活动范围受限21例；背部肌张力高、头易后仰23例；坐位不稳，呈弓背坐18例。对照组中肩胛带肌群紧，上肢活动范围受限18例；背部肌张力高、头易后仰21例；坐位不稳，呈弓背坐15例。结果显示，在取穴1个疗程、2个疗程后，观察组、对照组肌张力评分与取穴前比较有明显降低，差异有统计学意义（$P < 0.05$）；观察组肌张力降低情况明显优于对照组，差异有统计学意义（$P < 0.05$）；取穴3个疗程后，两组间肌张力比较差异无统计学意义（$P > 0.05$）。

患儿应用“脊背六法”后降低脊背部肌张力的时间较快，见效较早。无论是在松解肩胛带肌群，扩大肩关节的活动范围上，还是在纠正上肢易后背、头易后仰等皆因脊背部肌张力高而引起的异常姿势上，在1个疗程、2个疗程后均明显优于对照组，而3个疗程时两组肌张力的比较差异无统计学意义（$P > 0.05$），说明“脊背六法”能在短时间内降低患儿脊背部肌张力，提高患儿的康复疗效。年龄越小的患儿，应用本法其肌张力降低得越快，特别是不能独坐者康复疗效更为明显。

发育中婴儿的脑组织受损或脑组织发育不良，均可导致受控肌肉肌力与肌张力异常，临床表现为姿势反射异常和运动障碍，从而影响儿童正常运动模式的形成。人的正常运动模式的形成遵守从头到脚、由近端到远端的发育规律，所以脑瘫康复也应从运动的控制核心——

头和躯干开始，再遵循上肢到肩手、下肢从髋到足的顺序进行。核心稳定与儿童的竖头发育、翻身、坐位、爬行、膝立位、站立、行走等运动的发育都有密切关系。另外，精细运动的发育也是以粗大运动为基础和前提的，所以“脊背六法”亦能间接促进精细运动的发育。

七 | “脊背六法”的标准操作规程

• 操作部位

“脊背六法”作用于自尾骨端（S_5）至第 1 颈椎（C_1）结束的脊背部区域，包括颈夹脊穴、胸夹脊穴、腰夹脊穴、骶夹脊穴及足太阳膀胱经第 1、第 2 侧线。

• 操作手法与术式

1. 推脊法　采用“示、中指直推法”，即术者右手示指、中指、环指伸直，以三指螺纹面沿脊柱由下向上直推。

2. 捏脊法　采用“拇指后位法”，即示指与中指在前、拇指在后，捏起患者脊背部皮肤，拇指用力前推，示指、中指交替一松一紧捏而前行。为加重刺激量，每捻三下重提一下。

3. 点脊法　采用“拇指点按法”，即术者以两手拇指指端点按夹脊穴。

4. 叩脊法　采用“三指啄法”，即拇指、示指、中指指腹紧贴在一起，以腕关节的屈伸为动力，轻快而有节律地叩击两侧膀胱经。

5. 拍脊法　采用“虚掌法”，即术者五指自然并拢，掌指关节微屈，使掌心空虚，然后用虚掌有节奏地拍击取穴部位。

6. 收脊法　采用“掌揉法”，即以大、小鱼际或掌根部着力，手腕放松，以腕关节连同前臂做小幅度的回旋活动。

• 操作流程

取穴室须温暖，患儿取俯卧位，暴露后背部；不用介质，也可选滑石粉作为推拿介质。“脊背六法”的具体操作流程如下。

1. **推脊法** 是以术者拇指指腹或示指、中指、环指指腹沿督脉及两侧膀胱经第1侧线，从龟尾穴推至哑门穴，由下向上推3～5次。推进时速度宜缓慢，压力要平稳、均匀而适中。

2. **捏脊法** 用双手拇指桡侧缘顶住皮肤，示指、中指前按（拇指后位法），三指同时用力提拿皮肤，沿督脉从龟尾穴双手交替向上捻动，直至大椎，每捻三下重提一下，即“捏三提一”法。初次对患儿施用时一般可捏3～5次，待患儿适应后可增至6～9次，以皮肤红润为度。

3. **点脊法** 用双手拇指指纹面点压背部督脉、华佗夹脊穴及膀胱经第1侧线各背俞穴，从上至下顺次点压，力度由轻到重、平稳而连贯，忌突然加力或突然撤力。在操作时本法常结合拇指揉法，使手法刚中带柔。

4. **叩脊法** 采用三指叩击法，即拇指与示指、中指指腹紧贴在一起，连续叩击背部督脉及两侧膀胱经穴位。从上至下顺次叩击，叩击的力度应根据患儿的大小、体质、身体条件灵活掌握。

5. **拍脊法** 医者五指并拢微屈，掌心呈空虚状以形成虚掌或用拳背有节奏地拍击患儿背部，主要沿着督脉及膀胱经第1侧线由下向上进行拍击。操作时要求腕掌、掌指关节放松，应用腕力进行拍打，用力需平稳、轻巧而有弹性。

6. **收脊法** 在患儿背部有顺序地应用掌根擦法、掌根揉法等放松性手法，称为收脊法。主要作用于脊柱及两侧肌肉，一般多先擦后揉，手法衔接要自然，力度应适中。

以上六个操作一气呵成，动作连贯，整体操作时间3～5分钟。

推脊

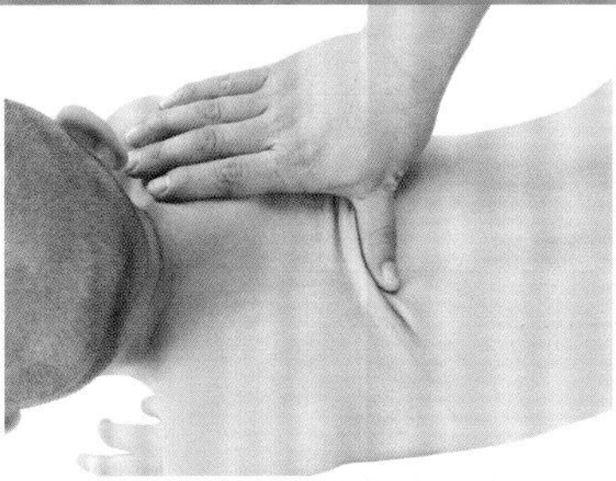

捏脊

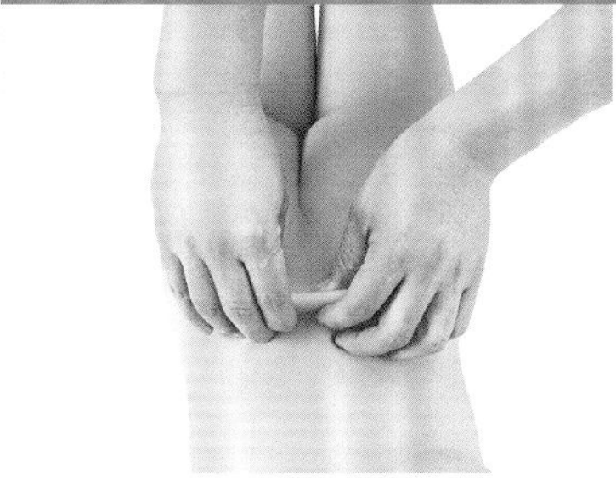

点脊

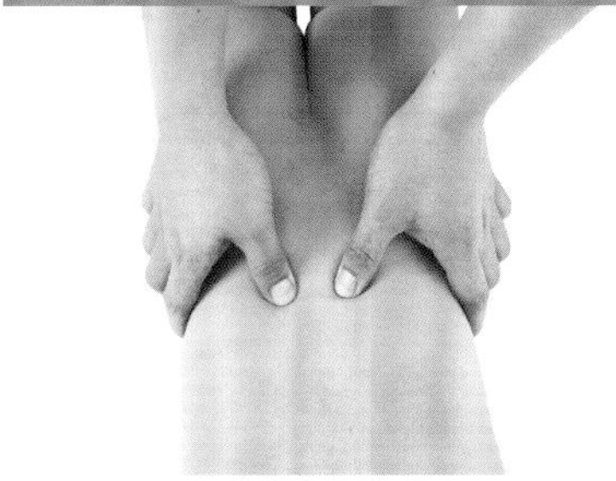

叩脊

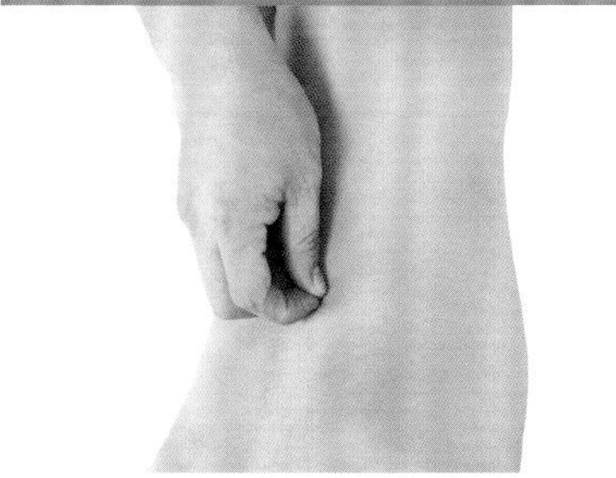

拍脊

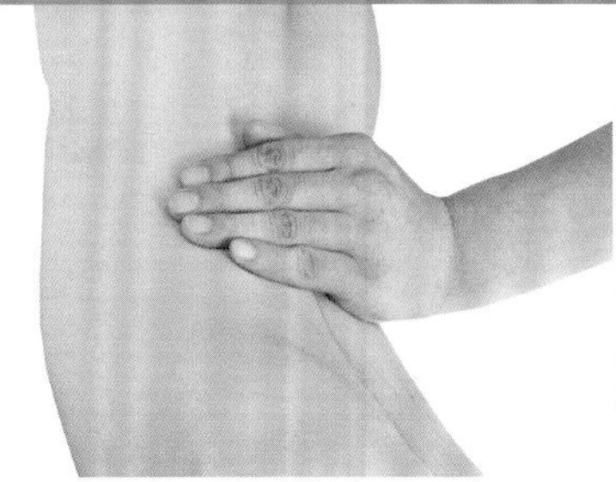

收脊

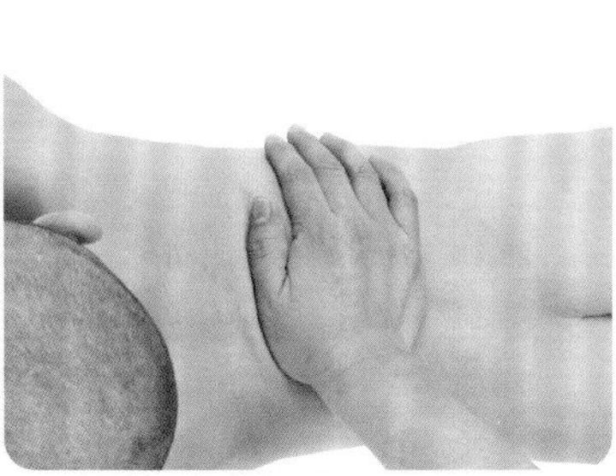

第六章

病症手法要穴

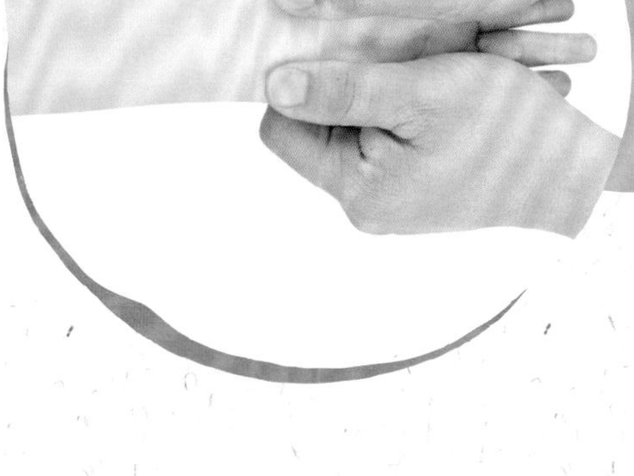

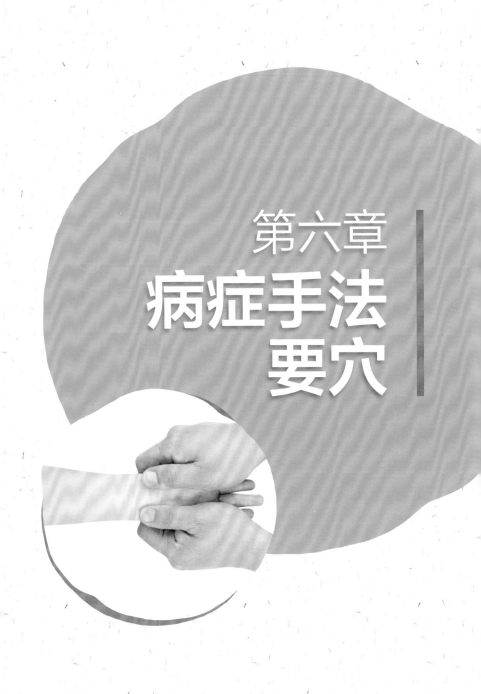

一｜泄泻——分阴阳、推脾经

扫码
◀观看
视频

泄泻是由多种因素引起，以大便次数增多，粪质稀薄或如水样为特征的一种小儿常见病。本病在《黄帝内经》已有记载，称为“飧泄、濡泄”，宋代以后多称为泄泻，如《幼科金针·泄泻》中记载：“泄者，如水之泄也，势犹纷绪；泻者，如水之泻也，势惟直下。为病不一，总名泄泻。”本病一年四季均可发生，尤以夏、秋两季发病为多。发病年龄以婴儿为主，其中以 6 月龄至 2 岁的小儿发病率高。

小儿泄泻发生的原因，以感受外邪、内伤饮食、脾胃虚弱为多见。其病变主要在脾胃。因胃主受纳腐熟水谷，脾主运化水湿和水谷精微，若脾胃受病，则饮食入胃后，水谷不化，精微不布，清浊不分，合污而下，致成泄泻。故《幼幼集成·泄泻证治》中记载：“夫泄泻之本，无不由于脾胃。盖胃为水谷之海，而脾主运化，使脾健胃和，则水谷腐化而为气血，以行荣卫。若饮食失节，寒温不调，以致脾胃受伤，则水反为湿，谷反为滞，精华之气不能输化，乃致合污下降，而泄泻作矣。”治疗应以运脾化湿为基本法则。本病轻者，临证推拿得当，预后良好；重者泄下过度，易见气阴两伤，甚至阴竭阳脱；久泄迁延不愈者，则可影响小儿的营养和发育。

简易辨治

证型	主症	兼症	舌脉	治则
伤食泻	大便稀溏，夹有乳凝块或食物残渣，气味酸臭，或臭如败卵	腹痛肠鸣，泻后痛减，脘腹痞满，嗳气酸馊，或有呕吐，不思乳食，夜卧不安	舌质红，苔黄腻，脉滑或弦紧，指纹紫滞	消食导滞，助运止泻
湿热泻	大便水样，或如蛋花汤样，气味秽臭，或少见黏液，泻下急迫，势如水注，或泻而不爽	腹痛作时，食欲不振，或伴呕吐，神疲乏力，或发热烦躁，口渴，小便短赤	舌质红，苔黄腻，脉滑数，指纹紫	清热利湿，分利止泻

续表

证型	主症	兼症	舌脉	治则
脾虚泻	大便时溏时泻，色淡不臭，多于食后作泻，时轻时重，反复发作，稍有饮食不慎，大便次数即增多，夹见水谷不化	饮食减少，脘腹胀闷不舒，面色萎黄，肢倦乏力，形体消瘦	舌淡苔白，脉缓弱，指纹淡	健脾益胃，温阳止泻
寒湿泻	泻下清稀，甚至如水样，色淡不臭	腹痛肠鸣，脘闷食少，或兼有恶寒发热，鼻塞头痛，小便清长	苔薄白或白腻，脉濡缓，指纹色红	散寒化湿，温中止泻

取穴及释义

1 伤食泻

取穴 分阴阳、推脾经、揉板门、运内八卦、清大肠、揉龟尾。

释义 分阴阳为代表手法。推脾经、揉板门以健脾消食为主；配以运内八卦和中理气；佐以清大肠、揉龟尾调理大肠，行气导滞。

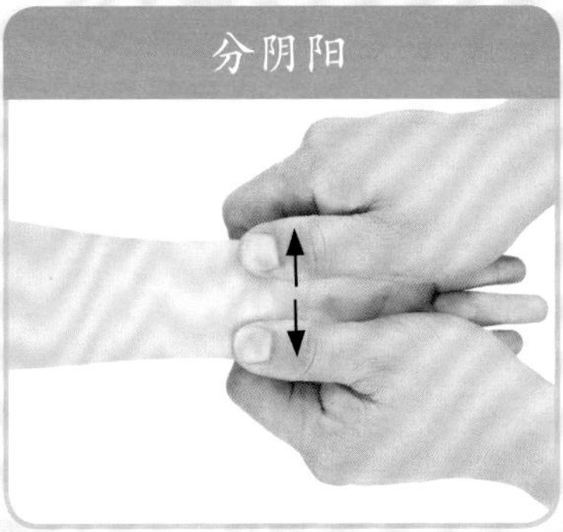

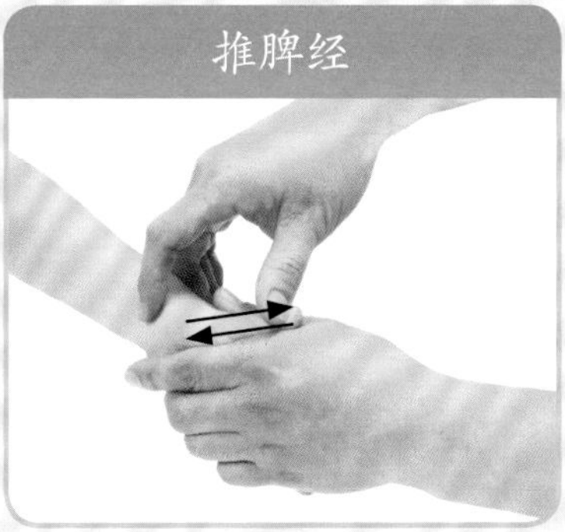

揉板门

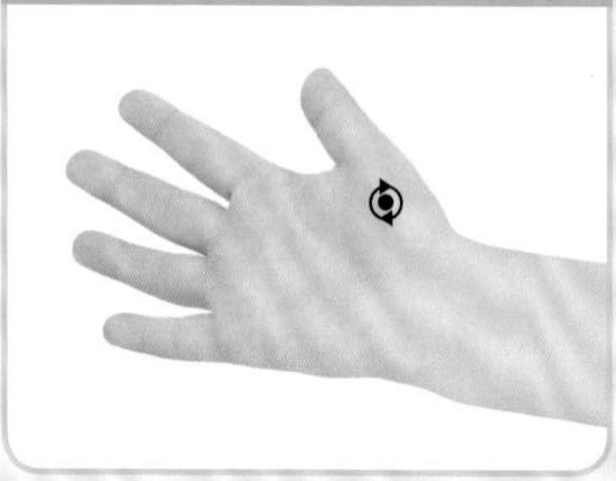

运内八卦

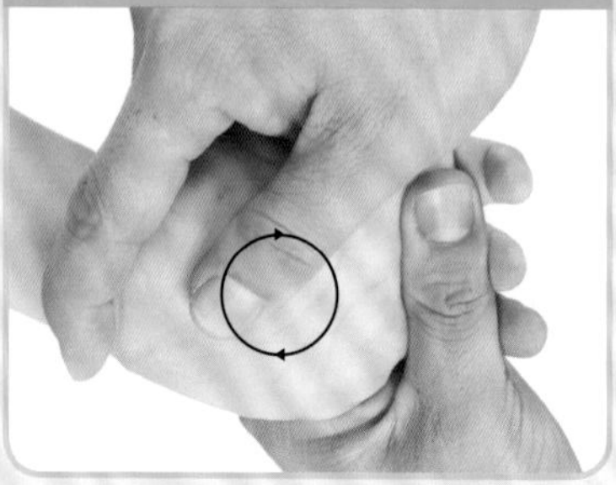

清大肠

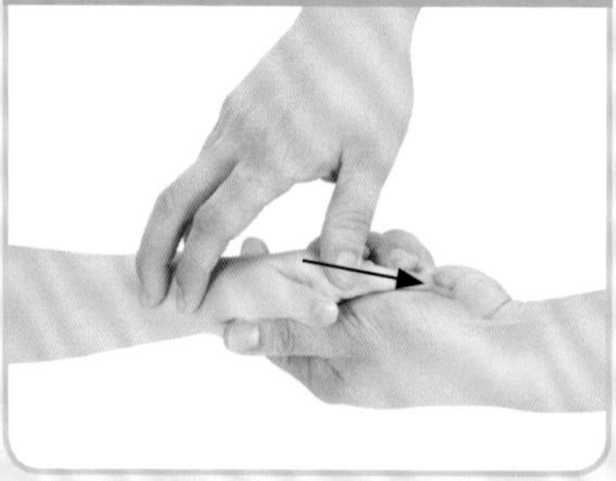

揉龟尾

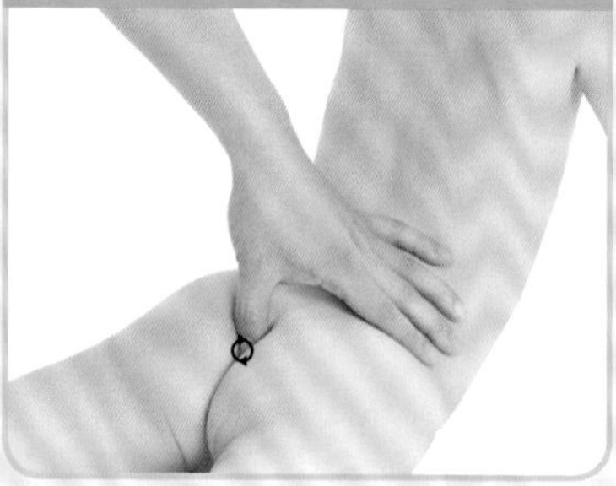

2 湿热泻

取穴 分阴阳、推脾经、退六腑、清大肠、揉龟尾、清小肠。

释义 分阴阳为代表手法。推脾经、退六腑以清利中焦湿热为主；配以清大肠消肠腑积滞；佐以揉龟尾调理大肠，清小肠清热利尿，利小便以实大便。

分阴阳

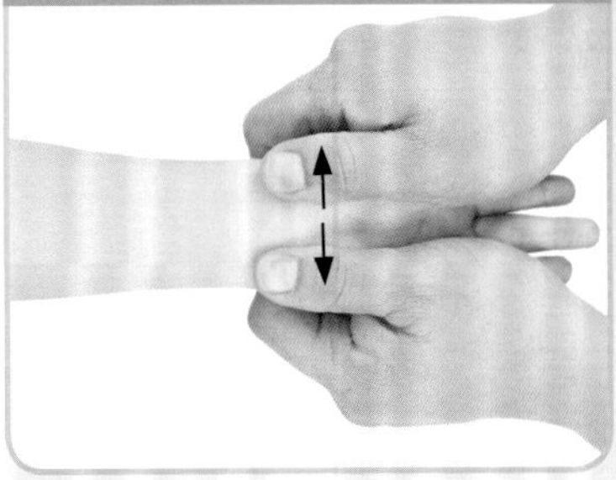

推脾经

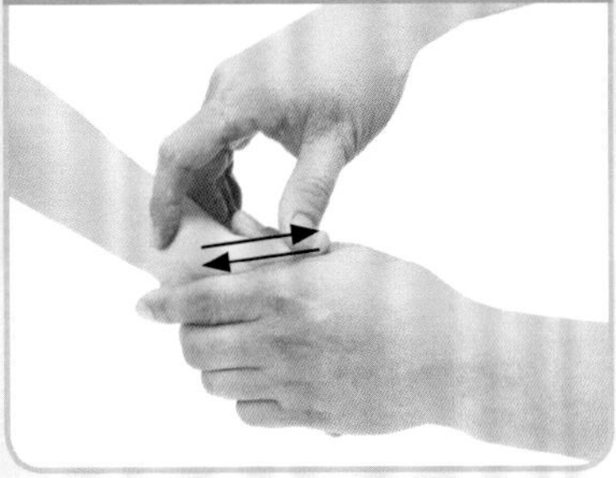

退六腑

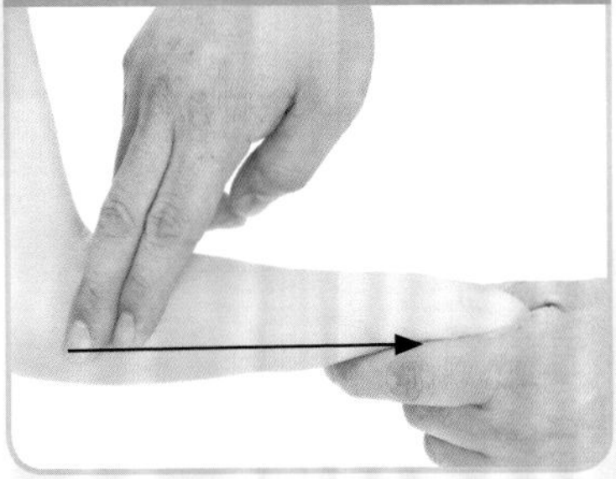

清大肠

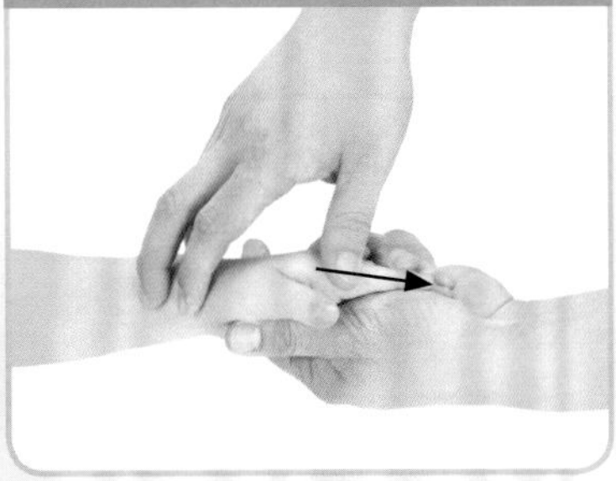

揉龟尾

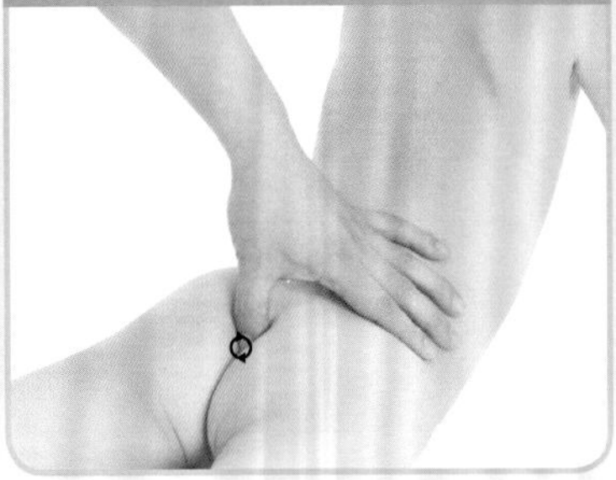

清小肠

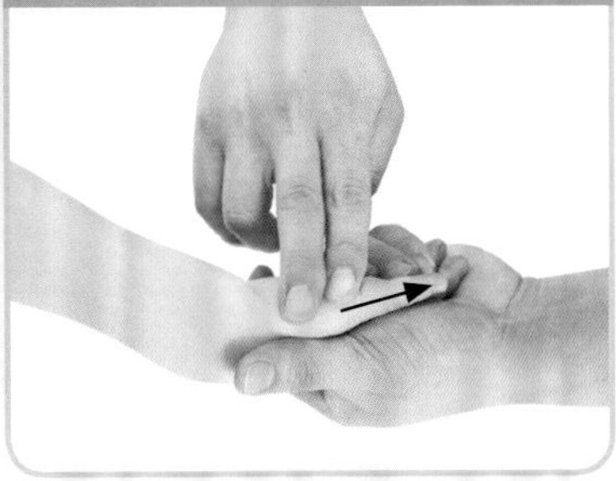

3 脾虚泻

取穴 分阴阳、补脾经、捏脊、推上七节骨、揉龟尾、掐十指节。

释义 分阴阳为代表手法。补脾经以健脾固脱止泻为主；配以捏脊温阳补中；佐以推上七节骨、揉龟尾涩肠止泻，掐十指节止痉预防慢惊风。

分阴阳

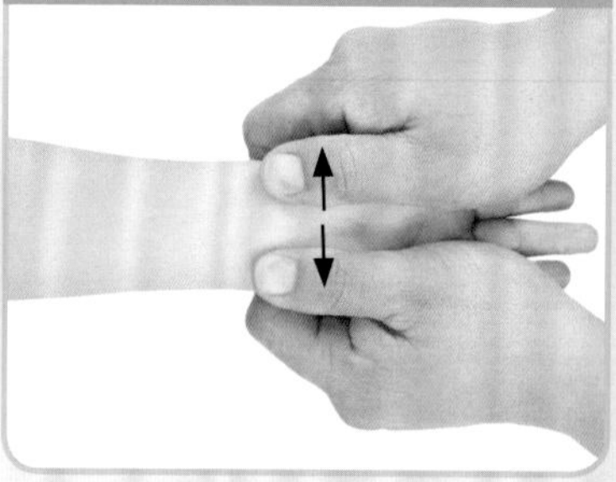

补脾经

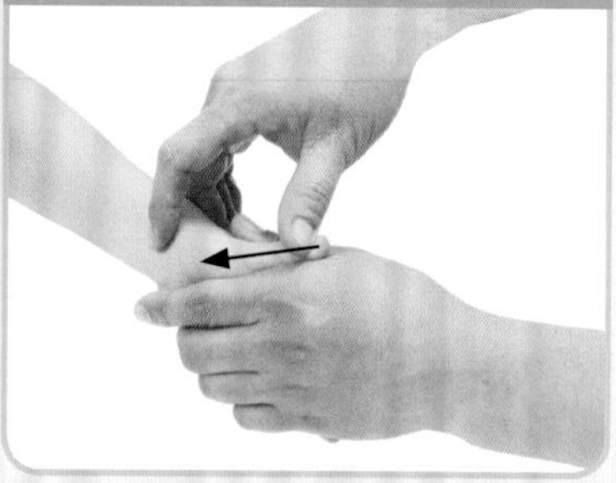

捏脊

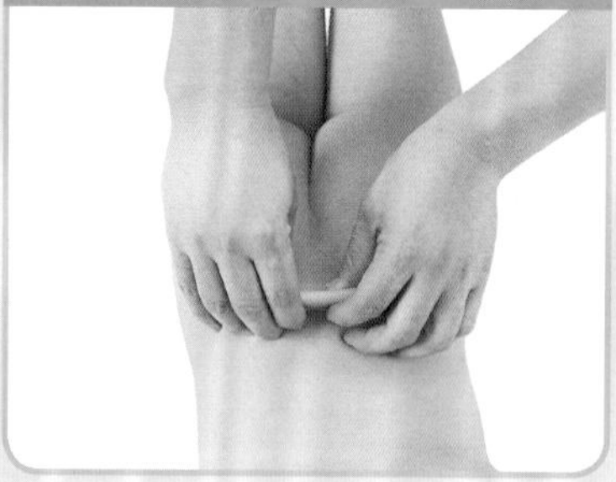

推上七节骨

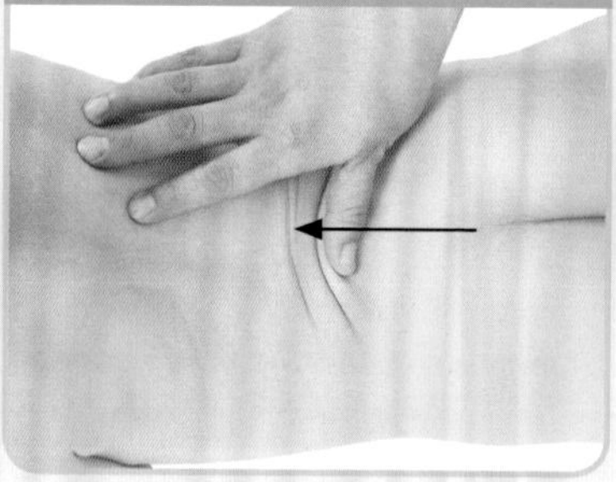

揉龟尾

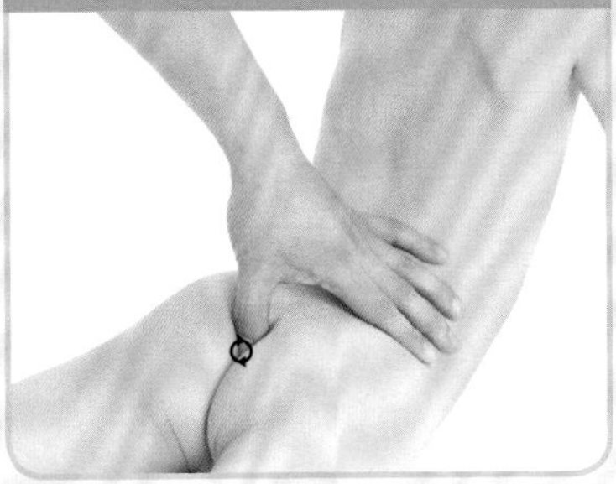

掐十指节（双手五指节）

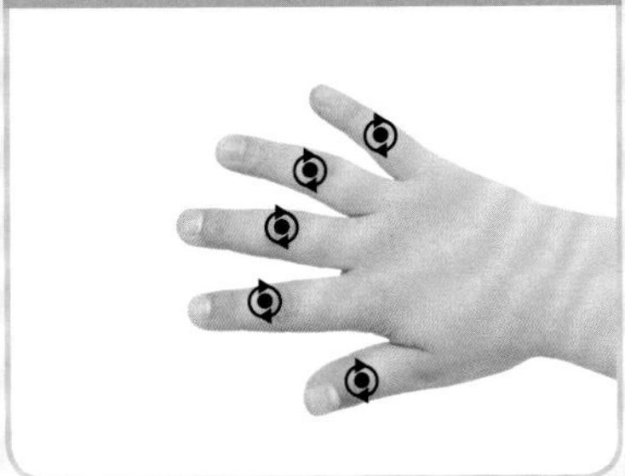

4 寒湿泻

取穴 分阴阳、推三关、揉外劳宫、推脾经、推上七节骨、拿肚角。

释义 分阴阳为代表手法。推三关、揉外劳宫以温阳散寒为主；配以推脾经能健脾化湿；佐以推上七节骨止泻，拿肚角行气调中。

分阴阳

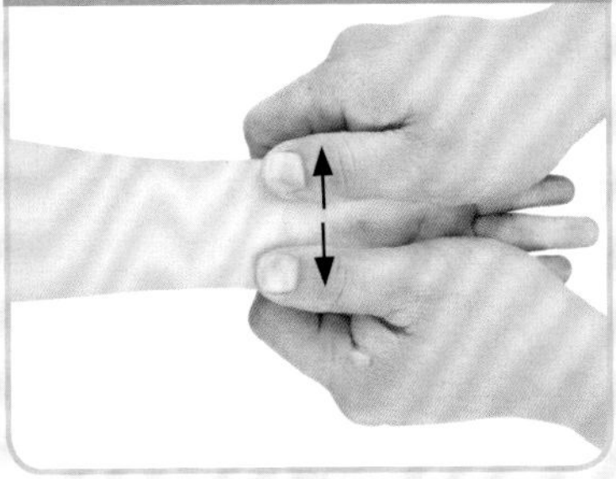

推三关

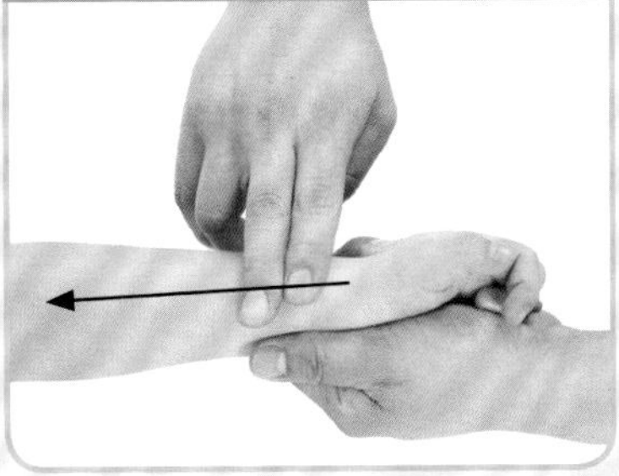

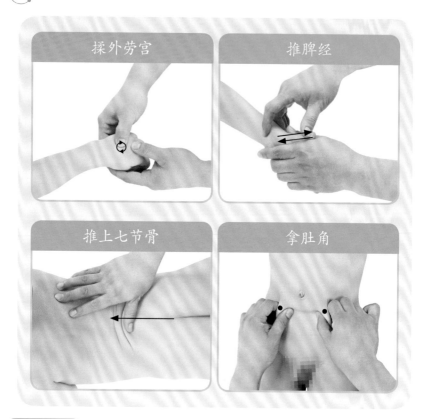

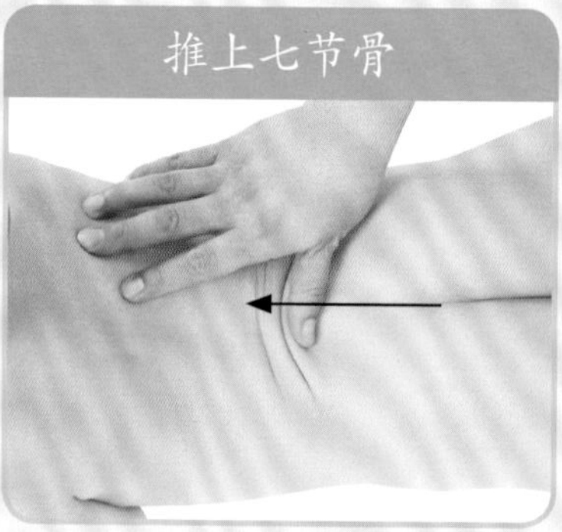

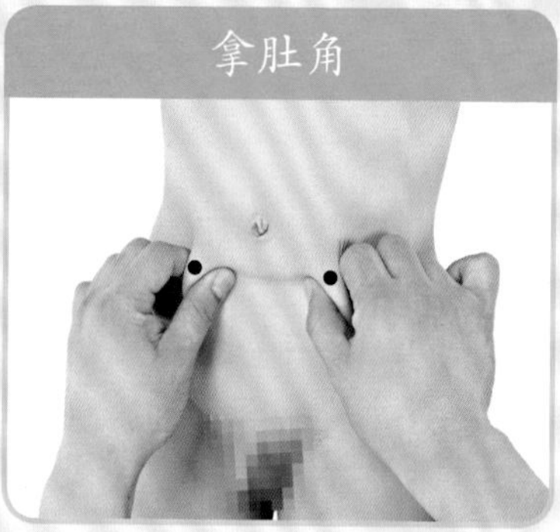

温馨提示

临床上应注意脱水程度的识别，一般根据精神、神志、皮肤弹性、循环情况、前囟、眼窝、尿量及就诊时体重等综合分析判断。常将脱水程度分为轻、中、重三度。轻度脱水：患儿精神正常或稍差；皮肤稍干燥，弹性尚可；眼窝、前囟轻度凹陷；哭时有泪；口唇黏膜稍干；尿量稍减少。中度脱水：患儿精神萎靡或烦躁不安；皮肤干燥、弹力差；眼窝、前囟明显凹陷；哭时泪少；口唇黏膜干燥；四肢稍凉，尿量明显减少，脉搏增快，血压稍降或正常。重度脱水：患儿呈重病容，精神极度萎靡，表情淡漠，昏睡甚至昏迷；皮肤灰白或有花纹，干燥，失去弹性；眼窝、前囟深度凹陷，闭目露睛；哭时无泪；舌无津，口唇黏膜极干燥；因血容量明显减少可出现休克症状，如心音低钝，脉细而快，血压下降，四肢厥冷，尿极少或无尿等。

轻、中度脱水而无明显周围循环障碍者，可给予世界卫生组织推荐的口服补液盐（配方为氯化钠 2.6g，枸橼酸钠 2.9g，氯化钾 1.5g，无水葡萄糖 13.5g，加温开水 1000ml）。轻度脱水 50～80ml/kg，中度脱水 80～100ml/kg，少量频服，8～12 小时将累积损失量补足。脱水纠正后维持补液，将口服补液盐溶液加等量水稀释方可使用。中度以上脱水，病情重、呕吐腹泻剧烈或腹胀患儿，需给予静脉补液。静脉补液首先要根据脱水的程度和性质制定“三定”，即定量（输液总量）、定性（溶液种类）、定速（输液速度），然后根据患儿具体病情适当调整方案。

知识拓展

本病西医称为小儿腹泻，分为感染性腹泻和非感染性腹泻两类。感染性腹泻多由病毒、细菌引起；非感染性腹泻常由饮食不当、肠道功能紊乱及肠道菌群失调引起。

药膳食疗

1 熟苹果

原　　料 苹果 1 个。

制作方法 连皮带核切成小块，置水中煮 3～5 分钟，待温后食用。

服用方法 每日 2 次或 3 次，每次 30～50g。

适应病证 大便稀溏，色淡不臭，食后即泻，舌淡苔薄。

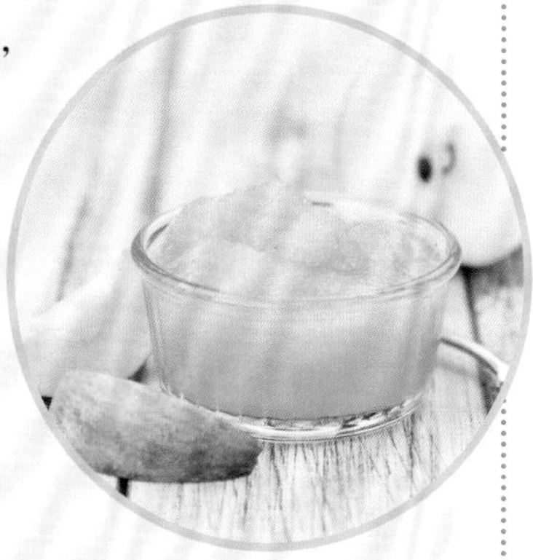

2 山楂莱菔子粥

原　　料 山楂 10g，炒莱菔子 10g，茯苓 10g，粳米 15g。

制作方法 山楂、莱菔子、茯苓洗净，加适量清水，文火煎煮 30 分钟。去渣取汁，再加入粳米及适量清水煮粥，煮好后加少许食盐调味。

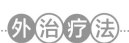

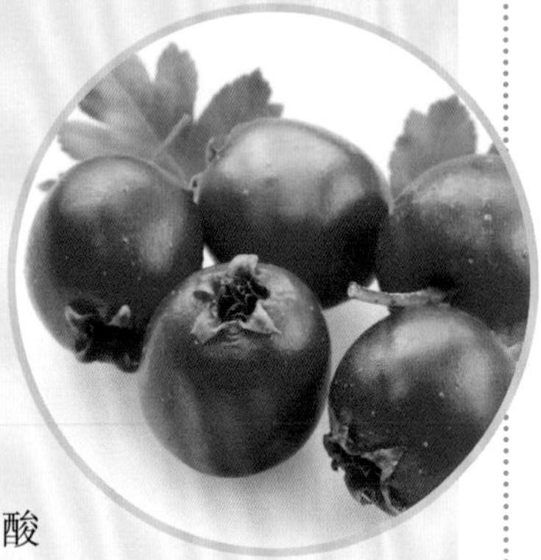

用　　法 喝粥，每日 1 次，服 3 日。

适应病证 伤食腹泻，大便稀溏酸臭，胃口差，舌苔厚腻。

外治疗法

1 食盐熨烫肚脐（神阙穴）

备用物品 食盐、毛巾或纱布。

调配方法 食盐备用。

使用方法 先将食盐 100 ~ 200g 放在铁锅内小火炒热或在微波炉内加热，热度以大人手摸上去感觉温热即可，然后用毛巾或纱布包好热盐，置于小儿肚脐上熨烫，每次 5 ~ 10 分钟，每日 1 ~ 3 次，3 天为 1 个疗程。

注意事项 本法可作为治疗风寒泻、脾虚泻及脾肾阳虚泻的辅助治疗，湿热泻、肚脐局部皮肤溃烂不可施用。治疗中一定要掌握好食盐的温度，以免烫伤。

2 中药足浴

备用物品 中药材地锦草 50g、葎草 50g。

调配方法 将中药材地锦草 50g、葎草 50g 加水 2000ml 煎煮，水开后改小火继续煮 20 分钟倒出备用。

使用方法 将煮好的药液放入木盆中，先将小儿的双足置于盆沿熏蒸，待水温适中时，将小儿双足放入木盆中洗浴 15 分钟。每日早、晚各 1 次，连用 5 天。

注意事项 该方法适用于各型泄泻。对以上药物过敏者或双足皮肤溃烂者不可施用。

二 | 厌食——掐四横纹、揉板门

扫码观看视频

疾病概述

厌食是小儿时期的一种常见病症，临床以较长时期厌恶进食、食量减少为特征。中医古代文献中无小儿厌食的病名，但文献所载“不思食”“不嗜食”“不饥不纳”“恶食”等病证的表现与本病相似。本病可发生于任何季节，但夏季暑湿当令之时，可使症状加重。各年龄儿童均可发病，以 1～6 岁为多见，城市儿童发病率较高。患儿除食欲不振外，一般无其他明显不适，预后良好，但长期不愈者，可使气血生化乏源，抗病能力下降，而易罹患他症，甚或影响生长发育。该病进一步发展，可以转化为积滞，或疳证。

本病常见的病因为喂养不当、他病伤脾、禀赋不足、情志失调，病位在脾胃。胃司受纳，脾主运化，脾胃调和，则知饥欲食，食而能化。如《黄帝内经·灵枢·脉度》中记载：“脾气通于口，脾和则口能知五谷矣。”若脾胃纳化功能失常，致脾胃失和，纳化失职，而成厌食。治疗应以运脾开胃为基本法则。

简易辨治

证型	主症	兼症	舌脉	治则
脾失健运	不思纳食，或食物无味，拒进饮食	面色少华，形体消瘦，而精神状态一般，大、小便均基本正常	舌苔白或薄腻，脉尚有力	和脾助运
胃阴不足	不喜进食或拒食	口干多饮，皮肤干燥、缺乏润泽，大便多干结	舌苔多见剥脱，亦有舌红少津者，质偏红，脉细数	滋阴养胃
脾胃气虚	不思乳食或拒食	精神疲惫，面色萎黄，全身乏力，形体消瘦，易汗，大便中夹有不消化残渣	舌质淡苔白，脉细弱	健脾益胃

取穴及释义

1 脾失健运

取穴 掐四横纹、推脾经、揉脾俞、捏脊、按揉足三里、揉板门。

释义 掐四横纹为代表手法。推脾经以运脾调中为主；配以揉脾俞、捏脊、按揉足三里健脾益气；佐以揉板门和胃消食。

掐四横纹

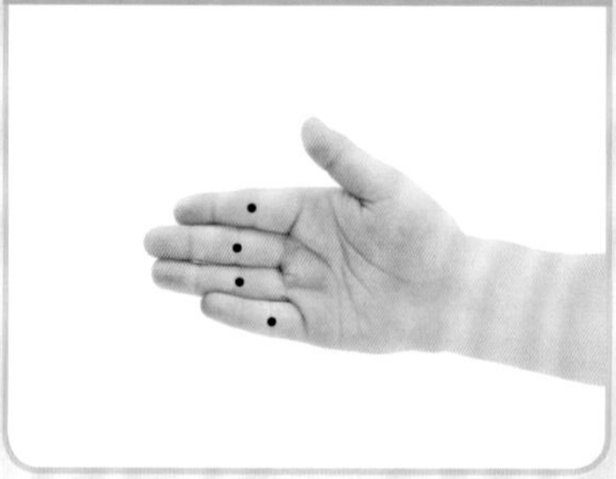

推脾经

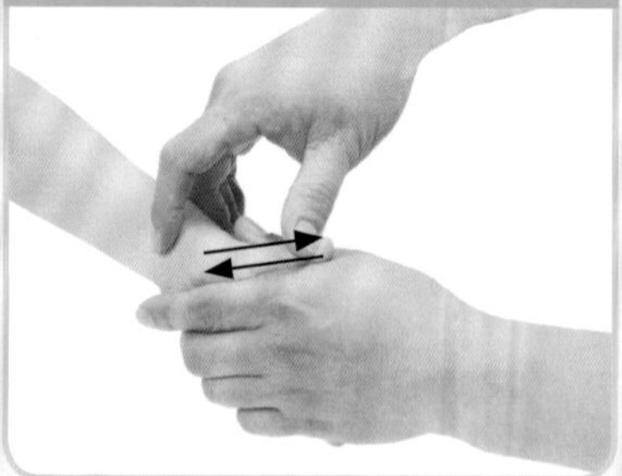

揉脾俞

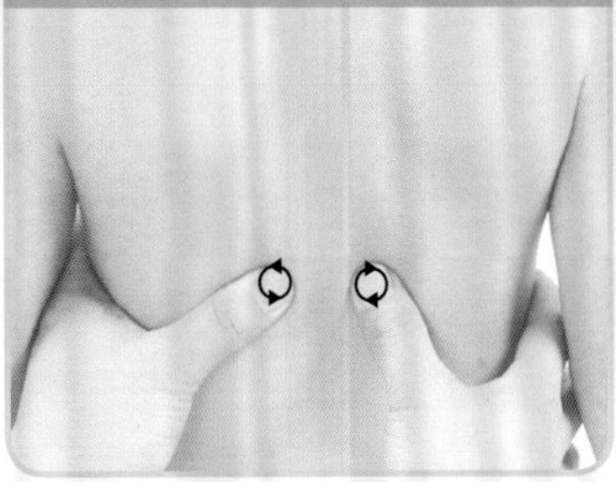

捏脊

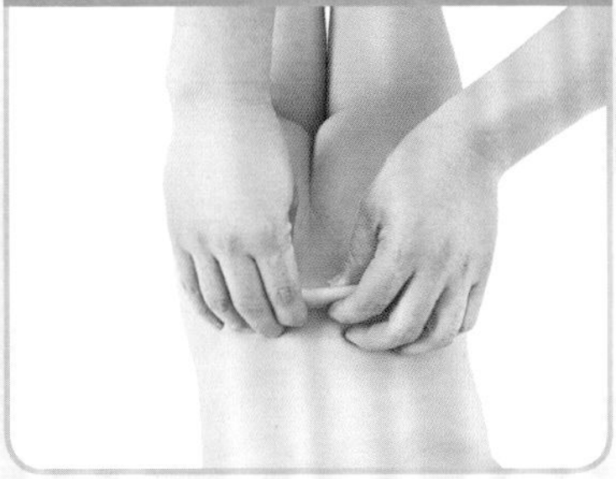

按揉足三里

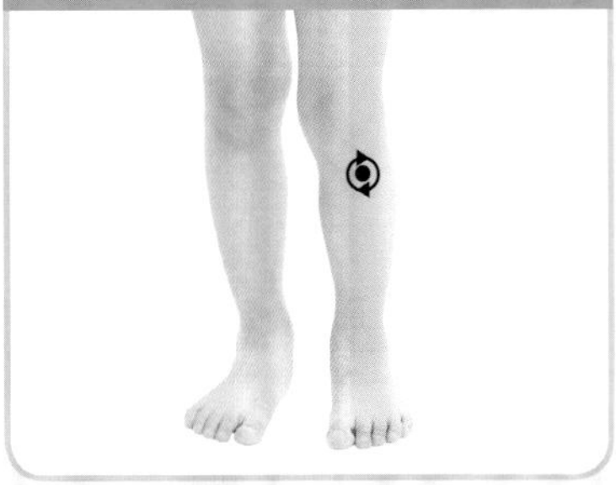

揉板门

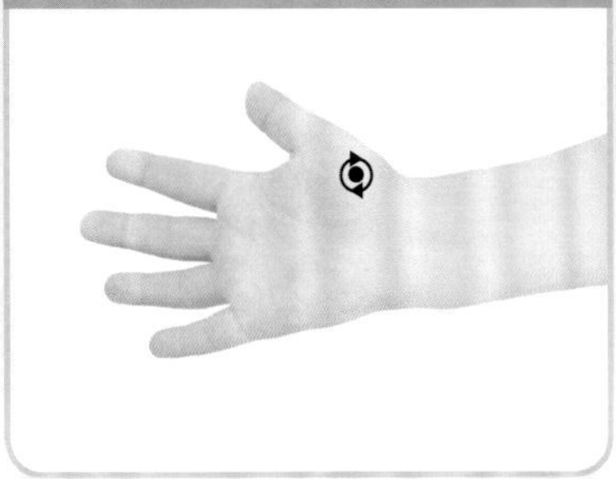

2 胃阴不足

取穴 掐四横纹、揉二马、补胃经、补脾经、捏脊、揉板门。

释义 掐四横纹为代表手法。揉二马、补胃经以养阴益胃生津为主；配以补脾经健脾调中；捏脊调理阴阳，佐以揉板门和胃消食。

掐四横纹

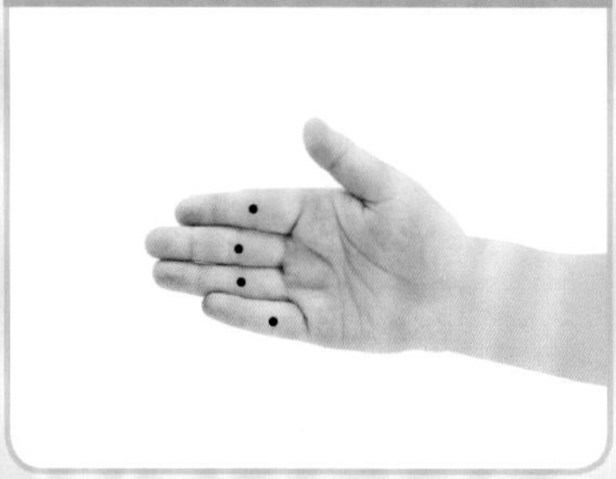

揉二马

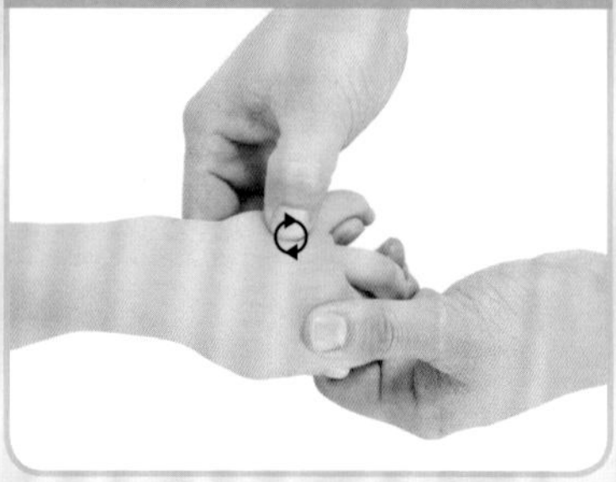

补胃经

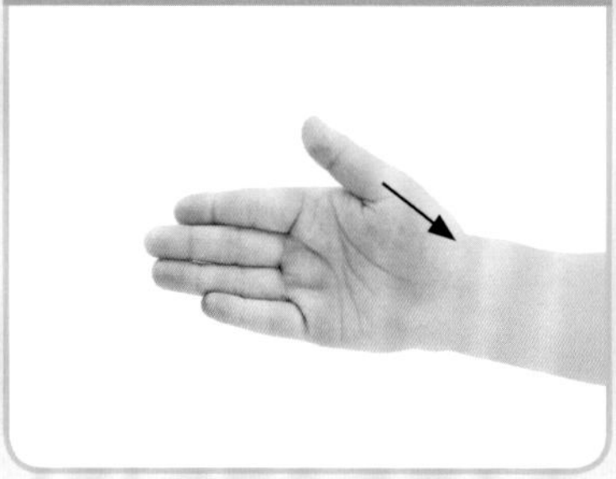

补脾经

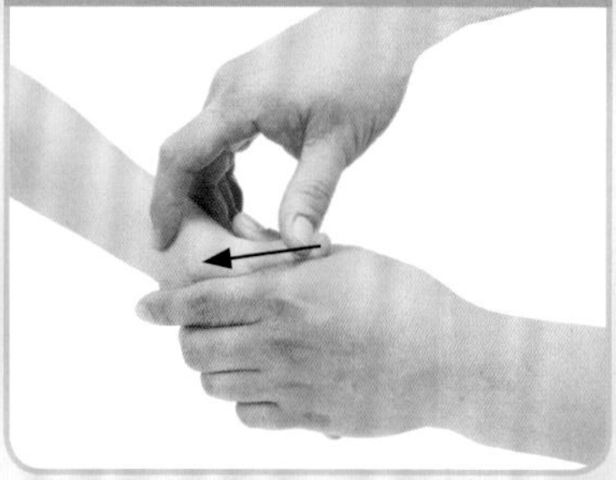

捏脊

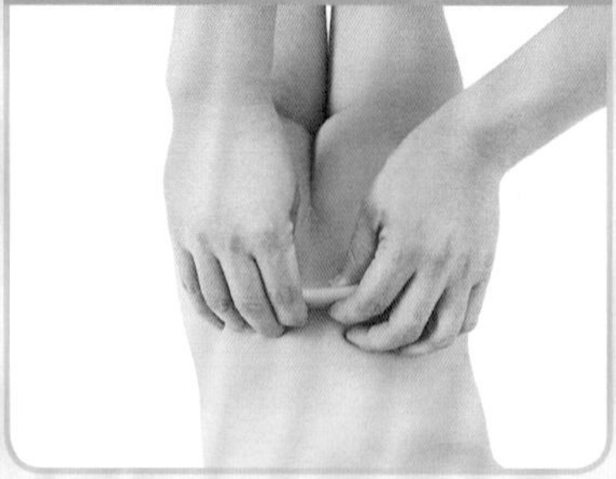

揉板门

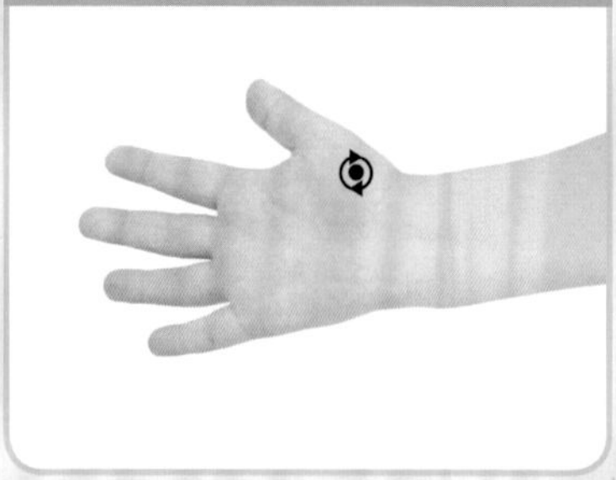

3 脾胃气虚

取穴 掐四横纹、补脾经、捏脊、按揉足三里、运内八卦、揉板门。

释义 掐四横纹为代表手法。补脾经、捏脊、按揉足三里以健脾益气为主；配以运内八卦和中理气；佐以揉板门和胃消食。

掐四横纹

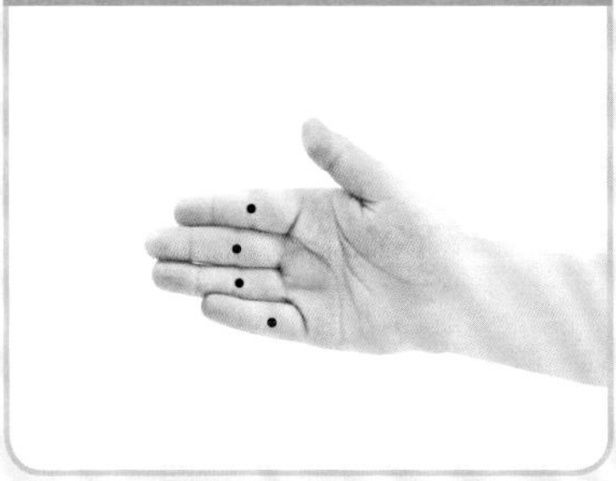

补脾经

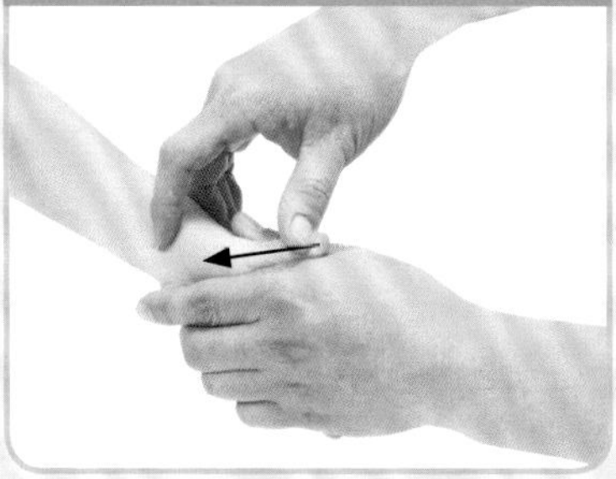

捏脊

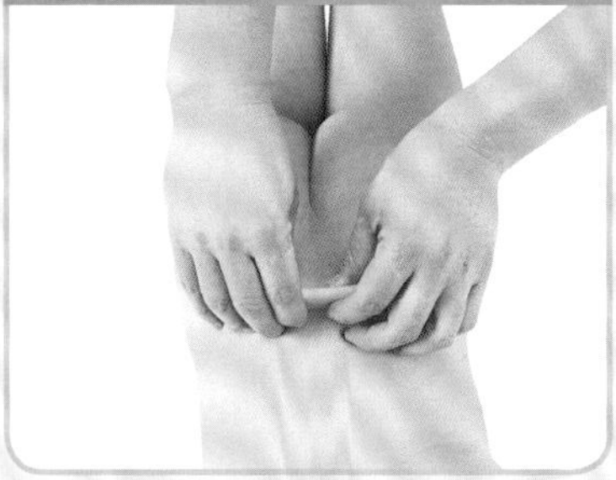

按揉足三里

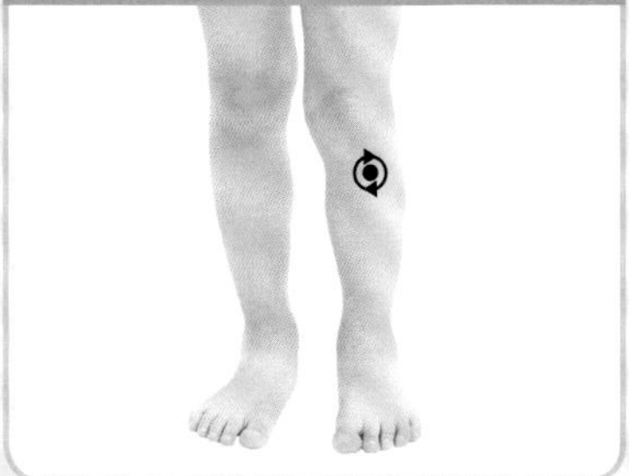

运内八卦

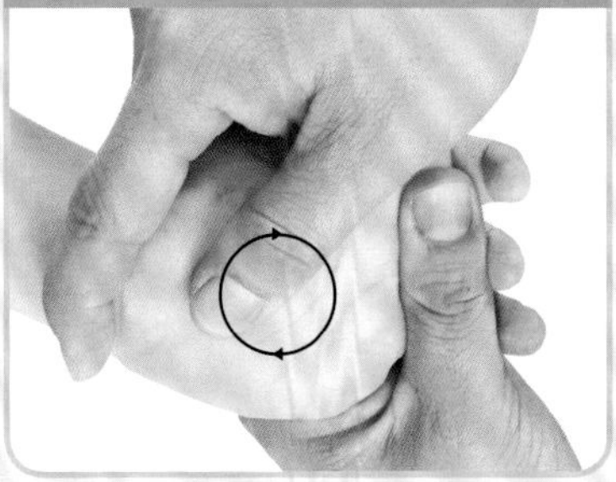

揉板门

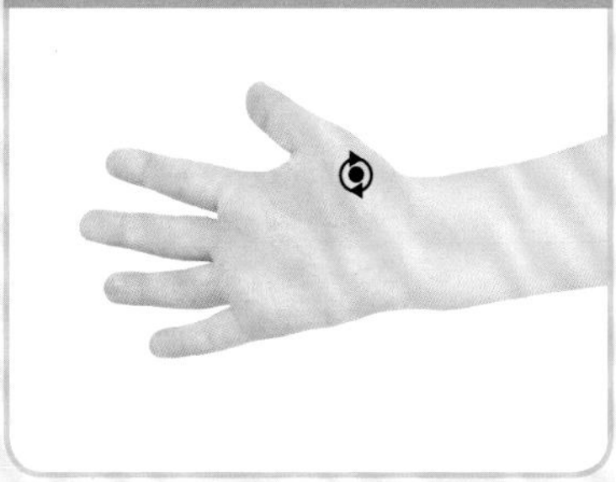

温馨提示

掌握正确的喂养方法，饮食起居按时、有度，纠正恣食膏粱厚味、饮冷、甜食、偏食、零食、妄加滋补的不良习惯。

饭菜多样化，讲究色香味，以促进食欲。根据不同年龄给予富含营养、易于消化、品种多样的食品。母乳喂养的婴儿4个月后应逐步添加辅食。

养成良好的饮食习惯，做到“乳贵有时，食贵有节”，饮食定时适量，荤素搭配，不强迫进食，饭前勿食糖果饮料，少食肥甘厚味、生冷坚硬等不易消化食物，鼓励多食蔬菜及粗粮。

遵照“胃以喜为补”的原则，先从小儿喜欢的食物着手，诱导开胃，暂时不要考虑营养价值，待其食欲增进后，再按营养的需求供给食物。

注意精神调护，培养良好的性格，教育孩子要循循善诱，切勿训斥打骂，变换生活环境要引导逐步适应，防止惊恐恼怒损伤。

对病后胃气刚刚恢复者，要逐渐增加饮食，切勿暴饮暴食而致脾胃复伤。

知识拓展

西医学认为，引起厌食的原因主要有两类：一是由于局部或全身疾病影响消化功能，使胃肠平滑肌张力下降，消化液分泌减少，酶的活力减低所致；二是由于中枢神经系统受人体内、外环境及各种刺激的影响，对消化功能调节失去平衡所致。

药膳食疗

1 山药内金粥

原　料 山药20g，鸡内金10g，小米或大米50g。

制　法 将山药、鸡内金研成细末，然后与米共熬煮成粥。

用　法 喝粥，每日1～2次，服用5天。

适应病证 饮食减少，腹胀，舌上有白厚苔。

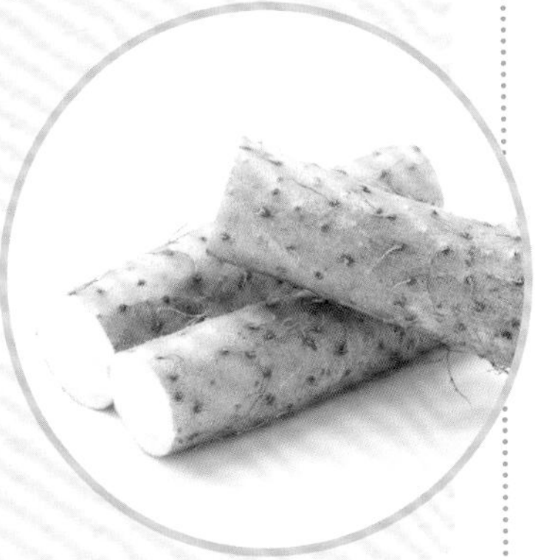

2 石斛麦冬汤

原　料 石斛10g，麦冬10g，猪瘦肉100g，生姜适量。

制　法 将猪肉洗净，切成小块，与洗净的石斛、麦冬一同放入砂锅内，加适量冷开水，隔水炖煮成汤，加食盐调味。

用　法 吃肉喝汤，每日1～2次，服用5天。

适应病证 长期食欲差，形体消瘦，大便偏干，小便短少、色黄，舌红而干，舌苔少或花剥如地图样。

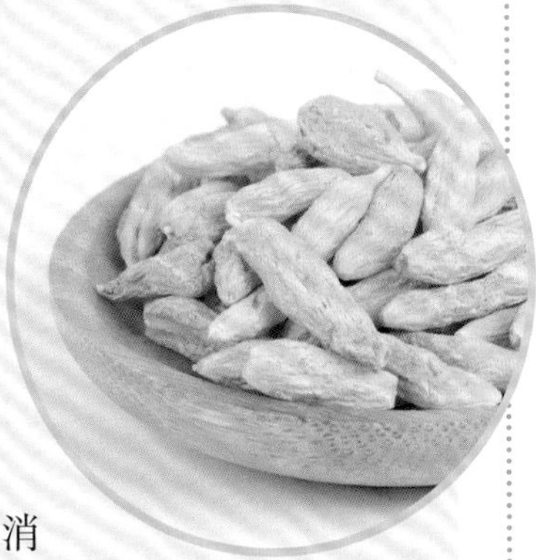

外治疗法

1 脐部外敷法

备用物品 黄芪、鸡内金、焦白术、五谷虫、炒山药、炒神曲、炒麦芽、焦山楂、炒莱菔子。

操作方法 将以上药物其中几味研末，以开水调成糊状，睡前敷于患儿脐部。

注意事项 若局部皮肤溃烂或对药糊过敏者不可施用；药糊温度适宜，避免烫伤皮肤。

2 瑶族香佩疗法

备用物品 岗稔根、鹅不食草、金不换各 20 克，布袋或绢袋。

调配方法 将所选的药物，研成细末，或制成散剂，或直接装入布袋或绢袋内。佩戴在胸前或腰间。

使用方法 令患儿挂在颈上，香包中心对准中脘穴，每周换药一次，可长期佩戴。

注意事项 本法有醒脾开胃之功，佩戴药囊期间，注意防潮及囊袋的清洁。

三 | 便秘——推下七节骨、摩腹

扫码◀观看视频

便秘是指大便秘结不通，排便次数减少或时间延长，或大便艰涩不畅的一种病症。它可以作为一种独立的疾病，也可以是其他疾病的症状之一。本病一年四季均可发生，在 2 ~ 14 岁的小儿中发病率为 3.8%，且呈上升趋势，可能与目前儿童食谱和生活习惯的改变有关，如粗纤维类饮食明显减少，日常活动量明显不足等。

本病的常见病因有饮食因素、情志因素、燥热内结及正虚因素等。其主要病位在大肠，常涉及脾、肝、肾三脏，病机关键是大肠传导功能失常。大肠主津，为传导糟粕通道，饮食由口入胃，经脾胃腐熟运化，其精微吸收后，糟粕部分在大肠形成粪便，由肛门排出体外，如脾胃功能失常，大肠传导必然受累；肝主疏泄，与脾胃功能关系密切；肾司二便。故凡能影响脾、肝、肾三脏功能者，皆可致大肠传导功能失常而成便秘。治疗应以润肠通便为基本法则。便秘经合理临证推拿，一般预后良好，少数迁延不愈者，可引起肛裂、脱肛或痔疮等。

简易辨治

证型	主症	兼症	舌脉	治则
实秘	大便干结	食少，腹胀腹痛，口干口臭，面红身热，心烦不安，多汗，时欲饮冷，小便短赤	苔黄厚，指纹色紫	调理肠胃，消积导滞
虚秘	虽有便意，但临厕时努挣难排	汗出，气短乏力，面白神疲，肢倦懒言（气虚）；面白无华，口干心烦，潮热盗汗（血虚）	苔薄白，指纹色淡	健脾益气，养血滋阴

取穴及释义

1 实秘

取穴 推下七节骨、清大肠、清肺经、退六腑、摩腹、揉膊阳池。

释义 推下七节骨为代表手法。清大肠以清肠道热结为主；配以清肺经、退六腑，肺和大肠相表里，清肺助清肠之功；佐以摩腹、揉膊阳池导滞通便。

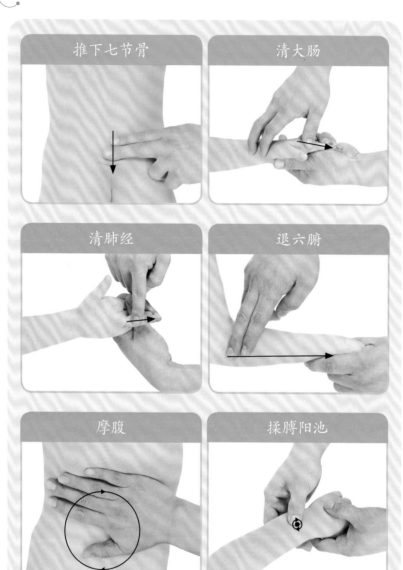

推下七节骨

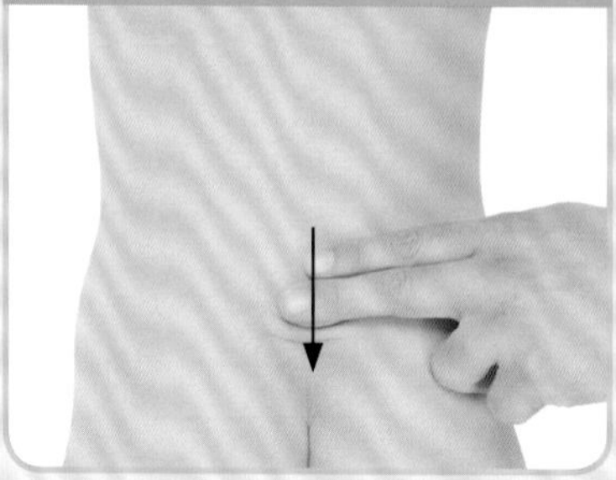

清大肠

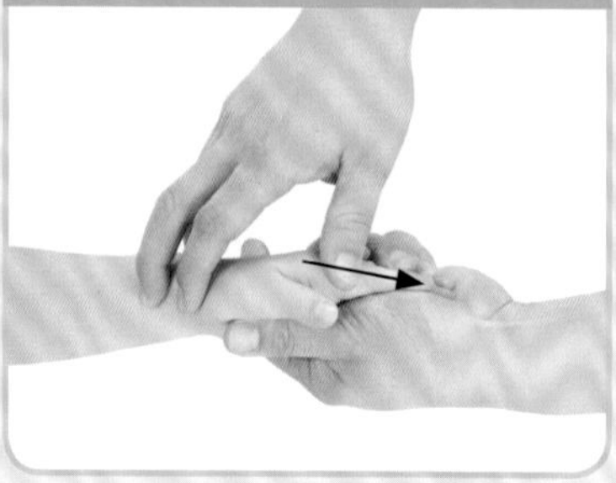

清肺经

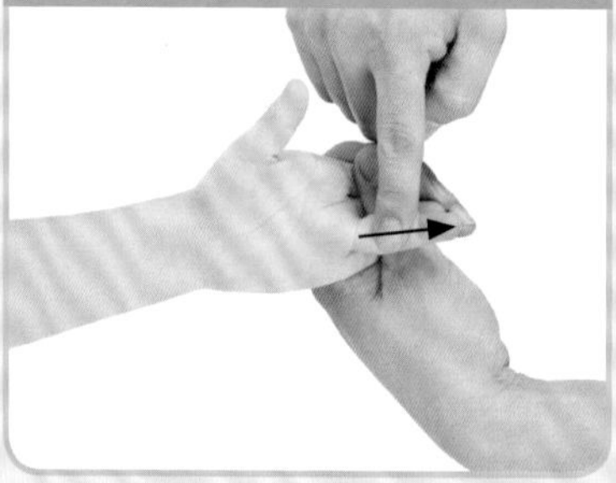

退六腑

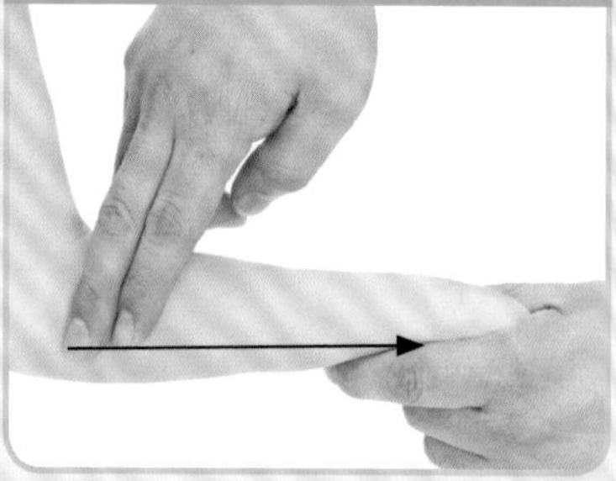

摩腹

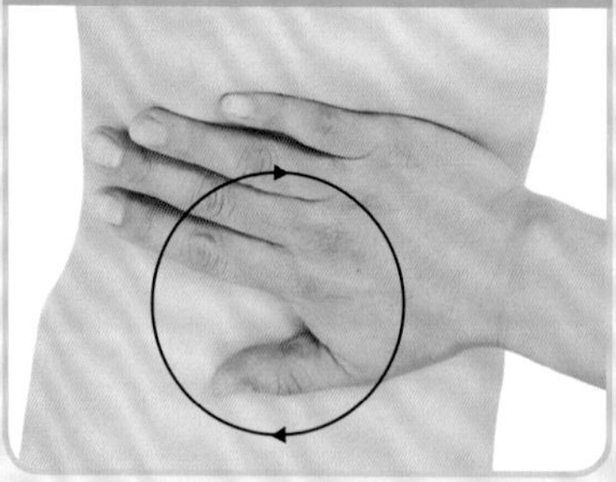

揉膊阳池

2 虚秘

取穴 推下七节骨、揉二马、补脾经、捏脊、按揉足三里、摩腹。

释义 推下七节骨为代表手法。揉二马以滋阴润燥通便为主；配以补脾经、捏脊、按揉足三里健脾益气养血；佐以摩腹理气导滞。

推下七节骨

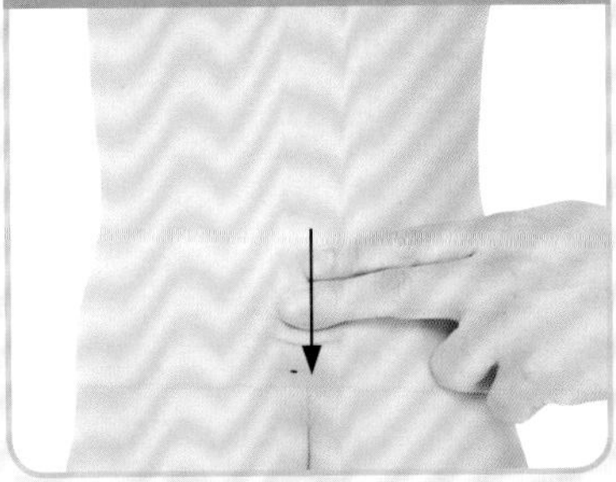

揉二马

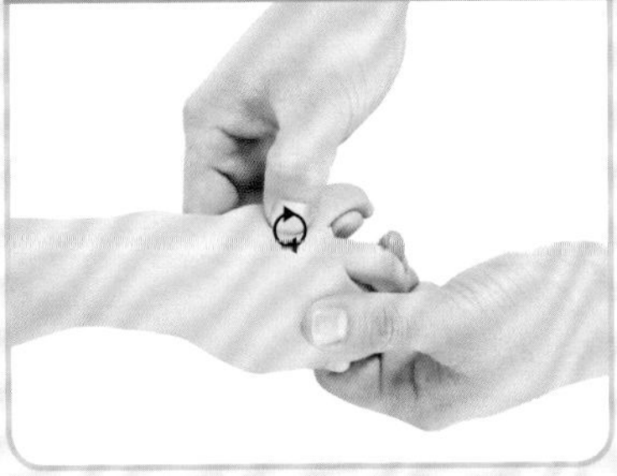

补脾经

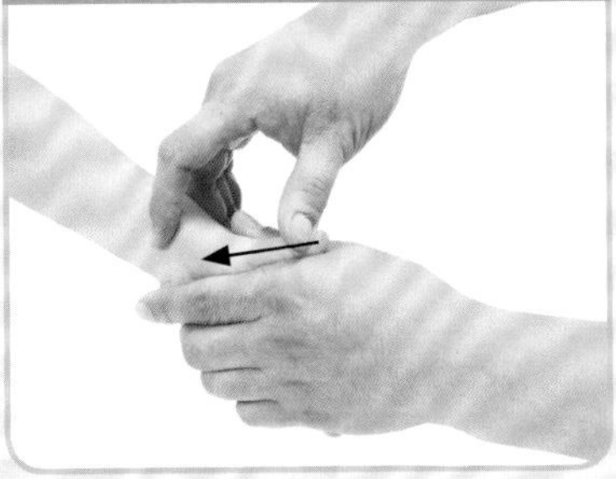

捏脊

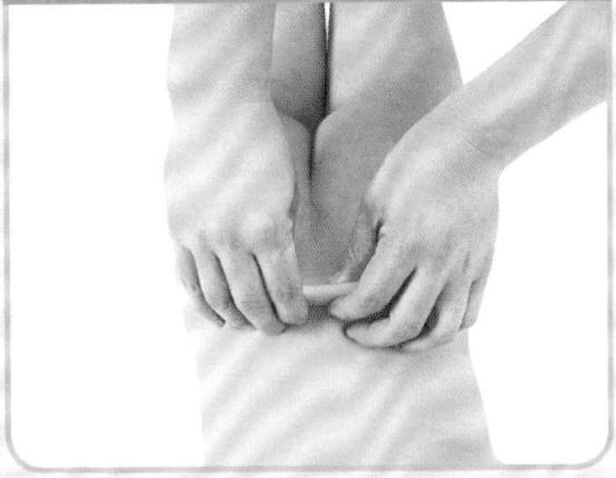

按揉足三里

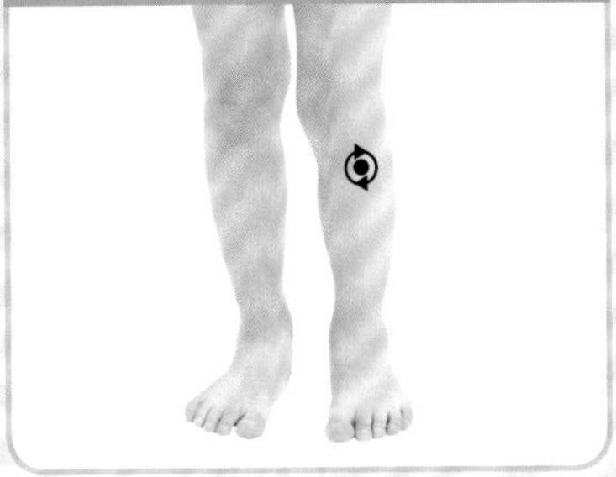

摩腹

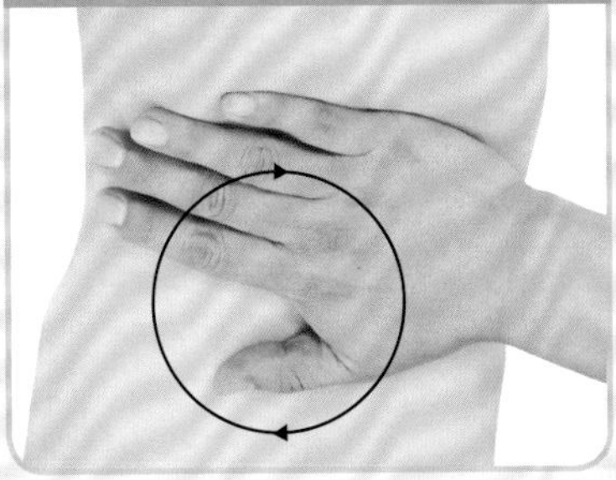

温馨提示

适当调整饮食结构，保证饮食多样化。适当增加水果蔬菜等富含粗纤维的食品，可尝试空腹喝蜂蜜水，适量进食酸奶。

便秘严重者可临时予开塞露等通便，不宜常用；如需应用泻剂，需在医师指导下进行。

密切观察病情变化，如有肛裂、脱肛或痔疮等发生，及时到专科诊疗。

知识拓展

西医学认为，便秘包括器质性便秘与功能性便秘两大类。功能性便秘是指结肠、直肠未发现明显器质病变而以功能性改变为特征的排便障碍，占儿童便秘的 90% 以上，其发生可能与肠道刺激不够、肠动力缺乏而引起的肠黏膜应激力减弱等有关。器质性疾病引起的便秘主要见于先天性巨结肠和机械性肠梗阻。先天性巨结肠患儿有胎便排出延缓或排尽时间延迟史，主要表现为顽固性便秘及腹胀，腹部常扪及横结肠，有时可扪及粪块。部分患儿伴呕吐、消瘦、生长发育落后等；肛门指诊有空虚感；钡灌肛检查显示近直肠乙状结肠处狭窄，上段结肠异常扩大。机械性肠梗阻主要表现为急性便秘，伴阵发性剧烈腹痛、腹胀、恶心呕吐及肠鸣音亢进，腹部 X 线检查见多个扩张肠袢及较宽液平面，而结肠远端及直肠无气。

药膳食疗

1 莱菔子散

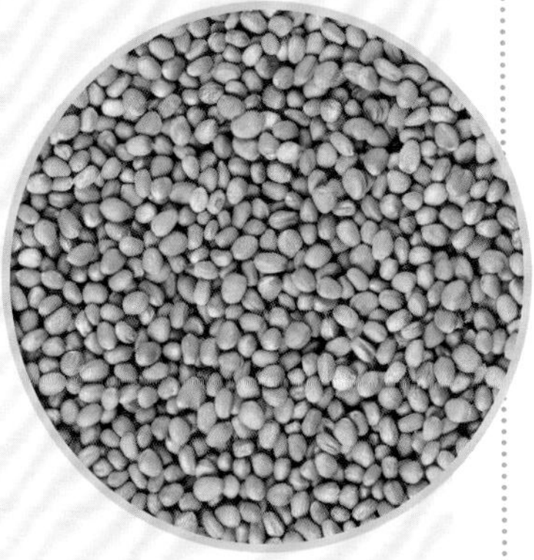

原　　料 莱菔子 100g。

制　　法 将莱菔子炒黄后研成细末，装瓶备用。

用　　法 每晚用蜂蜜水送服，根据年龄大小，每次 5～15g，服用 3 天。

适应病证 实证便秘。

2 柏子仁芝麻粥

原　　料 柏子仁 10g，芝麻 15g，粳米 50g。

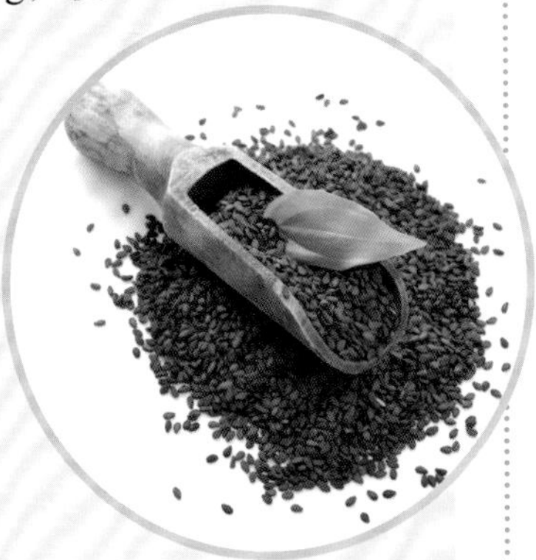

制　　法 芝麻炒香，研末待用；柏子仁煮水，去渣取汁，加粳米熬煮成稀粥，煮熟后加入芝麻末，再煮 5 分钟即可。

用　　法 喝粥，每日 1 次，服用 3～5 天。

适应病证 各型便秘。

外治疗法

1 大黄敷脐

备用物品 大黄，穴位防敏敷料。

调配方法 将大黄研粉，备用。

使用方法 取大黄粉，每次3克，用温水调成糊状，放置于肚脐处，盖以穴位防敏敷料，持续贴敷6～8小时后取下。每日1次，3～5天为1个疗程。

注意事项 该方法适用于乳食积滞证和小儿便秘者。脐部局部皮肤溃烂或对大黄过敏者不可施用。

2 通便散敷脐

备用物品 大黄、芒硝、枳壳、火麻仁、郁李仁，穴位防敏敷料。

调配方法 将上五味药等比例混合后研粉，装瓶备用。

使用方法 取通便散粉，每次5克，用温开水调成糊状，分别贴在脐旁四穴处，盖以穴位防敏敷料，持续贴敷4～8小时后取下。每日1次，1周为1个疗程。

注意事项 该方法适用于小儿便秘者。贴敷后局部皮肤溃烂或对大黄、芒硝过敏者不可施用。

3 大承气加术散敷脐

备用物品 大黄、芒硝、厚朴、白术、穴位防敏敷料。

调配方法 将大黄、芒硝、厚朴、白术按照2：1：1：1的比例混合后研粉，装瓶备用。

使用方法 取大承气加术散粉，每次5克，用米醋调成糊状，放置于肚脐眼处，盖以穴位防敏敷料，持续贴敷4～8小时后取下。每日1次，8周为1个疗程。

注意事项 该方法适用于小儿便秘、乳食积滞证、燥热内结证和气机郁滞证者。脐部局部皮肤溃烂或对大黄、芒硝、厚朴、白术过敏者不可施用。

四 | 腹痛——摩腹、拿肚角

扫码观看视频

腹痛是小儿时期常见的一种临床证候，以胃脘以下、脐之四旁以及耻骨以上部位发生疼痛为主要症状。疼痛发生于胃脘以下、脐部以上部位者为大腹痛；发生于脐周部位者为脐腹痛；发生于小腹两侧或一侧者为少腹痛；发生于脐下腹部正中者为小腹痛。腹痛一词，始载于《黄帝内经》，但作为独立病名而明确定义者，则见于明·秦景明《症因脉治·腹痛论》："痛在胃之下，脐之四旁，毛际之上，名曰腹痛。"本病可发生于任何年龄与季节，年长儿多能自诉腹部疼痛，婴幼儿往往不能正确表达，常以无故啼哭为临床表现。诚如《古今医统·腹痛》中记载："小儿腹痛之病，诚为急切。凡初生二三个月及一周之内，多有腹痛之患。无故啼哭不已，或夜间啼哭之甚，多是腹痛之故。"

小儿脾胃薄弱，经脉未盛，易为各种病邪所干扰。六腑以通降为顺，经脉以流通为畅，若感受寒邪、乳食积滞、脾胃虚寒、情志刺激、外伤等，皆可使脾胃纳化失司，肠腑气机壅滞，不通则痛，而出现腹痛。故《幼幼集成·腹痛证治》中记载："夫腹痛之证，因邪正交争，与脏气相击而作也。”治疗以调理气机、疏通经脉为主要原则。

简易辨治

证型	主症	兼症	舌脉	治则
气滞痛	腹痛阵作，自行缓解	腹胀，腹痛反复出现并自行缓解，很少影响吃饭和睡觉，急躁易怒，时有恶心，或呕吐、腹泻	舌苔淡红，苔薄白，脉涩，指纹紫滞	理气止痛
伤食痛	脘腹胀满，腹痛拒按，或腹痛欲泻，泻后痛减	呕吐酸馊，不思乳食，嗳腐吞酸，夜卧不安，时有啼哭	舌苔多厚腻，脉沉滑，指纹紫滞	消食导滞，行气止痛
虚寒痛	起病缓慢，腹痛绵绵，喜按喜温，病程较长，反复发作	面色少华，精神倦怠，手足清冷，乳食减少，或食后腹胀，大便稀溏	舌淡白，脉沉缓，指纹淡红	温中理脾，缓急止痛

取穴及释义

1 气滞痛

取穴 拿肚角、揉天枢、摩腹、按揉足三里。

释义 拿肚角为代表手法。揉天枢、摩腹以行气导滞为主；配以按揉足三里调理气机。

拿肚角

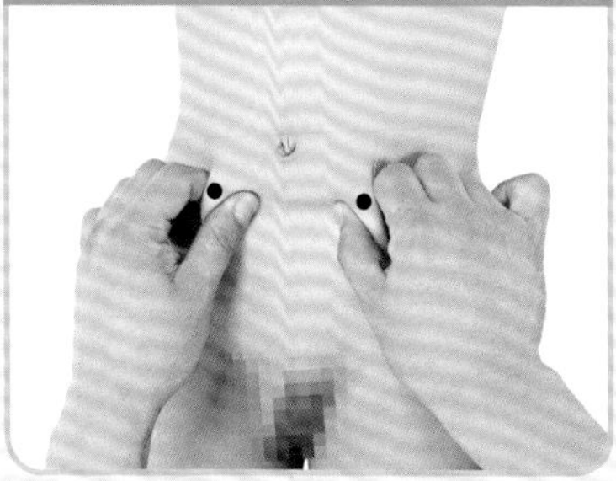

揉天枢

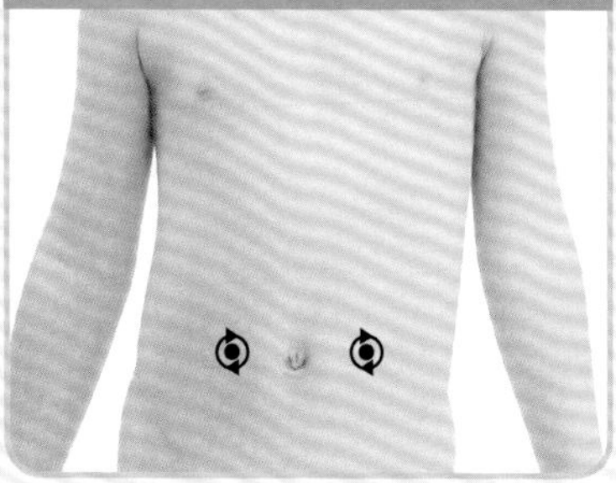

摩腹

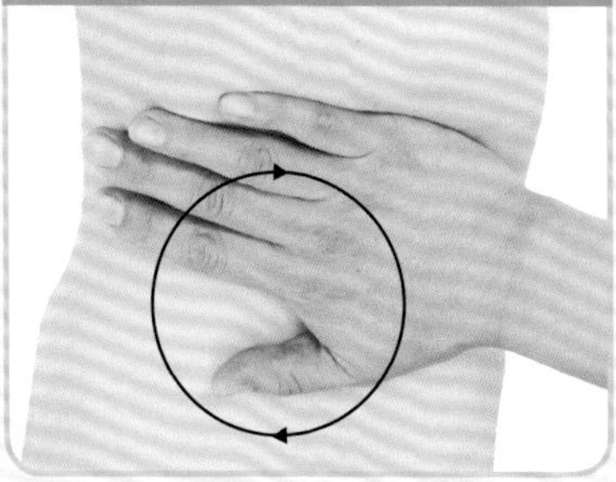

按揉足三里

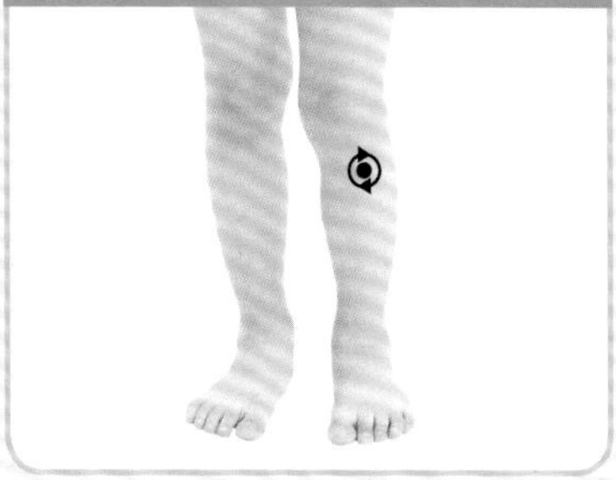

2 伤食痛

取穴 拿肚角、揉板门、推脾经、运内八卦、清大肠、摩腹。

释义 拿肚角为代表手法。揉板门、推脾经、运内八卦以健脾消食、理气导滞为主；配以清大肠、摩腹清利肠腹积滞。

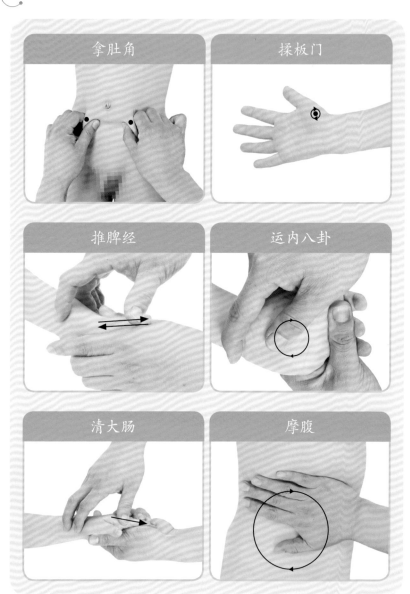

拿肚角

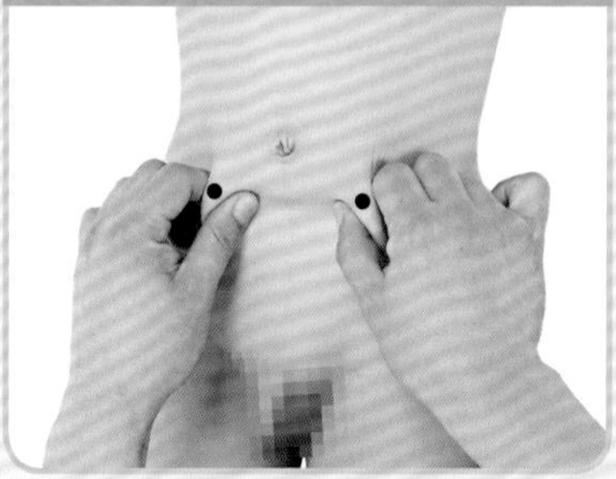

揉板门

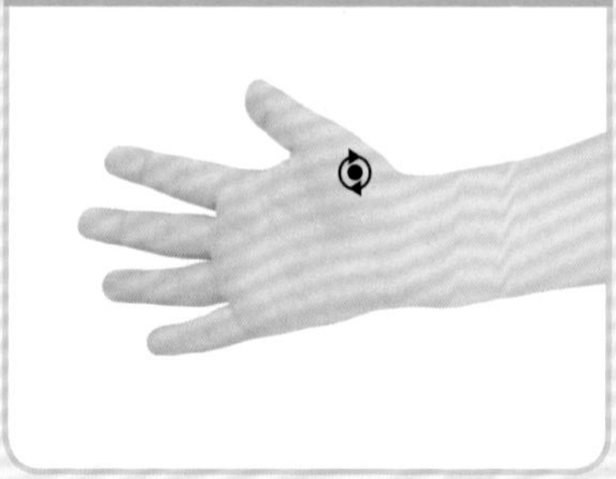

推脾经

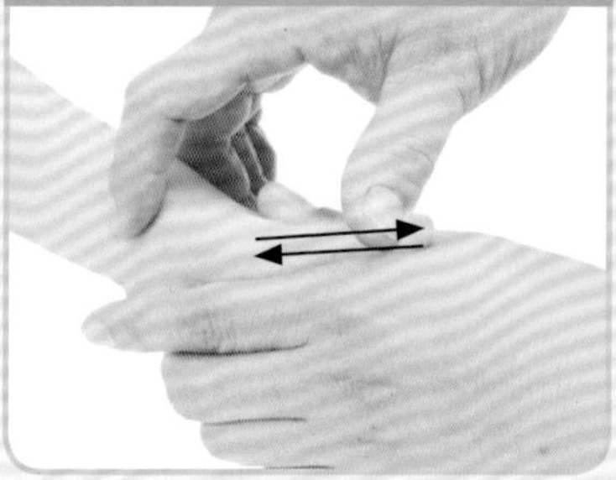

运内八卦

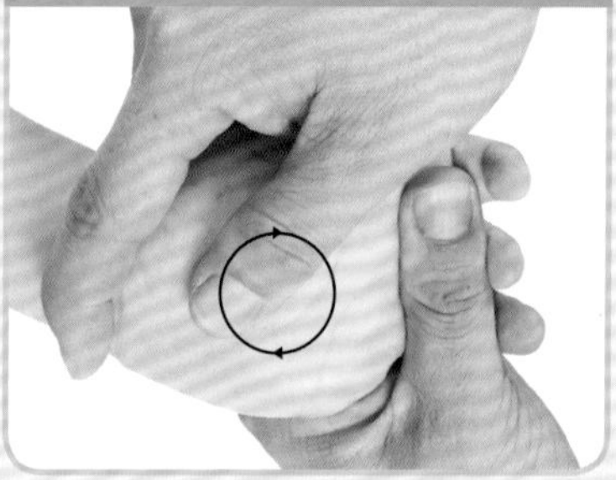

清大肠

摩腹

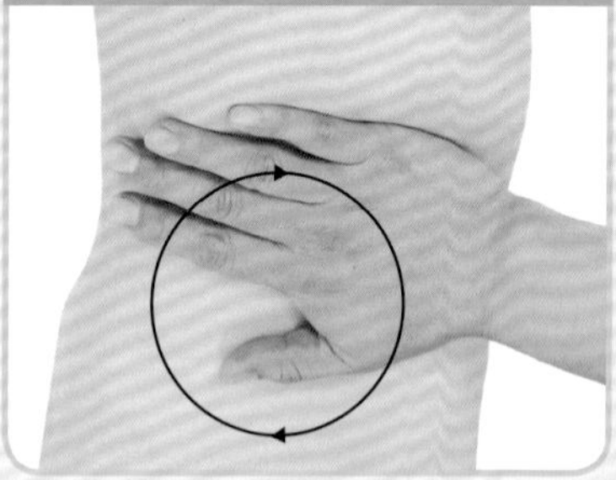

3 虚寒痛

取穴 拿肚角、揉一窝风、揉外劳宫、揉天枢、按揉足三里、摩腹。

释义 拿肚角为代表手法。揉一窝风、揉外劳宫以温中补虚，缓急止痛为主；配以揉天枢、按揉足三里调中理气；佐以摩腹理气止痛。

拿肚角

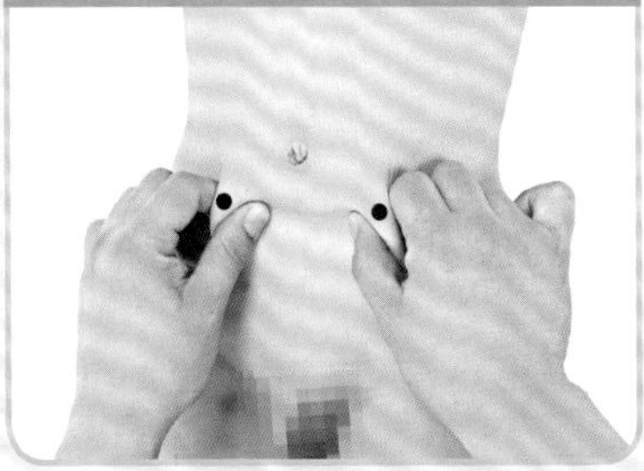

揉一窝风

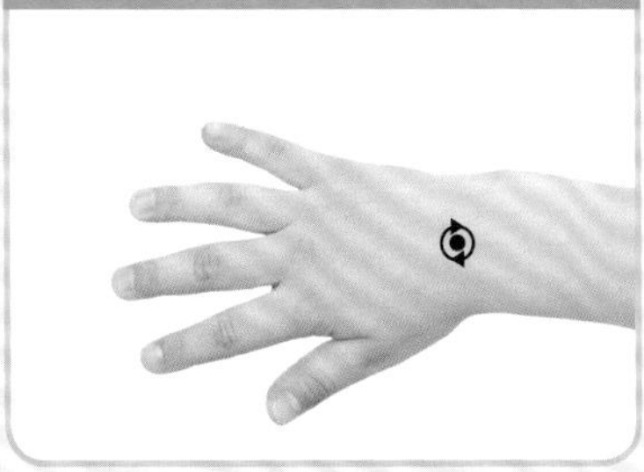

揉外劳宫

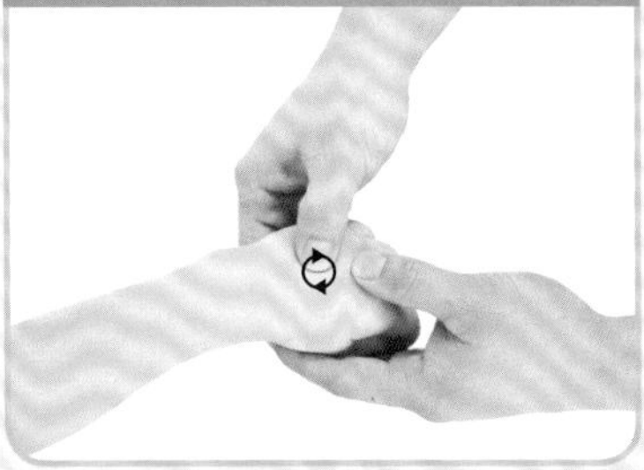

揉天枢

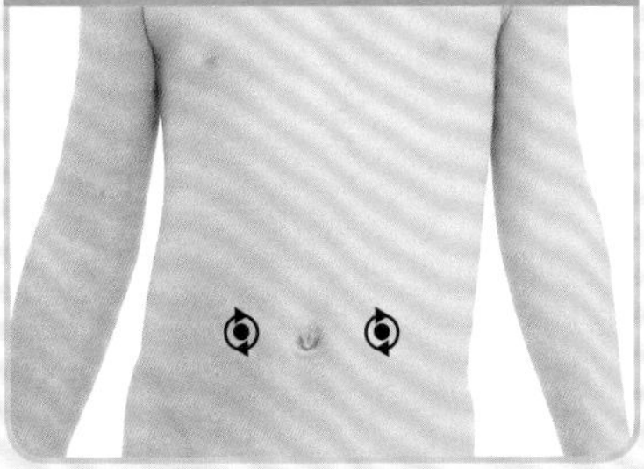

按揉足三里

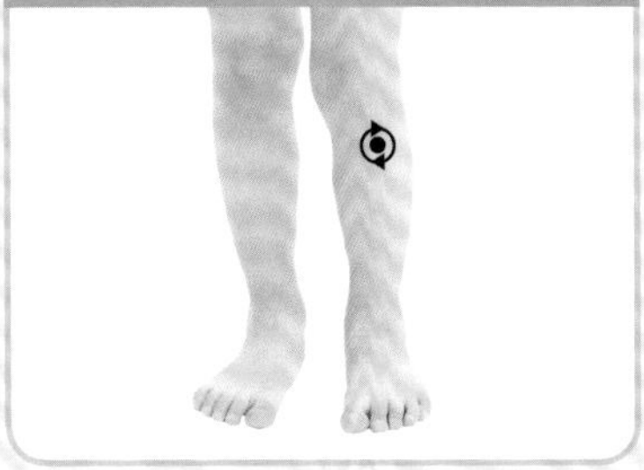

摩腹

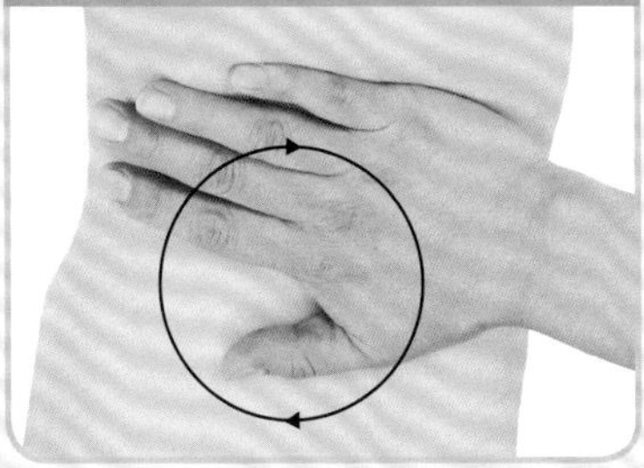

温馨提示

腹痛的病因很多，应首先鉴别腹痛的病因是器质性病变，还是功能性病变。若为腹部器官引起的腹痛，一定要注意与外科急腹症的鉴别。应详细询问患儿的年龄，腹痛起病的缓急、病程长短及腹痛的性质、部位、发作的诱因等。此外，还要注意，腹痛的伴随症状在鉴别诊断中也具有相当重要的意义。

1. 全身性疾病及腹部以外器官疾病产生的腹痛　常见的有败血症、过敏性紫癜、荨麻疹及腹型癫痫等。❶ 呼吸系统疾病引起的腹痛，常伴有咳嗽、扁桃体红肿、肺部有啰音等；❷ 心血管系统疾病引起的腹痛，常伴有心悸、心脏杂音、心电图异常等；❸ 神经系统疾病引起的腹痛，常反复发作，脑电图异常；❹ 血液系统疾病引起的腹痛，常伴有贫血、血常规及骨髓象异常；❺ 代谢性疾病引起的腹痛，如糖尿病有血糖、尿糖增高；卟啉病有尿呈红色、曝光后色更深等可助诊断。

2. 腹部器官的器质性疾病　若疼痛持续不止，或逐渐加重，要考虑排除器质性疾病的腹痛。❶ 胃肠道感染，如急性阑尾炎、肠炎、肠寄生虫病，除有腹痛外，还有饮食不调史及感染病史，大便及血常规化验有助于诊断；❷ 胃肠道梗阻、肠套叠、嵌顿性腹股沟斜疝，有腹痛、腹胀及梗阻现象，全腹压痛，腹肌紧张，肠鸣音消失，X 线检查可助诊断；❸ 肝胆疾病，如胆道蛔虫、肝炎、胆囊炎、胆石症，常有右上腹阵痛和压痛，肝功能异常及 B 超检查等可助诊断；❹ 泌尿系统疾病，如泌尿系感染、泌尿系结石、尿路畸形、急性肾炎等，常有腰痛、下腹痛、尿道刺激症状、尿检异常，X 线检查可助诊断；❺ 肝脾破裂，有外伤史，常伴有休克等，应配合实验室及医学影像诊断技术检查，可以作出诊断。

3. 功能性再发性腹痛　❶ 腹痛突然发作，持续时间不长，能自行缓解；❷ 腹痛以脐周为主，疼痛可轻可重，但腹部无明显体征；❸ 无伴随的病灶器官症状，如发热、呕吐、腹泻、咳嗽、气喘、尿频、尿急、尿痛等；❹ 有反复发作的特点，每次发作时症状相似。

药膳食疗

1 芍药甘草粥

原　料 生姜3片，白芍10g，生甘草10g，粳米50g。

制　法 将白芍、甘草洗净，加入适量清水，用文火煮30分钟。去渣取汁，加入粳米、生姜、适量清水，共熬粥。

用　法 喝粥，每日1次，服用3天。

适应病证 面色苍白，手足不暖，腹痛处喜按喜暖，舌苔厚。

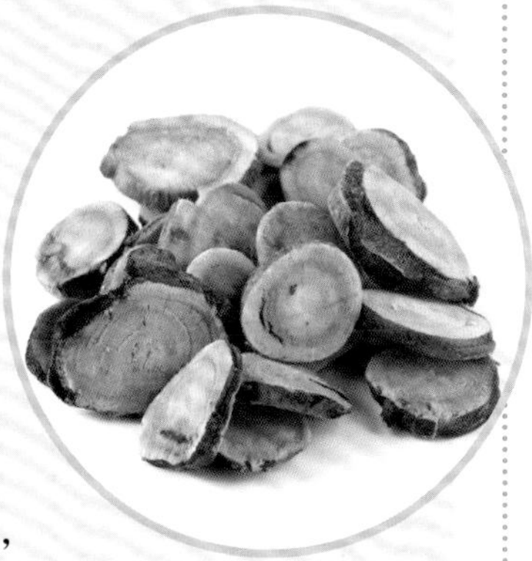

2 生姜葱白粥

原　料 葱白10g，生姜10g，淡豆豉10g，粳米50g。

制　法 清水加粳米如常法熬粥，粥煮好后，加生姜、淡豆豉、葱白，稍煮即可。

用　法 喝粥，每日1次，服3天。

适应病证 面色苍白，手足不暖，腹痛处喜按喜暖，舌苔厚。

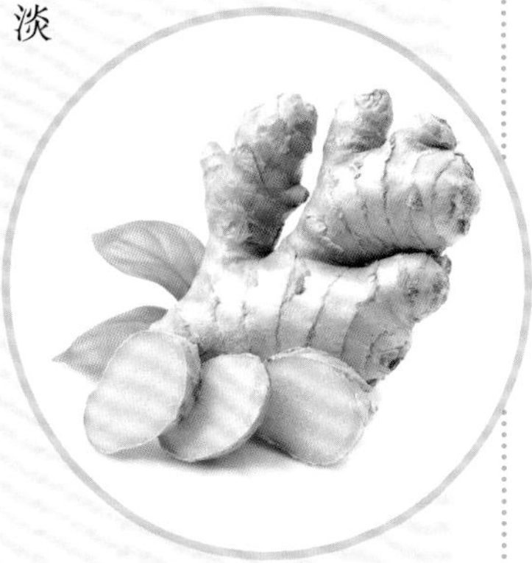

3 二白瘦肉汤

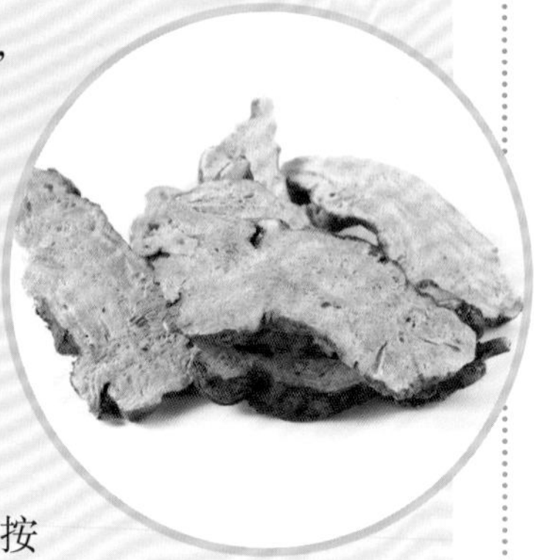

原　　料 白术 15g，白芍 15g，猪瘦肉 100g。

制　　法 先将白术、白芍洗净，与猪瘦肉同放入炖盅中，加水文火炖煮 1 小时，临熟加少许食盐调味。

用　　法 每日 1 次，连用 1 周。

适应病证 腹痛日久，腹痛喜欢按摩，进食后可缓解，舌淡。

外治疗法

1 腹痛贴

备用物品 公丁香 3g，白豆蔻 3g，肉桂 2g，白胡椒 4g。

调配方法 共研细末，过 100 目筛，贮瓶备用。

使用方法 用时取药末 1～1.5g，填敷脐中，再外贴万应膏，持续贴敷 4～8 小时取下。每日 1 次，1 周为 1 个疗程。

适应病证 用于腹部中寒证、脾胃虚寒证。

2 香附散

备用物品 香附 60g，食盐 6g，生姜 9g。

调配方法 混合捣烂炒热，用布包成 2 份。

使用方法 轮流熨腹部。

适应病证 用于腹部中寒证。

五 | 咳嗽——掐揉天突、清补肺经

扫码观看视频

咳嗽是小儿常见的一种肺系病证。有声无痰为咳，有痰无声为嗽，有声有痰谓之咳嗽。如《幼幼集成·咳嗽证治》中记载："凡有声无痰谓之咳，肺气伤也；有痰无声谓之嗽，脾湿动也；有声有痰谓之咳嗽，初伤于肺，继动脾湿也。"小儿咳嗽的记载，首见于《诸病源候论·小儿杂病诸候·嗽候》："嗽者，由风寒伤于肺也。肺主气，候皮毛，而俞在于背。小儿解脱，风寒伤皮毛，故因从肺俞入伤肺，肺感微寒，即嗽也。"本病一年四季均可发生，以冬、春二季发病率高。任何年龄小儿皆可发病，以婴幼儿为多见。

简易辨治

证型	主症	兼症	舌脉	治则
风寒咳嗽	风寒咳嗽多发于冬、春季节，咳嗽有痰，声重紧闷不爽	鼻塞，流涕，恶寒发热，头痛	舌淡红苔薄白，脉浮紧，指纹浮红	疏风散寒，宣肺止咳
风热咳嗽	咳嗽不爽，痰黄黏稠，不易咳出	鼻流浊涕，咽喉肿痛，发热汗出，大便秘结，小便黄数	舌红，苔薄黄，脉浮数，指纹浮紫	疏风清热，化痰止咳
痰热咳嗽	咳嗽声粗，痰稠色黄，咳吐不爽	身热口渴，小便色黄	舌质红，苔黄腻，脉滑数，指纹紫滞	清热肃肺，豁痰止咳

续表

证型	主症	兼症	舌脉	治则
痰湿咳嗽	咳嗽痰多，质黏色白易咯出	胸闷	舌淡，苔白腻，脉滑，指纹淡紫	健脾利湿，化痰止咳
肺脾气虚	久咳不止，气短而喘，咯痰清稀	食欲不振，形体消瘦，倦怠乏力	舌淡，苔白滑，脉弱，指纹淡	健脾益气止咳
阴虚肺热	干咳少痰，久咳不止	手足心热，午后潮热，口渴咽干	舌红苔少乏津，脉细数，指纹紫滞	养阴润肺止咳

取穴及释义

基础取穴 掐揉天突、清补肺经、分推膻中、运内八卦。

加减 风寒咳嗽加推三关、掐揉二扇门；风热咳嗽加清天河水、退六腑；肺脾气虚咳嗽加补脾经、揉肺俞；阴虚肺热咳嗽加补肾经、揉二马；痰热咳嗽加退六腑、揉丰隆；痰湿咳嗽加推脾经、揉丰隆。

释义 掐揉天突为代表手法。清补肺经宣肺止咳为主；配以分推膻中、运内八卦理气宽胸；风寒咳嗽加推三关、掐揉二扇门疏风散寒；风热咳嗽加清天河水、退六腑疏风清热；肺脾气虚咳嗽加补脾经、揉肺俞健脾益气补肺；阴虚肺热咳嗽加补肾经、揉二马滋补肺阴；痰热咳嗽加退六腑、揉丰隆清肺化痰；痰湿咳嗽加推脾经、揉丰隆健脾利湿。

掐揉天突

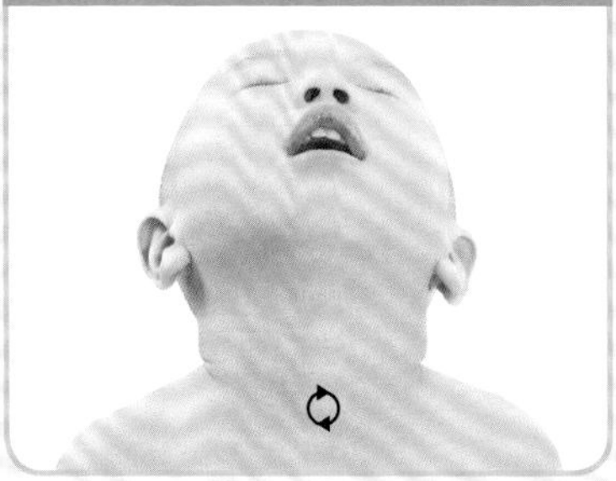

清补肺经

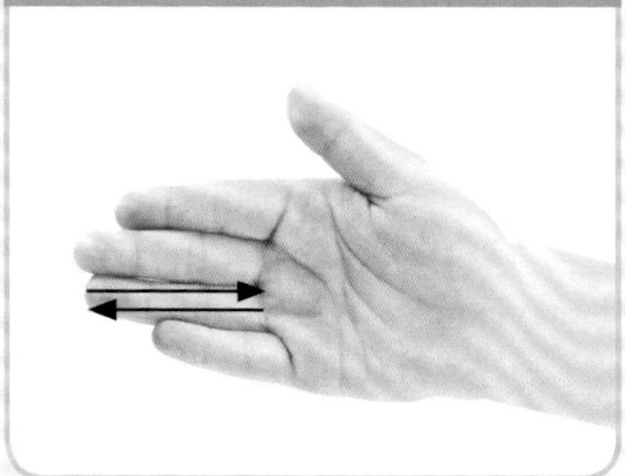

分推膻中

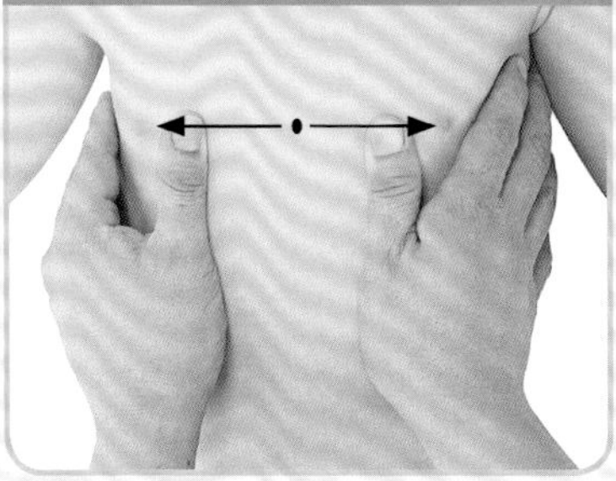

运内八卦

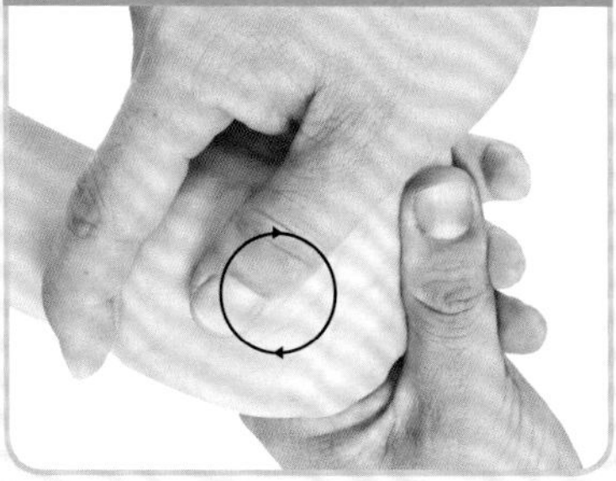

风寒咳嗽

推三关

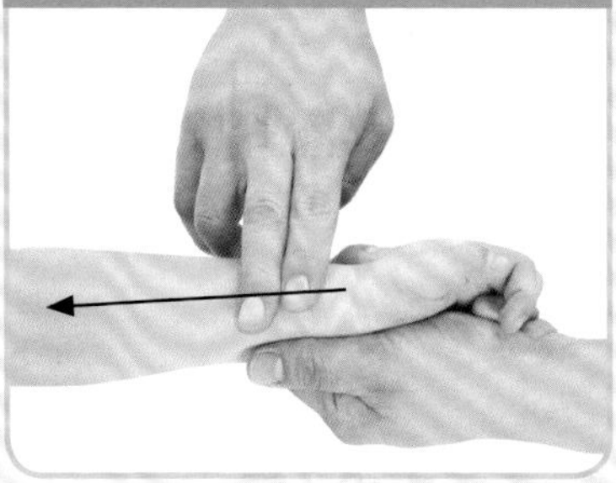

掐揉二扇门

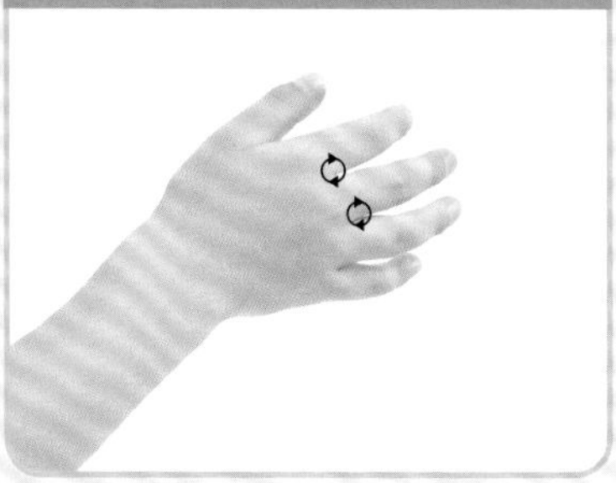

风热咳嗽

清天河水

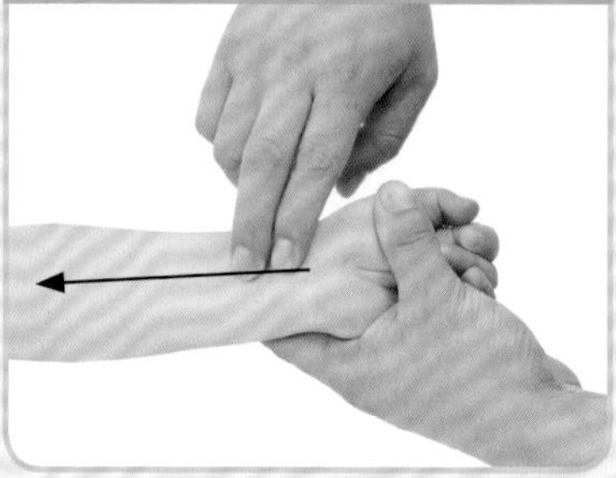

退六腑

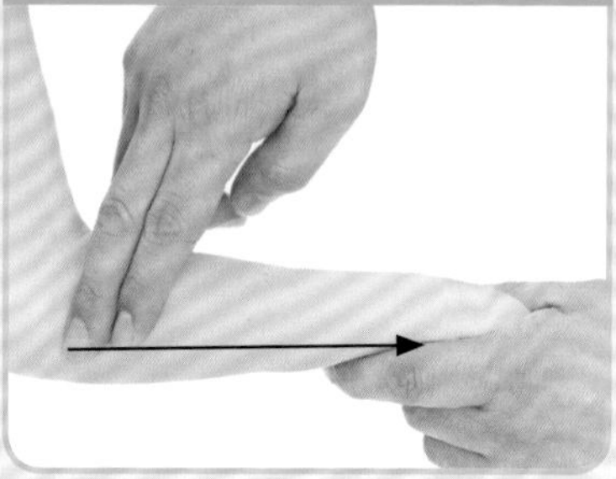

肺脾气虚咳嗽

补脾经

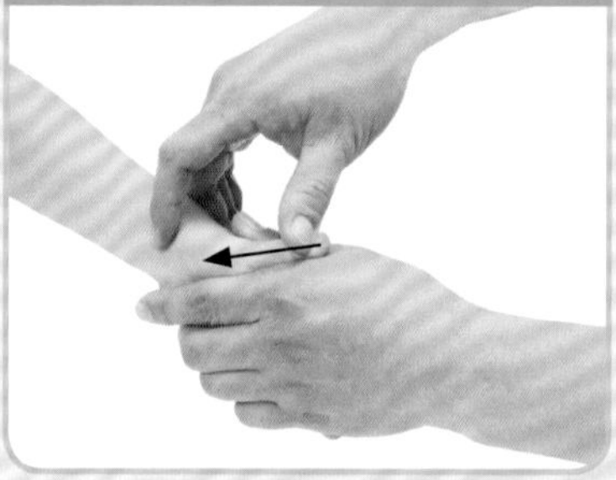

揉肺俞

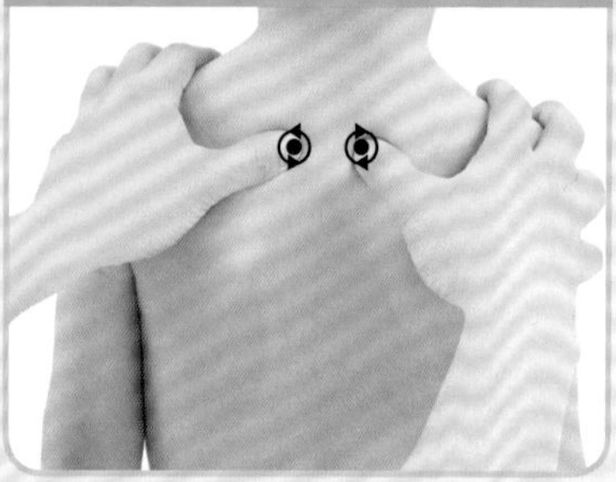

阴虚肺热咳嗽

补肾经

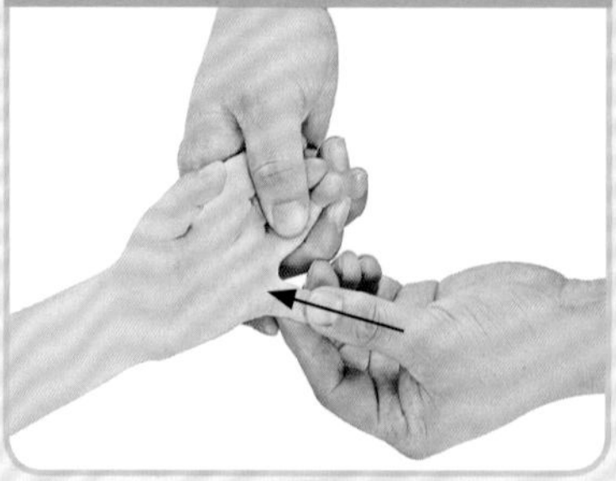

揉二马

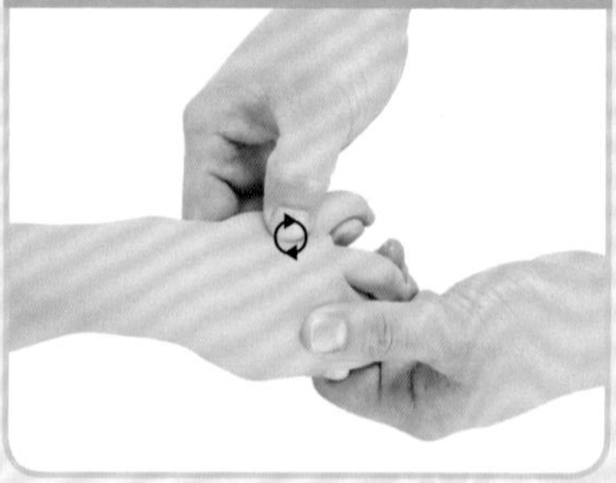

痰热咳嗽

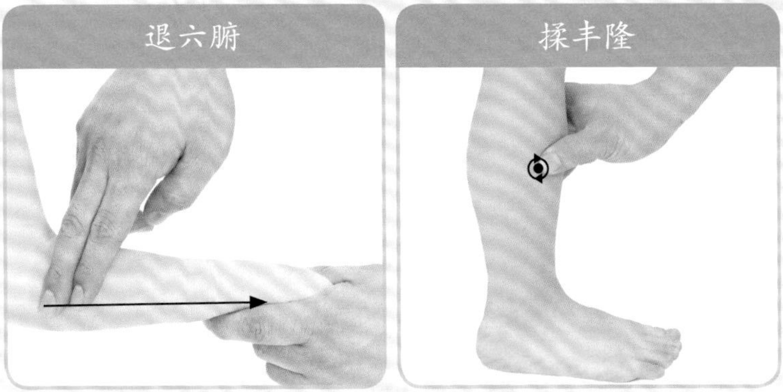

痰湿咳嗽

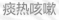

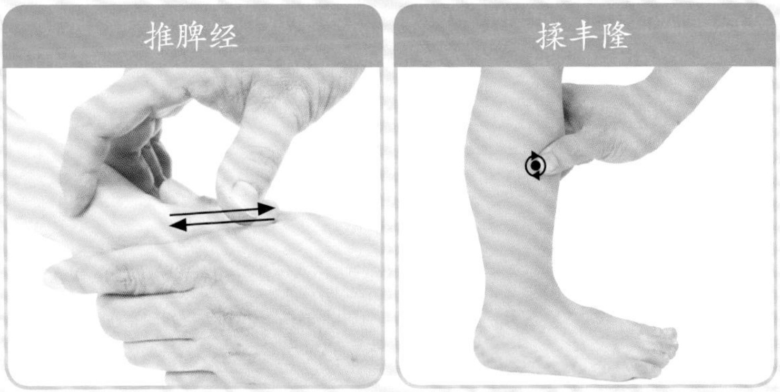

温馨提示

临床上应正确认识慢性咳嗽，儿童慢性咳嗽是指咳嗽症状持续 > 4 周。从病因角度，慢性咳嗽分为特异性咳嗽和非特异性咳嗽，前者指咳嗽是某些诊断明确的疾病的症状之一，如百日咳、肺结核、哮喘等；后者指咳嗽为主要或唯一表现、X 线胸片未见异常的慢性咳嗽，目前临床上的慢性咳嗽就是指这一类咳嗽。不同年龄儿童慢性咳嗽的常见病因有所区别：婴儿期（ < 1 岁）常见病因有呼吸道感染和感染后咳嗽，先天性气管、支气管和肺发育异常，胃食管反流，其他先天性心胸畸形等，先天性疾患是该年龄段儿童慢性咳嗽病因的特色；幼

儿期（1 至 3 岁前）除呼吸道感染和感染后咳嗽外，常见病因有上气道咳嗽综合征、咳嗽变异性哮喘、气管异物、胃食管反流等；学龄前期（3 至 6 岁前）尚须考虑支气管扩张等；学龄期（6 岁至青春期前）又增加了心因性咳嗽。

知识拓展

儿童祛痰止咳西药的合理使用原则如下。❶ 祛痰药：主要通过稀化痰液或液化黏痰，使之易于咳出。祛痰药的用药建议：宜先查明咳嗽、咳痰的原因，区别咳嗽性质和痰的性状，有针对性地选择祛痰药；祛痰药多数可致恶心、呕吐，用量不宜过大，以免导致电解质紊乱。❷ 镇咳药：常用的镇咳药根据作用部位可分为两大类，即中枢性镇咳药和周围性镇咳药。镇咳药用药建议：儿童一般应少用镇咳药，多痰、喘息或肺淤血患儿应禁用；少数剧烈咳嗽或伴有胸痛和高张性气胸患儿，可给予镇咳药，但必须严格控制，谨慎应用；儿童必须禁用具有成瘾性的中枢性镇咳药，如可待因及含可待因的复方制剂；儿童使用镇咳药 3 ~ 7 天，若效果不明显，应做进一步检查，以免漏诊、误诊。

药膳食疗

1 桑叶枇杷叶煎

原　料 桑叶 10g，枇杷叶 10g。

制　法 煎水约 20 分钟，代茶，可加入适量冰糖，此饮品味道微甜。

用　法 当茶饮用。

适应病证 鼻塞流白色黏鼻涕，或者黄浓鼻涕，咳嗽，咳黄色痰，或者痰液黏稠，难以咳出。

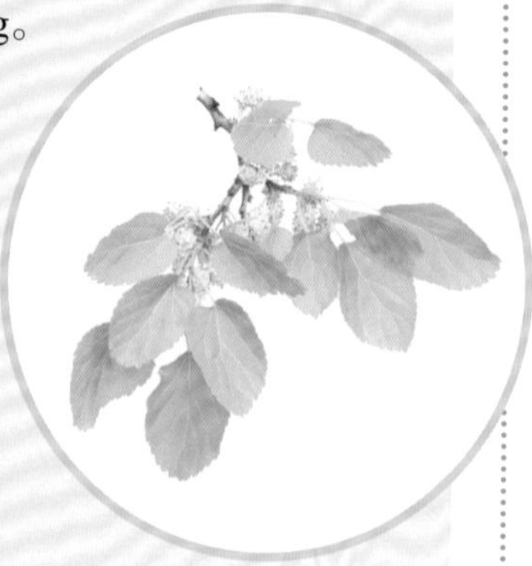

2 消滞止咳汤

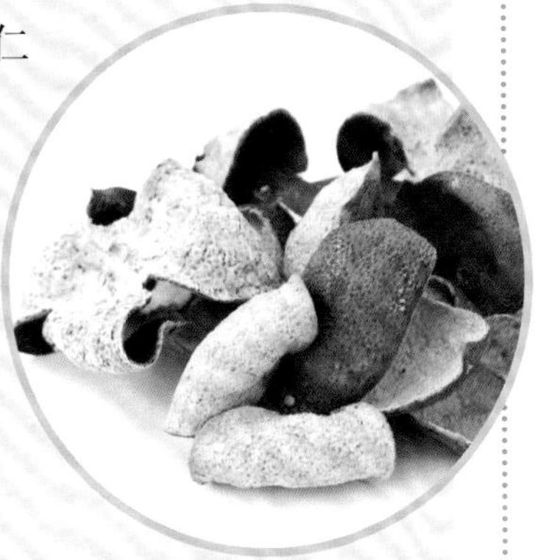

原　料 鸡内金10g，北杏仁10g，陈皮10g，精瘦肉50g。

制　法 猪瘦肉切成小块，焯水，与鸡内金、北杏仁、陈皮一起煎煮，武火炖开后转为文火，汤成，加少许食盐即可。

用　法 喝汤，分2～3次服，服3天。

适应病证 咳嗽，有痰，大便酸臭。大便干者加莱菔子10g。

3 黄芪粥

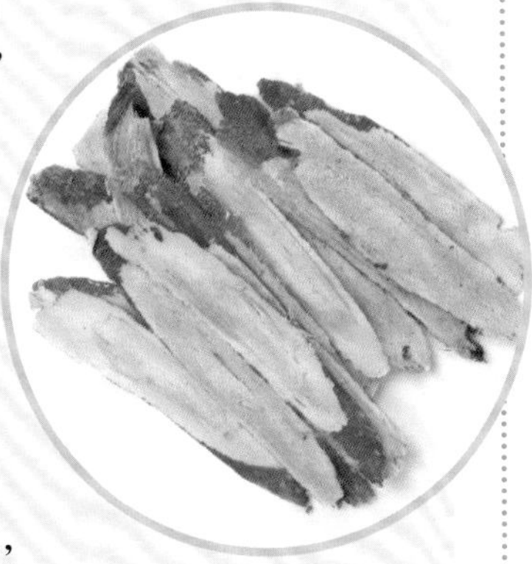

原　料 黄芪10g，陈皮10g，粳米50g。

制　法 黄芪加水500ml，煮30分钟，去药渣取水，加入粳米、陈皮（切成细丝），武火煮开后转文火煮至粥成，可加入少许食盐或白糖调味。

用　法 喝粥，每日2～3次，服3天。

适应病证 咳嗽后期，咳嗽无力，痰液清稀，色白，活动后容易出汗。

外治疗法

1 炒莱菔子包温熨疗法

备用物品 生莱菔子250克、粗盐粒500克、布袋、凡士林等。

调配方法 将生莱菔子250克、粗盐粒500克，以小火炒至60～70℃后，装入透气性良好的布袋，保温备用。

使用方法 患儿取俯卧位，暴露背部，局部皮肤表层涂少量凡士林，将莱菔子药包取出覆盖背部，观察患者皮肤，判断温度是否适合，待药袋温度降低后再用力均匀来回推熨或回旋运转，开始时用力轻，速度稍快；随着药袋温度的降低，用力增强，同时速度减慢，随着温度降低至50℃以下，可将药包置于背部持续热敷15～20分钟，并做好保暖。热熨结束后用湿热的毛巾清洁局部皮肤，30分钟内暂不沐浴。5天为1个疗程。

注意事项

☆ 本法适用于咳嗽痰多或慢性咳嗽患者。

☆ 热熨包的温度不宜过高，以防烫伤。

☆ 保持室内温度在26～28℃，避免空气过度对流，寒冷季节应有取暖设备，以免着凉。

☆ 本法为辅助治疗手法，单用效果欠佳时，可口服药物配合治疗。

☆ 小毛巾、布袋每天更换清洗，晾晒备用。

☆ 治疗期间避免进食生冷、燥热、油腻的食物。

2 易罐疗法

备用物品 各种规格的易罐（根据拔火罐的原理，使用硅橡胶材料制作的，使用时不必用火点燃及借用其他工具）、润滑剂（橄榄油、凡士林）等。

操作部位 大椎穴、风门穴、肺俞穴、膻中穴。

操作方法 根据患儿年龄、体形选用3.5厘米或4.5厘米规格的球型易罐。先用消毒棉球将罐口、操作者的手消毒，然后暴露所选的拔罐部位，膻中穴取正坐或仰卧位；大椎穴、风门穴、肺俞穴取俯卧位。在患儿皮肤上涂抹适量的凡士林，先把易罐放在拔罐位置，用拇指按下，直至易罐中央接触到表皮后再松手。3～5岁，留罐5～10分钟；6～16岁，留罐10～15分钟，双侧交替取穴。起罐时，一般先用左手握住易罐，右手拇指或示指在罐口旁边轻轻按压一下，使空气进入罐内，即可顺势将罐取下。若罐吸附过强时，则右手可加大按压力量，切不可硬行上提或旋转提拔，以免损伤皮肤。取罐后以拔罐处皮肤色红、深红为度都可以。隔日1次，4次为1个疗程。

注意事项

☆ 本法适用于风寒或痰多咳嗽者。

☆ 选罐时要检查罐口周围是否光滑，是否有裂痕。

☆ 皮肤有过敏、溃疡、水肿及大血管分布部位，不宜使用本法。

☆ 施罐手法要纯熟，动作要轻、快；操作要谨慎，避免损伤。

☆ 注意居室温度，26～28℃为宜，避免空气过度对流。

☆ 注意询问、观察患儿拔罐时的全身反应、精神状态。若出现头晕、面色苍白、出冷汗等晕罐的表现，立即起罐，平卧，可适当给予温开水口服。

六｜发热——清天河水、推大椎

扫码◀观看视频

发热是指体温异常升高，腋下温度≥37.5℃，或肛门温度≥38℃，或1天中体温波动超过1℃。正常体温范围是：肛温≤37.5℃，或口温≤37.2℃，腋温≤37.0℃。小儿基础体温是指直肠温度。以肛温为标准，发热分为：低热（37.5～38.5℃），中度发热（38.6～39.5℃），高热（39.6～40.5℃），超高热（＞40.5℃）。按发热类型可分为：稽留热（每日温差≤1℃）、弛张热（38～40℃，每日温差≥2℃）、间歇热（相隔数日再发热）和不规则热，发热时间超过2周为长期发热。

简易辨治

证型	主症	兼症	舌脉	治则
外感风寒	发热，无汗	恶风寒，头痛，鼻塞，流涕	舌质淡红，苔薄白，脉浮紧，指纹鲜红	疏风散寒
外感风热	发热，咽红肿痛	微汗出，口干，鼻流黄涕	苔薄黄，脉浮数，指纹红紫	疏风清热
肺胃实热	高热，便秘	面红，气促，不思饮食，烦躁，渴而引饮	舌红苔燥，脉数有力，指纹深紫	清泻里热，理气消食
阴虚内热	午后发热，盗汗	手足心热，形瘦身疲，食纳减少	舌红苔剥，脉细数无力，指纹淡紫	滋阴清热
气虚发热	低热，乏力	语声低微，动则自汗，食欲不振，形体消瘦或食后即泻	舌质淡，苔薄白，脉虚弱或沉细无力，指纹色淡	健脾益气，佐以清热

取穴及释义

1 外感风寒

取穴 清天河水、拿风池、拿肩井、开天门、推坎宫、推大椎。

释义 清天河水为代表手法。拿风池、拿肩井以发汗解表、疏风散寒为主；配以开天门、推坎宫发散外邪；佐以推大椎退热。

清天河水

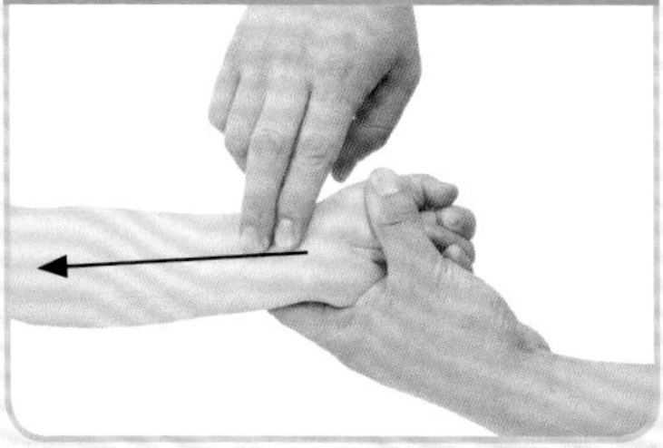

拿风池

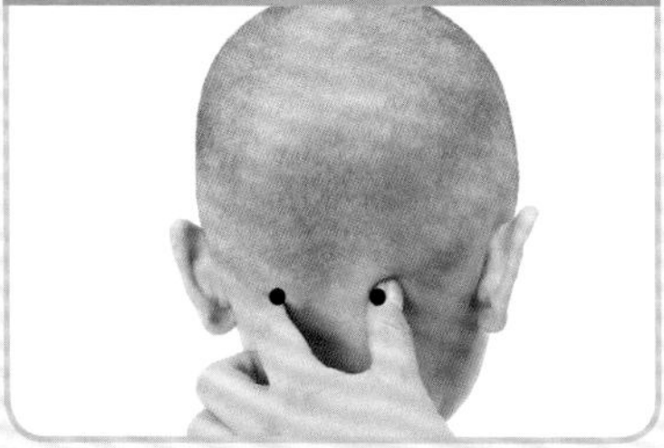

拿肩井

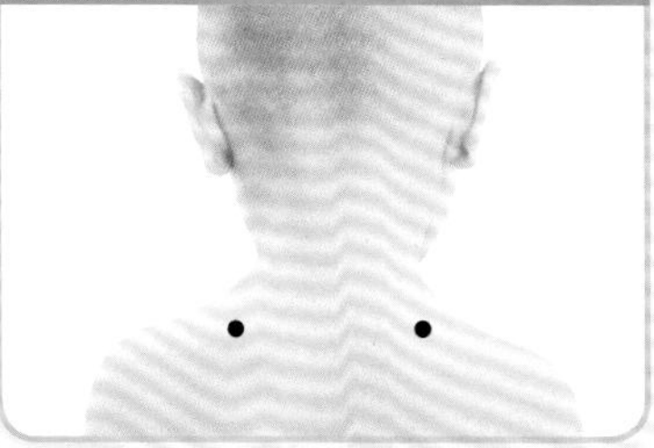

开天门

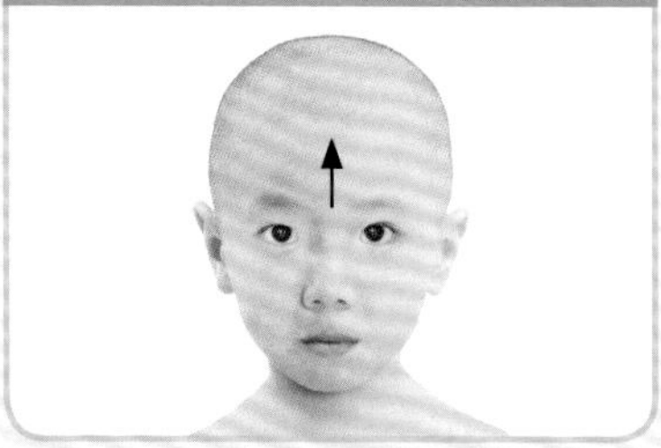

推坎宫

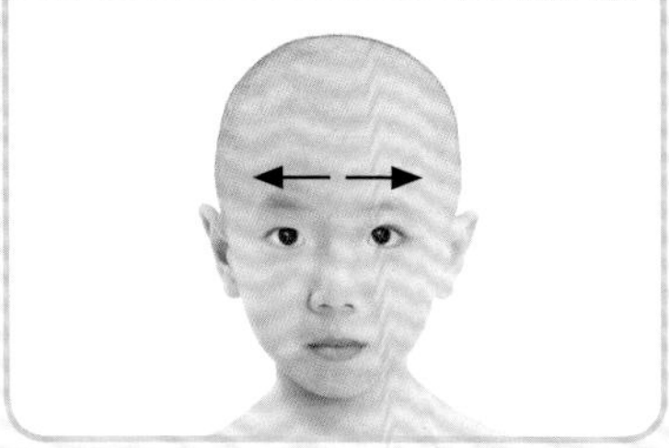

推大椎

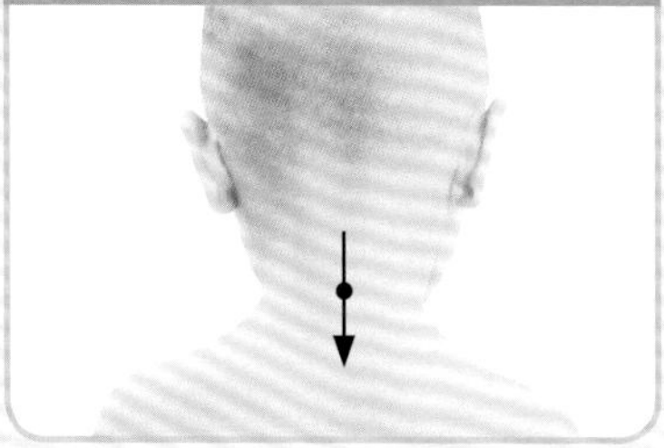

2 外感风热

取穴 清天河水、清肺经、揉耳后高骨、开天门、推坎宫、推大椎。

释义 清天河水为代表手法。清肺经、揉耳后高骨以宣肺清热、疏风解表为主；配以开天门、推坎宫发散外邪；佐以推大椎退热。

清天河水

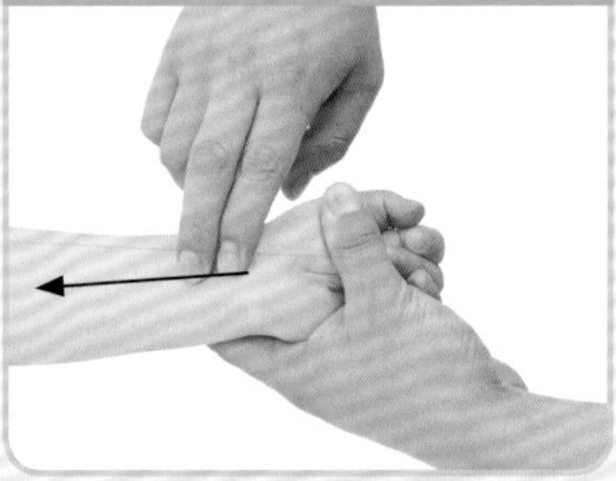

清肺经

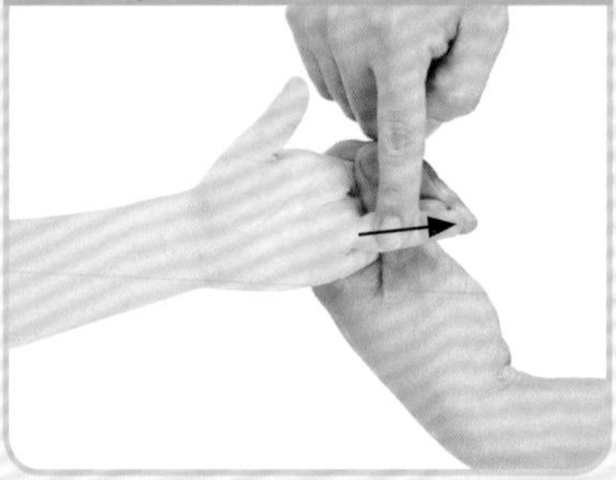

揉耳后高骨

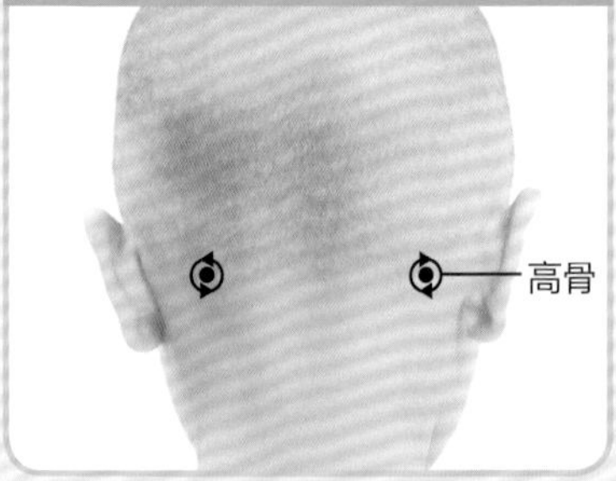

开天门

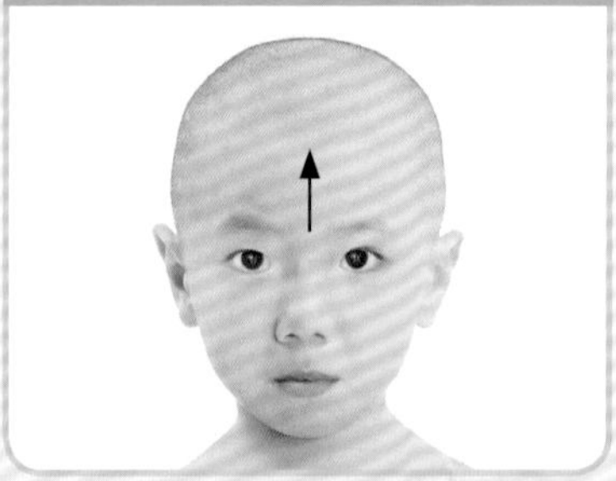

推坎宫

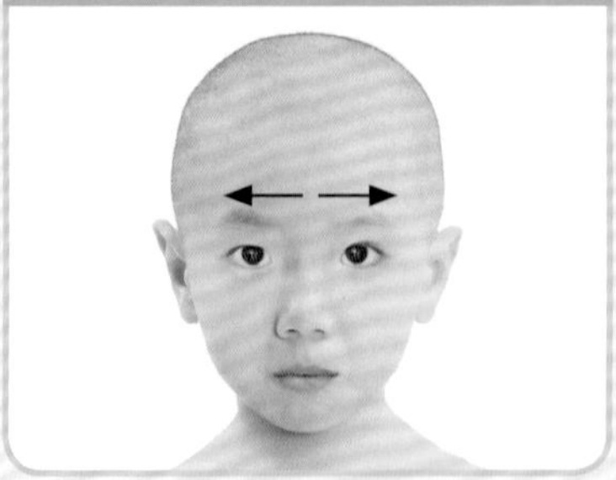

推大椎

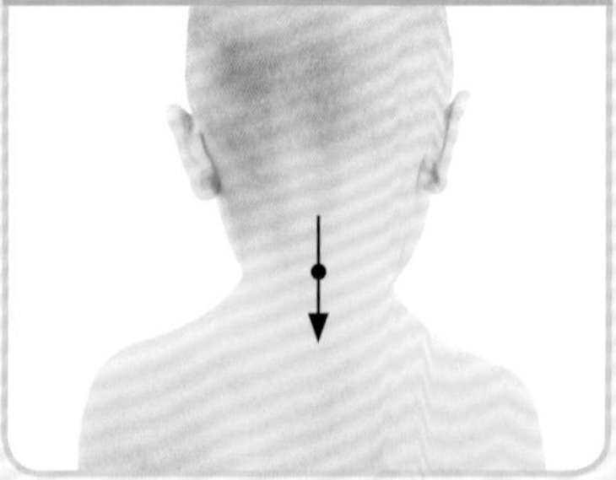

3 阴虚发热

取穴 清天河水、补肺经、补肾经、揉二马、揉涌泉、推大椎。

释义 清天河水为代表手法。补肺经、补肾经、揉二马以滋阴为主；配以揉涌泉引热下行；佐以推大椎退热。

清天河水

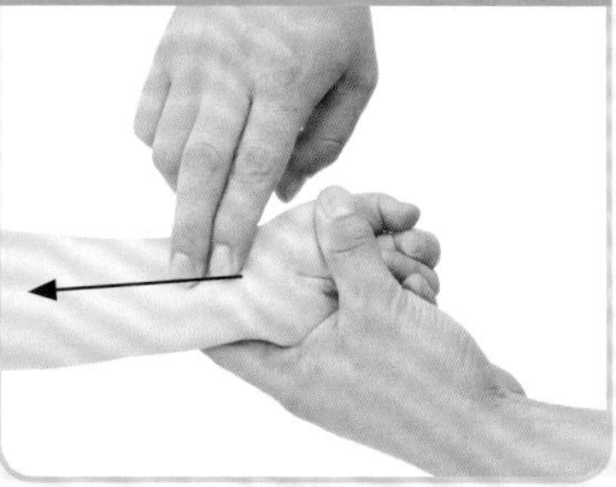

补肺经

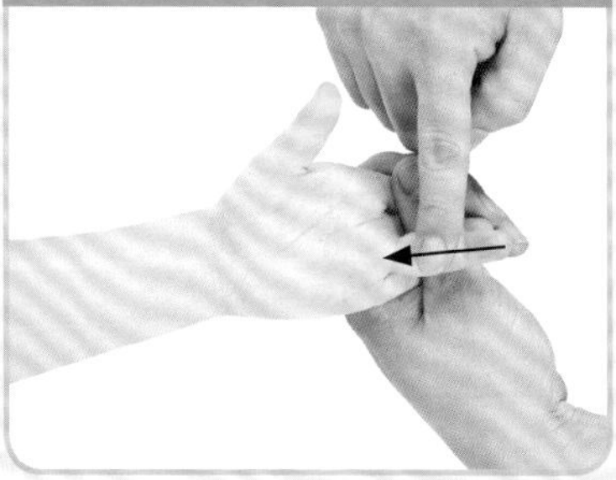

补肾经

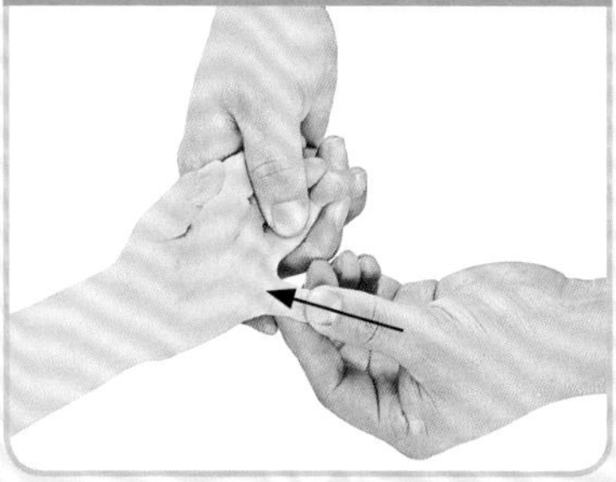

揉二马

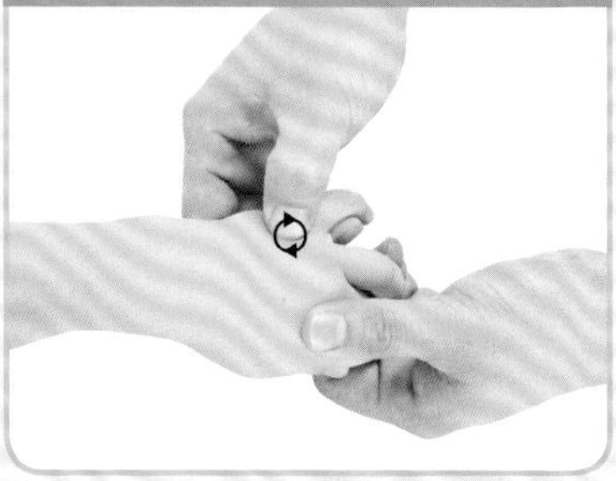

揉涌泉

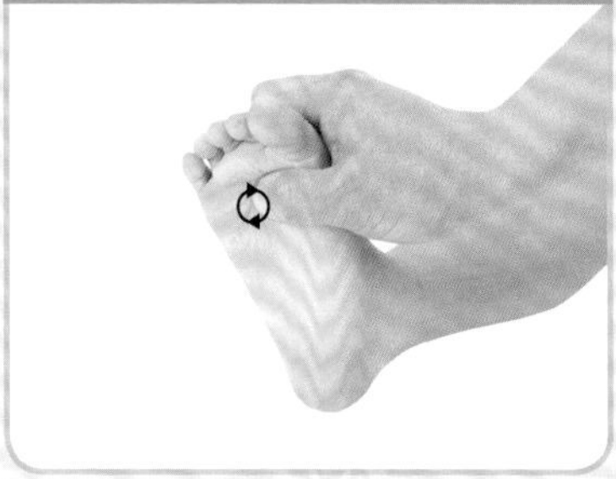

推大椎

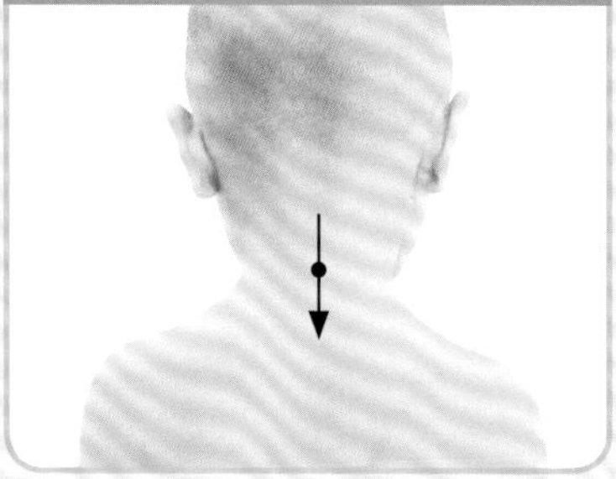

4 气虚发热

取穴 清天河水、补脾经、补肺经、揉脾俞、揉肺俞、推大椎。

释义 清天河水为代表手法。补脾经、补肺经以益气退热为主；配以揉脾俞、揉肺俞增强健脾补肺之功；佐以推大椎清热。

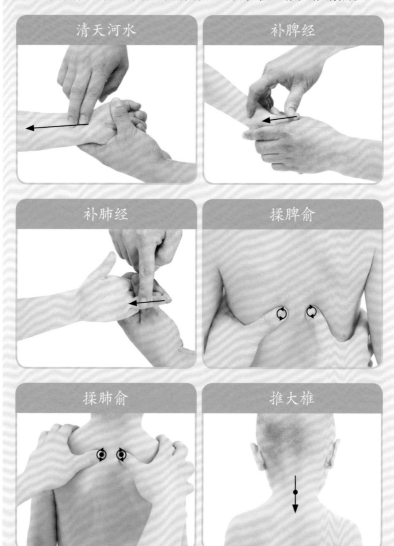

清天河水

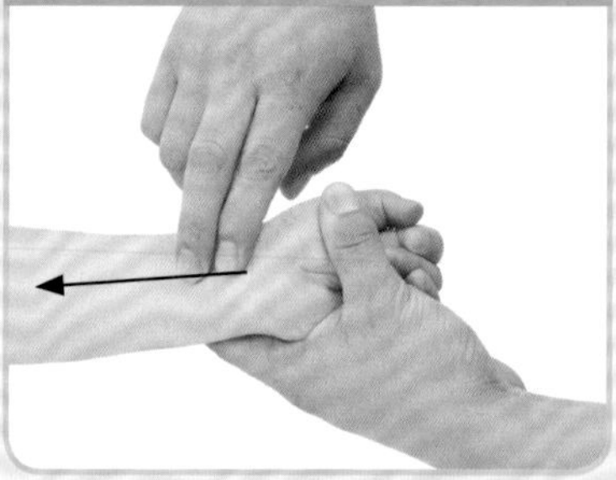

补脾经

补肺经

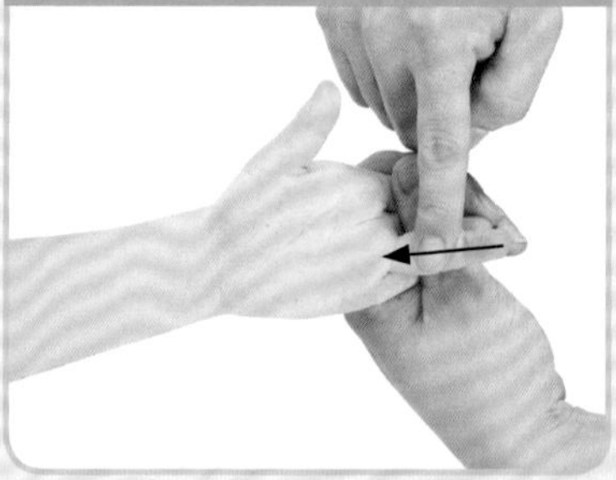

揉脾俞

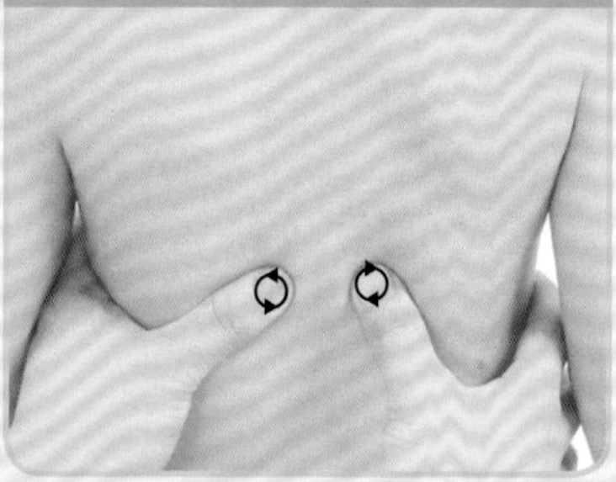

揉肺俞

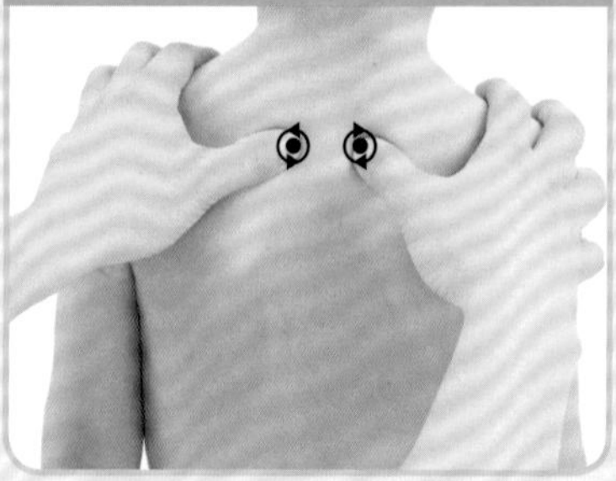

推大椎

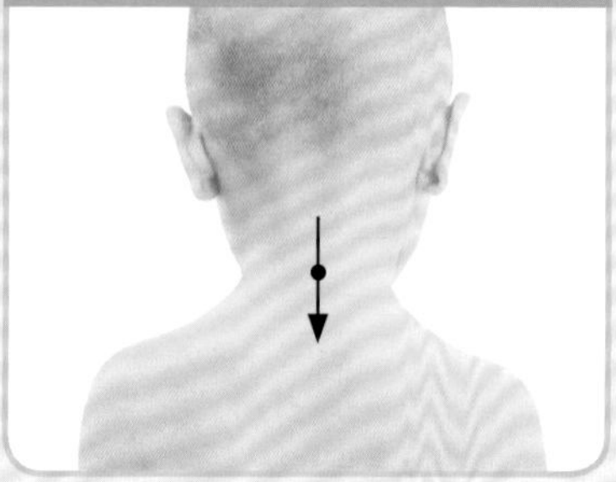

5 肺胃实热

取穴 清天河水、清肺经、清大肠、推下七节骨、退六腑、推大椎。

释义 清天河水为代表手法。清肺经、清大肠以清肺胃实热为主；配以推下七节骨导滞退热；佐以退六腑、推大椎清热除烦。

清天河水

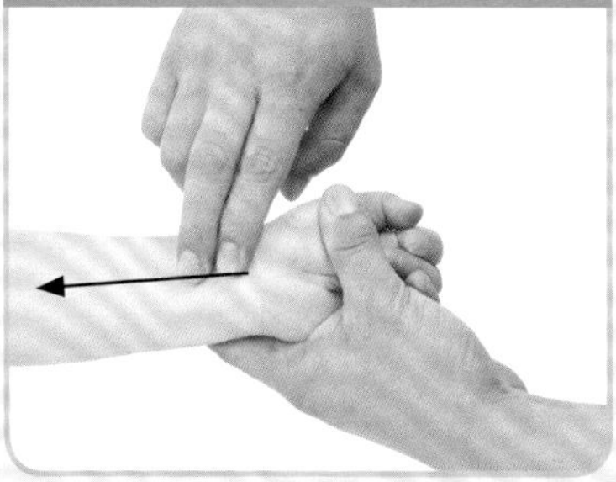

清肺经

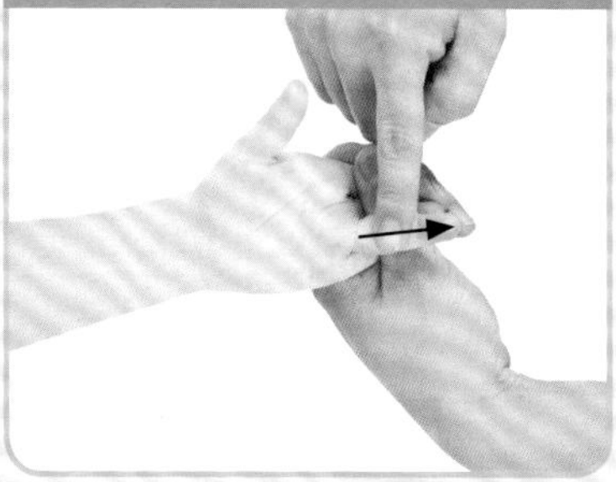

清大肠

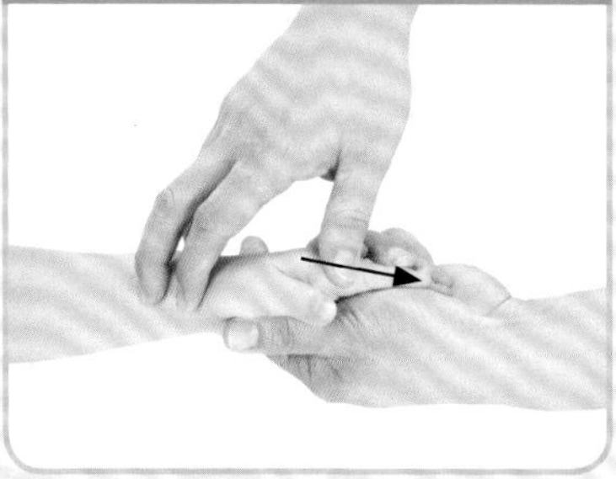

推下七节骨

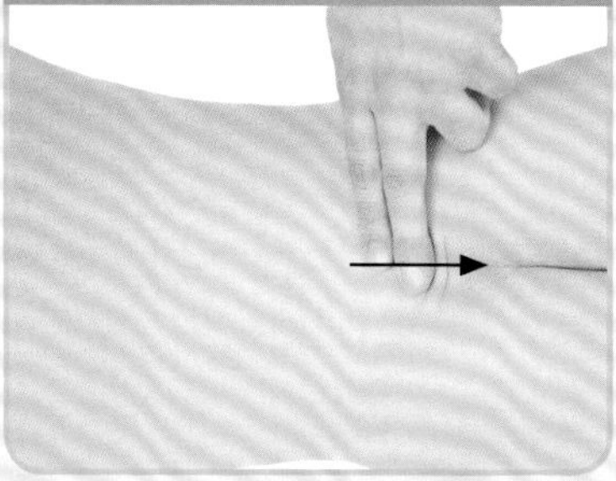

退六腑

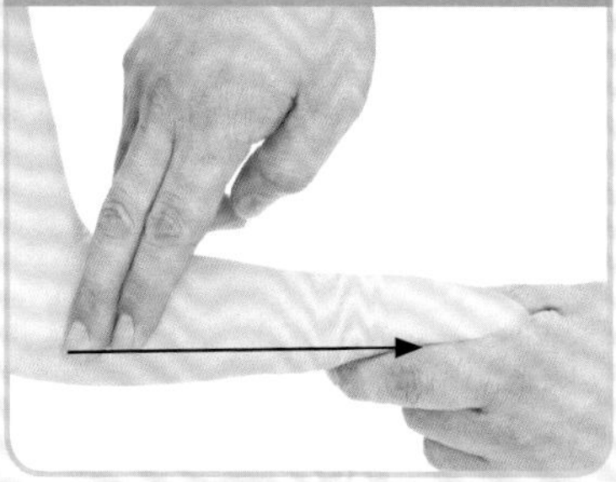

推大椎

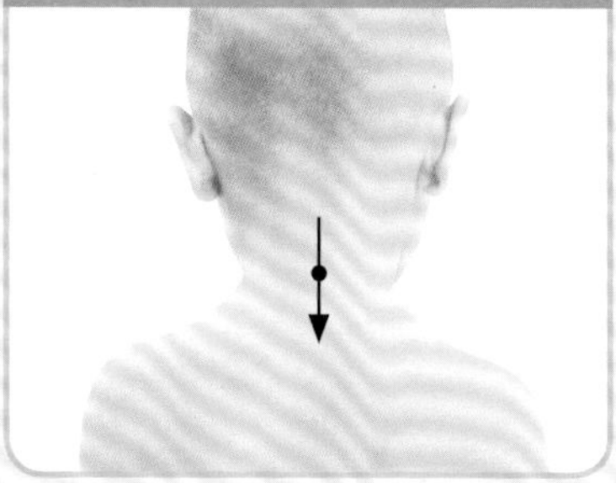

温馨提示

物理降温：< 2 月龄，建议采用物理降温方法退热，如减少衣物、开空调等。

退热剂：≥ 2 月龄，口温≥ 38.5℃（腋温 38.2℃，肛温 39.0℃）和（或）出现明显不适时，可采用退热剂，如对乙酰氨基酚、布洛芬口服等。布洛芬只能用于 6 个月以上的孩子；对乙酰氨基酚可用于 2 个月以上的孩子。

高热时推荐应用退热剂退热。不推荐安乃近和阿司匹林作为退热药物应用于小儿；反对使用糖皮质激素作为退热剂应用于小儿退热；因尼美舒利用于小儿退热，引起肝损害等不良反应的发生，2011 年 5 月国家食品药品监督管理局发布通知，禁止尼美舒利口服制剂用于 12 岁以下儿童。

知识拓展

发热的形成是机体对内环境变化所产生的一种反应，它包括感染、炎症过程。由于发热激活物作用于机体，导致内生致热原的产生并入脑作用于体温调节中枢，进而导致发热中枢介质的释放，继而引起调定点的改变。常见的发热激活物有来自体外的外致热原，如细菌、病毒、真菌、螺旋体、疟原虫；来自体内的抗原抗体复合物、类固醇等。内生致热原来自体内的产内生致热原细胞，其种类主要有白细胞介素 -1、肿瘤坏死因子、干扰素、白细胞介素 -6 等。外源性致热原刺激单核和吞噬细胞产生、释放内源性致热原，其可通过特异载体导入脑内，改变下丘脑的体温感受器和放电频率，从而升高体温调定点，以致产热增加，散热减少，体温达到一个新的水平，即为发热的形成。而非致热源性发热包括：❶ 体温调节中枢直接受损，如颅脑外伤、出血、炎症等；❷ 引起产热过多的疾病，如癫痫持续状态、甲状腺功能亢进症等；❸ 引起散热减少的疾病，如广泛性皮肤病、心力衰竭等。发热对人体免疫机制具有一定的作用。体温在一定范围内升高以及某些与发热有关的因素，能增强感染宿主的抵抗力，增强特异性免疫反应，其中增加 T 淋巴细胞的功能最为重要。在 42℃以下，发热对 T 淋巴细胞介导的细胞免疫（包括细胞的产生、增加和功能活化）起促进作用。

药膳食疗

1 双花饮

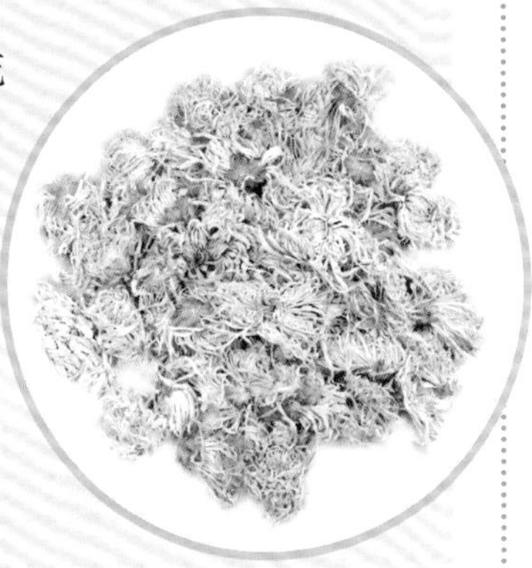

原　料 金银花10克，菊花10克。

制　法 将金银花、菊花加水煮15分钟，取汁当茶饮。

用　法 口服，每日2～3次，服3天。

功　效 有清热解毒作用。

2 生姜红糖粥

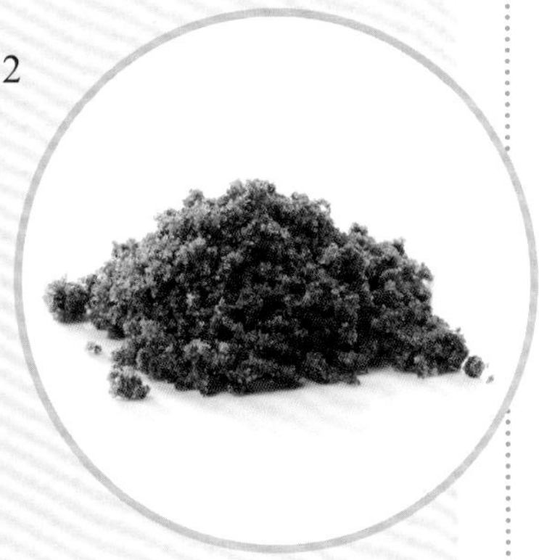

原　料 生姜3片，红糖12克，粳米50克。

制　法 米加水煮粥，将生姜、红糖加入到滚粥中。

用　法 热服。

功　效 有发汗祛风寒作用。

3 冬瓜荷叶汤

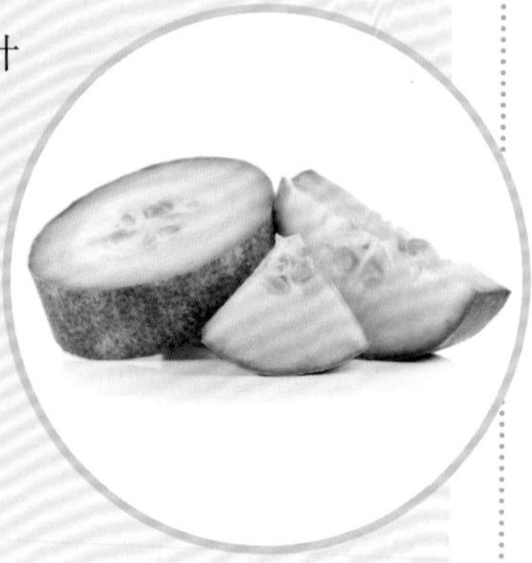

原　料 取冬瓜250克，荷叶1张。

制　法 将冬瓜洗净，连皮切块，荷叶切碎，加水煮汤，汤成后去荷叶加盐喝汤。

用　法 口服。

功　效 有清热化痰、除烦解渴、利尿的作用。

外治疗法

1 中药药浴方一

备用物品 柴胡20g，青蒿20g，薄荷20g，连翘20g，荆芥20g，炒牛蒡子10g，川芎10g。

操作准备 将中药饮片粉碎成直径0.5厘米的粗颗粒，装袋备用，每袋120g。使用时，将药物放入清水中煎煮至煮沸后5分钟，滤出药液加清水配制成所需浓度。

使用方法 每天洗浴1次。

适应病证 外感风热证见发热、咽痒咽痛、鼻塞、流涕、喷嚏、咳嗽，舌红，苔薄黄，脉浮数。

2 中药药浴方二

备用物品 防风40g，苏叶40g，生姜30g，青蒿60g，麻黄20g，桂枝30g，川芎30g。

操作准备 煎药机每剂煎2袋，每袋200ml，真空包装，存放于阴凉干燥处备用。煎出超过1周未用则弃掉。年龄≤2岁或体重≤14kg者取2袋，年龄>2岁或体重>14kg者取4袋，每袋最终加热水至8000ml。

使用方法 每天洗浴1次。

适应病证 发热、恶寒、无汗、鼻塞、流清涕，喷嚏，咳嗽，头痛，肢体疼痛，舌苔薄白，脉浮紧。

七｜感冒——开天门、推坎宫

扫码观看视频

感冒是感受外邪引起的一种常见的外感疾病，以发热、鼻塞流涕、喷嚏、咳嗽为主要临床特征。感冒又称伤风，如《景岳全书·伤风论证》中记载："伤风之病，本由外感……邪轻而浅者，上犯皮毛，即为伤风"。杨仁斋在《仁斋直指小儿附遗方论》中记载："感冒风邪，发热头痛，咳嗽声重，涕唾稠黏"。《幼科方迷·感冒》解方"感冒"为："感者触也，冒其罩乎"，是指感受外邪，触罩肌表全身，概括了病名及其含义。本病一年四季均可发生，以气候骤变及冬春时节发病率较高。本病的发病率占儿科疾病首位。任何年龄小儿皆可发病，婴幼儿更为多见。

小儿感冒发生的原因，以感受风邪为主，常兼寒、热、暑、湿、燥等。小儿肺常不足，当机体抵抗力低下时，外邪易于乘虚侵入而发为感冒。外邪客于肺卫，导致卫阳受遏，肺气失宣，因而出现发热、恶风、鼻塞流涕、喷嚏及咳嗽等症。因此，小儿感冒的病机关键为肺卫失宣，病变部位主要在肺卫，亦常累及肝、脾等脏。同时小儿肺脏娇嫩，脾常不足，神气怯弱，感邪之后，易出现夹痰、夹滞、夹惊的兼夹证。《婴童类粹·中卷·伤寒论》中记载："夫小儿伤寒于大人无异，所兼者惊、积而已。"治疗以疏风解表为原则。

简易辨治

证型	主症	兼症	舌脉	治则
风寒感冒	发热，恶寒，无汗，鼻流清涕	头痛，喷嚏，咳嗽，口不渴，咽部不红肿	舌淡红，苔薄白，脉浮紧或指纹浮红	辛温解表
风热感冒	发热，恶风，有汗或少汗，鼻流浊涕，咽红肿痛	头痛，鼻塞，喷嚏，咳嗽，痰稠色白或黄，口干渴	舌质红，苔薄黄，脉浮数或指纹浮紫	辛凉解表
暑湿感冒	发热，身重困倦，脘痞泛恶，食欲不振	无汗或汗出热不解，头晕，头痛，鼻塞，心烦，或有呕吐、泄泻，小便短黄	舌质红，苔黄腻，脉数或指纹紫滞	清暑解表
夹痰	咳嗽较剧，痰多，喉间痰鸣			
夹滞	脘腹胀满，不思饮食，呕吐酸腐，口气秽浊，大便酸臭，或腹痛泄泻，或大便秘结，小便短黄，舌苔厚腻			
夹惊	惊惕哭闹，睡卧不宁，甚至骤然抽搐，舌质红，脉浮弦			

取穴及释义

1 风寒感冒

取穴 开天门、推坎宫、揉外劳宫、推三关、拿风池、揉太阳。

释义 开天门、推坎宫为代表手法。揉外劳宫、推三关以发散风寒为主；配以拿风池发汗解肌以助解表；佐以揉太阳疏散外邪。

开天门

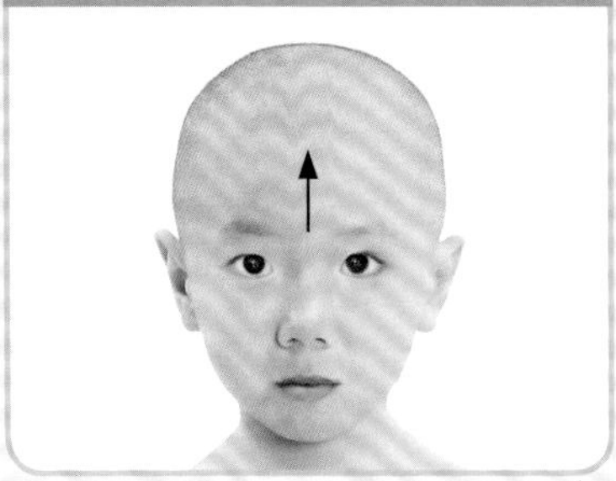

推坎宫

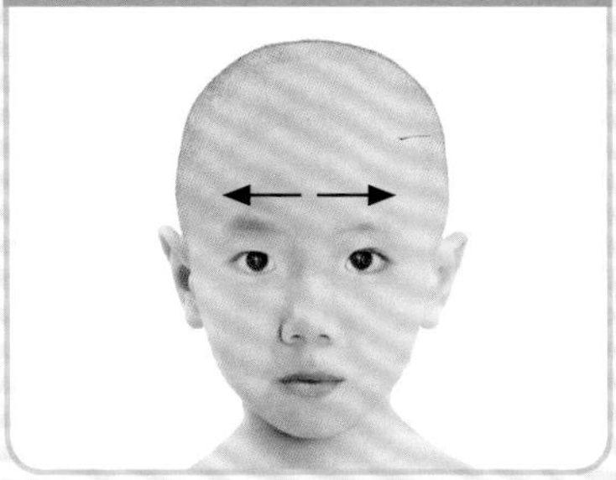

揉外劳宫

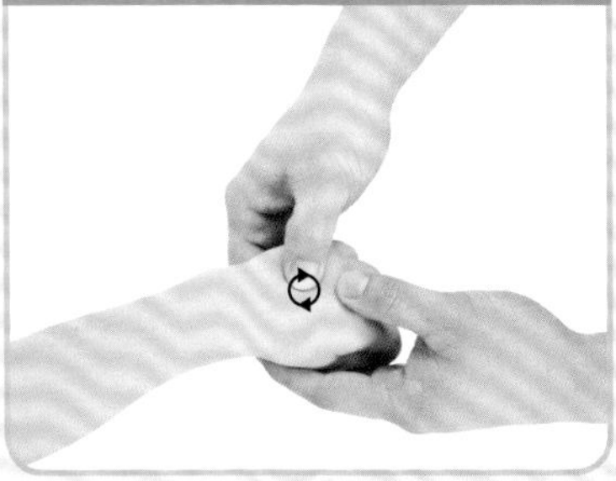

推三关

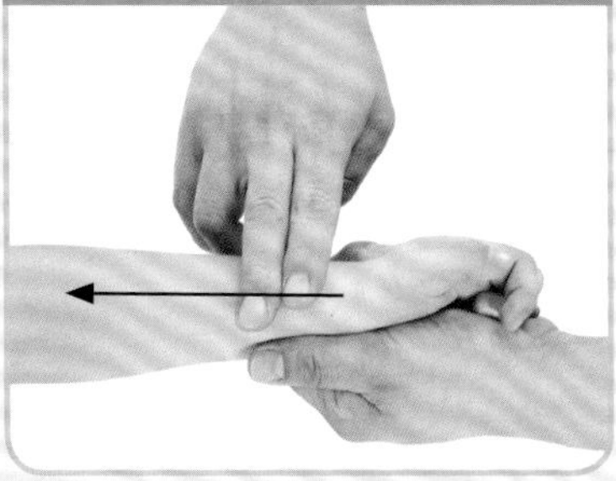

拿风池

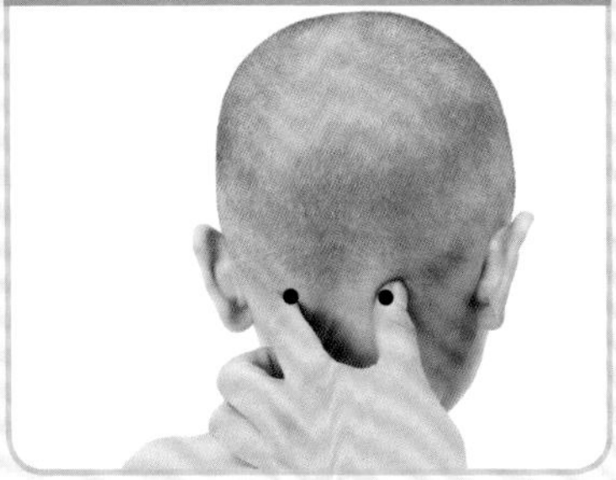

揉太阳

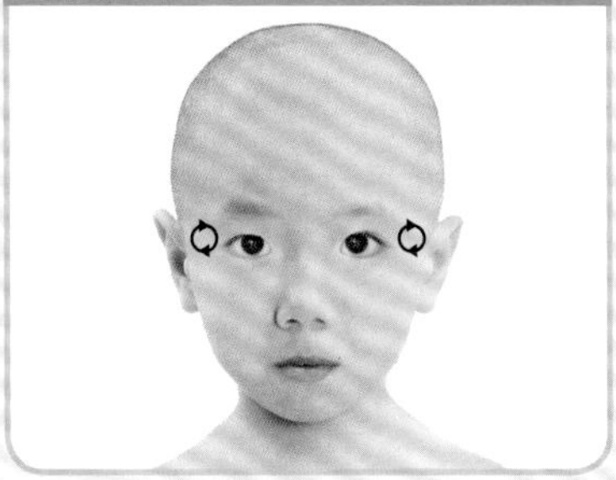

2 风热感冒

取穴 开天门、推坎宫、揉耳后高骨、清天河水、清肺经、揉太阳。

释义 开天门、推坎宫为代表手法。揉耳后高骨以疏风清热为主；配以清天河水、清肺经清热解表；佐以揉太阳疏散外邪。

开天门

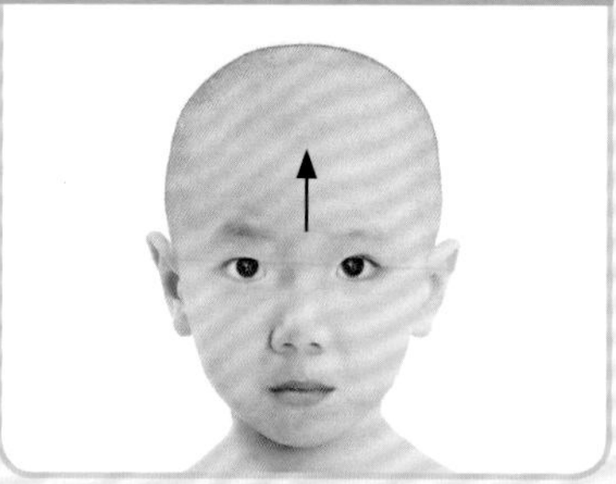

推坎宫

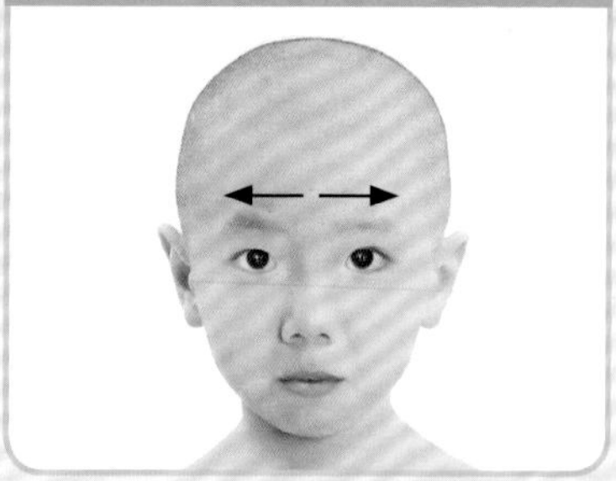

揉耳后高骨

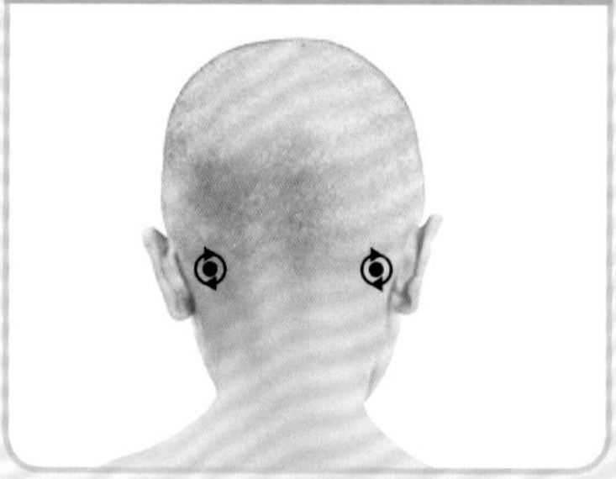

清天河水

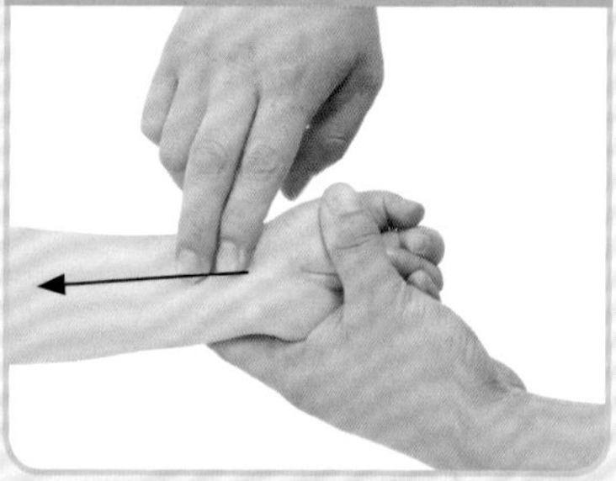

清肺经

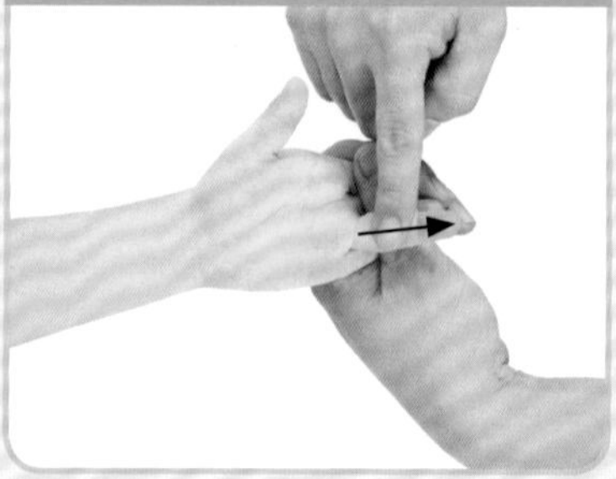

揉太阳

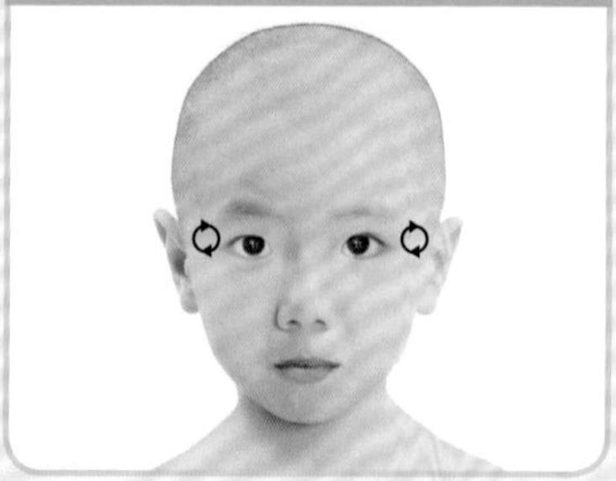

3 暑湿感冒

取穴 开天门、推坎宫、退六腑、清天河水、推脾经、运内八卦。

释义 开天门、推坎宫为代表手法。退六腑、清天河水以清热解暑为主；配以推脾经、运内八卦健脾理气祛湿。

开天门

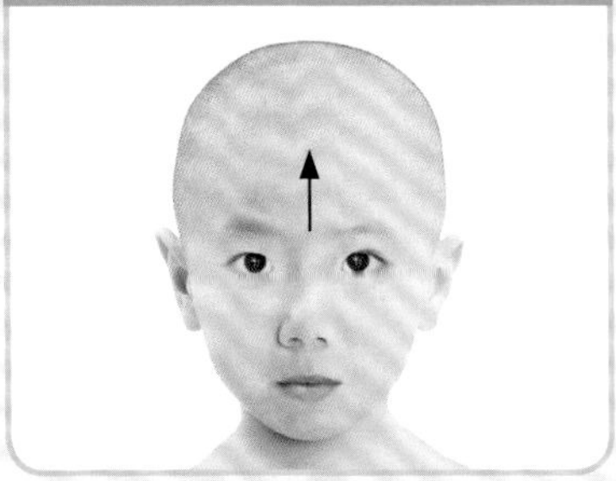

推坎宫

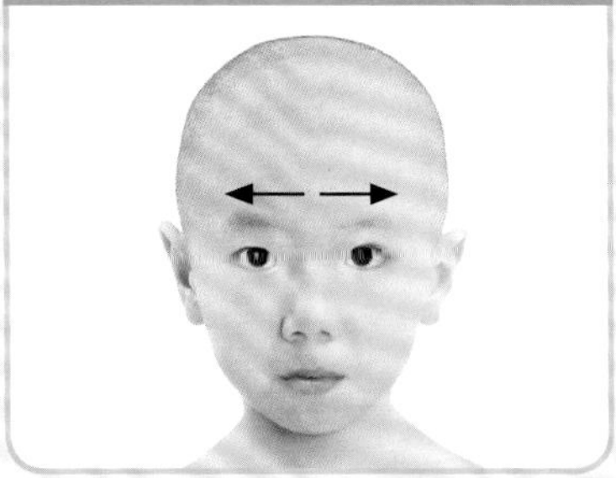

退六腑

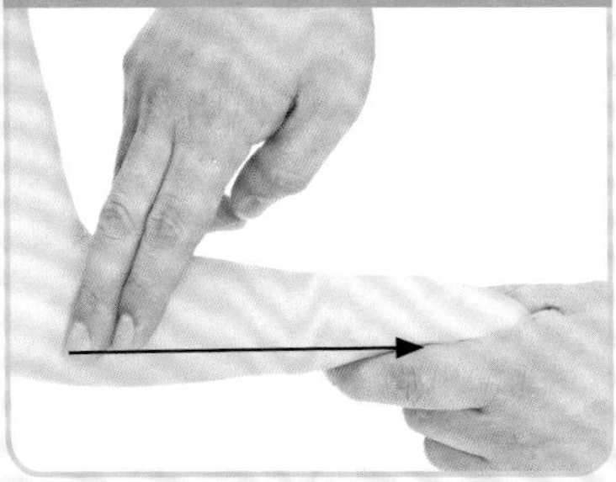

清天河水

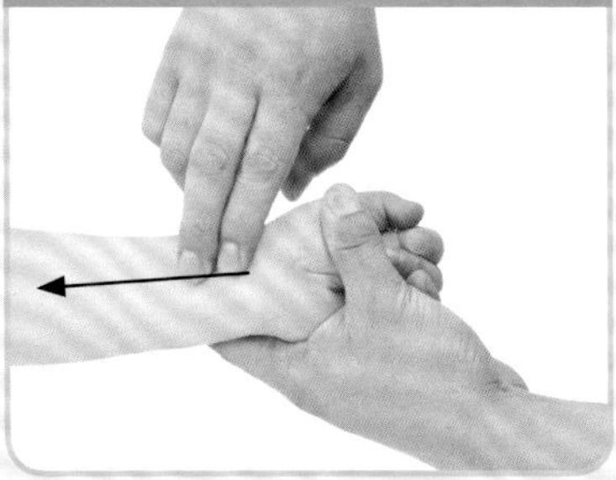

推脾经

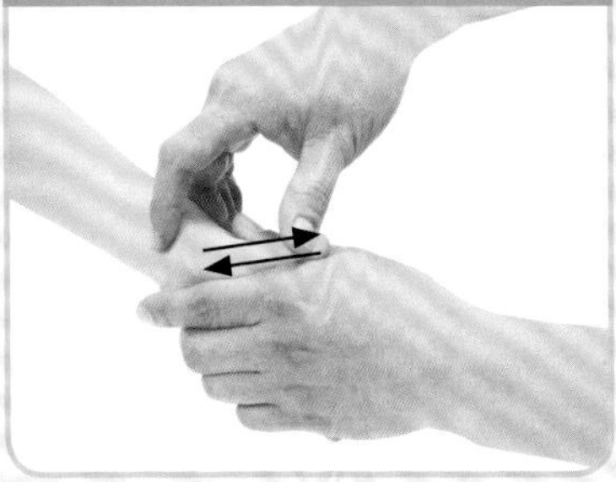

运内八卦

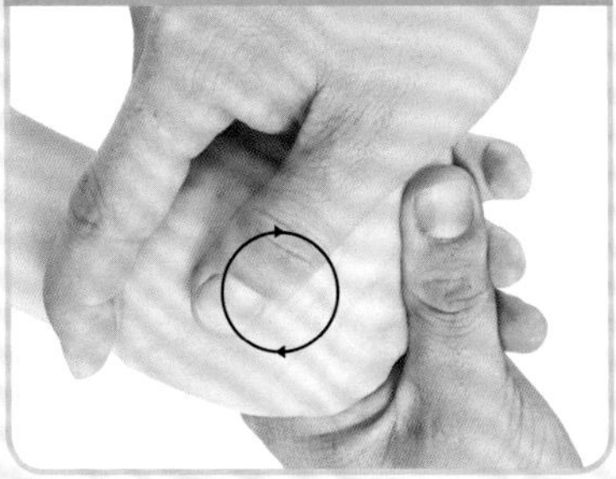

4 兼夹症

取穴 夹痰加揉丰隆、分推膻中；夹滞加揉板门、运内八卦；夹惊加清肝经、捣小天心。

释义 揉丰隆、分推膻中理气化痰；揉板门、运内八卦顺气消滞；清肝经、捣小天心清热镇惊。

揉丰隆

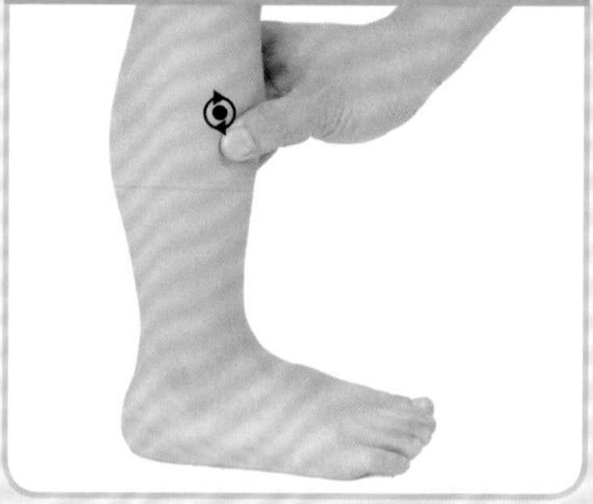

分推膻中

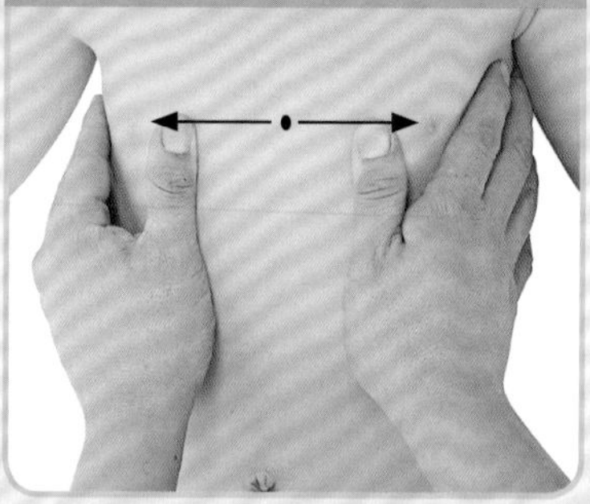

揉板门

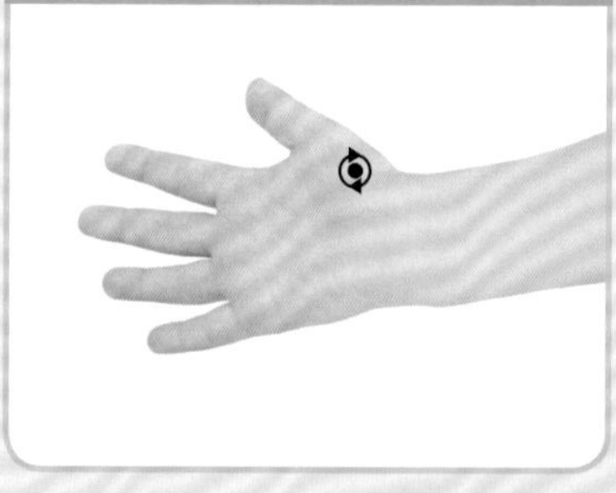

运内八卦

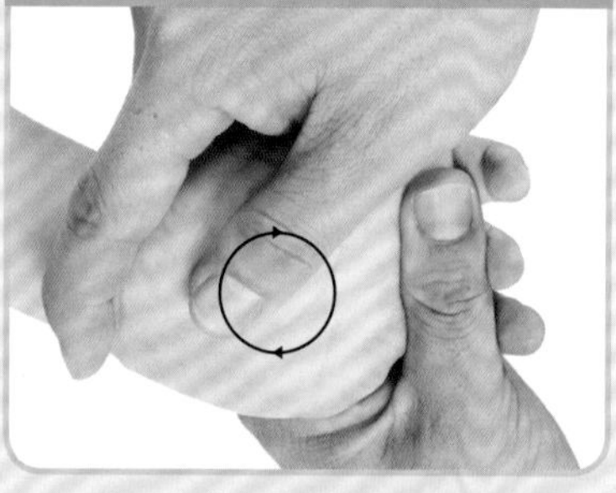

清肝经

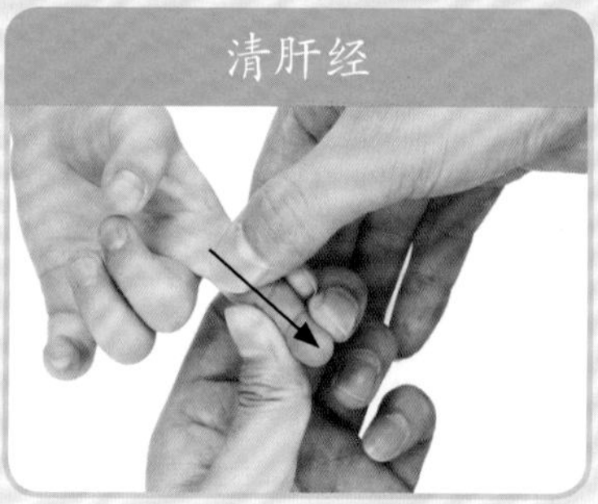

捣小天心

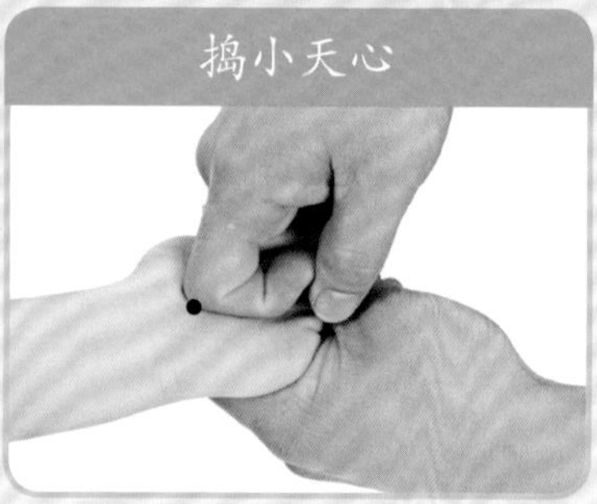

温馨提示

临床上感冒应注意与急性传染病早期及过敏性鼻炎相鉴别。

急性传染病早期：多种急性传染病的早期都有类似感冒的症状，如麻疹、百日咳、水痘、幼儿急疹、传染性非典型肺炎、流行性脑脊髓膜炎等，应根据流行病学史、临床表现、实验室检查资料及其演变特点等加以鉴别。

过敏性鼻炎：某些患儿流涕、打喷嚏持续超过2周或反复发作，而其他症状较轻，应考虑过敏性鼻炎的可能，鼻拭子涂片嗜酸性粒细胞增多有助于诊断。

知识拓展

西医学称感冒为急性上呼吸道感染，简称上感。上感的病变部位主要在鼻腔、咽和喉部。致病微生物90%以上为病毒，主要有呼吸道合胞病毒、流感病毒、副流感病毒、腺病毒、鼻病毒、柯萨奇病毒、EB病毒、单纯疱疹病毒、埃可病毒、冠状病毒等。病毒感染后可继发细菌感染，最常见的为溶血性链球菌，其次为肺炎球菌、流感嗜血杆菌等，肺炎支原体亦可引起，并有逐年增加的趋势。

药膳食疗

1 生姜葱白饮

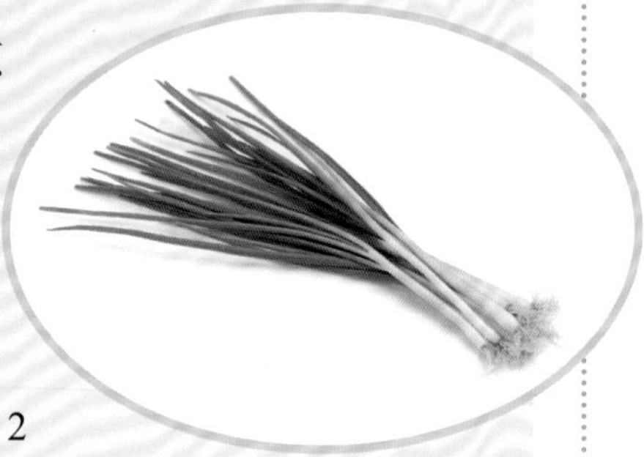

原　　料 生姜10g，鲜葱白连须3段。

制　　法 生姜、葱白加冷水100ml，煮沸3分钟，汤成后可以加少量白糖。

用　　法 饮葱姜水，分2次趁热饮用。

适应病证 受凉引起的感冒，流清水样鼻涕，咽喉不红，嘴唇、舌质不红，舌苔白。

2 生姜紫苏饮

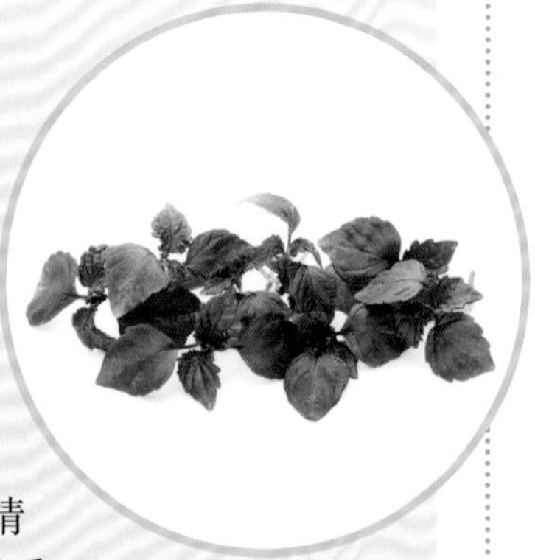

原　　料 生姜10g，干紫苏叶10g（或者鲜紫苏叶30g）。

制　　法 生姜、紫苏叶加冷水100ml，煮沸5分钟，汤成后可以加适量白糖。

用　　法 喝水，分2次趁热饮用。

适应病证 受凉引起的感冒，流清水样鼻涕，咽喉不红，嘴唇、舌质不红，反胃，呕吐，腹胀，舌苔白。

3 桑叶菊花饮

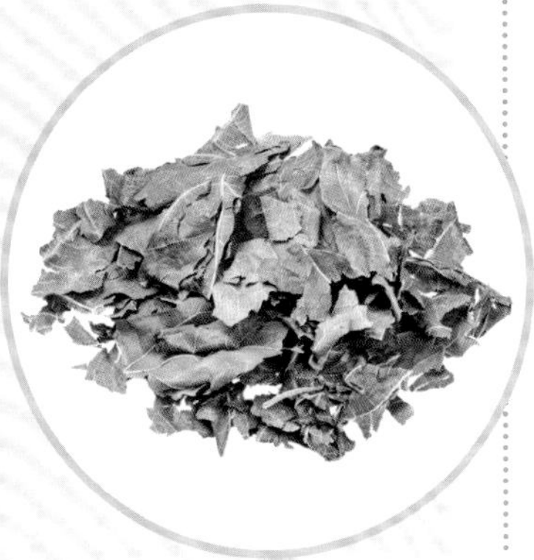

原　　料 干桑叶10g，干菊花10g，干薄荷6g。

制　　法 桑叶、菊花加冷水100ml，煮沸3分钟，放入薄荷，同煮3分钟，汤成可以加适量白糖。

用　　法 喝水，每日2次或3次。

适应病证 受热引起的感冒，流黄色鼻涕，咽喉红，嘴唇红，舌质红，舌苔发黄。

4 藿香扁豆饮

原　　料 干藿香10g（或鲜藿香叶20g），扁豆花10g，芦根15g（或鲜芦根30g）。

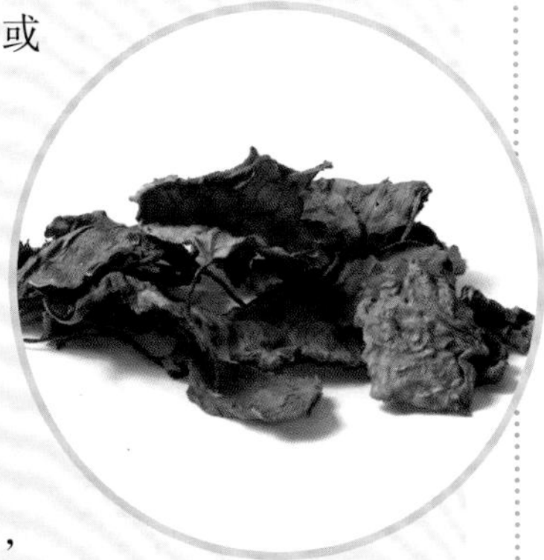

制　　法 藿香、扁豆花、芦根加冷水150ml，煮沸5分钟，汤成后可以加适量白糖。

用　　法 喝水，分2次趁热饮用。

适应病证 夏季暑湿感冒，低热，胃口不好，反胃或者呕吐，流白色黏稠鼻涕，大便呈糊状。

外治疗法

1 温水擦浴法

备用物品 温水、毛巾等。

调配方法 准备35～40℃温水（以手腕内侧皮肤不烫为宜）。

使用方法 将毛巾浸入温水后拧干，擦拭患儿身体，擦浴顺序依次为：额部、颈部、掌心、腋下、腹股沟等处，在腋窝、腹股沟等血管丰富处，边擦拭边按摩，擦拭大血管经过浅表的部位时（腋窝、肘窝、腹股沟、腘窝等）可适当延长擦拭时间，每次擦浴20分钟。

注意事项

☆ 应在足心处置热水袋，以减轻脑组织充血，增加舒适感。

☆ 擦浴时用力要适中，皮肤潮红为度，避免用力过猛，擦伤皮肤。

☆ 保持室内温度在26～28℃，避免空气过度对流。

☆ 体温过高或擦浴效果欠佳时，可予口服退热药物配合使用。

☆ 患儿要适当多饮水，饮食以清淡食物为宜。

2 烫蛋疗法

备用物品 生鸡蛋（带皮）、银块（银戒指）、纱布、蒸煮器具。

调配方法 备蛋 2 个，加水 750 ~ 1000ml，同时加入生姜（捣碎）30 克，葱白 15 克，艾叶 15 克，共同煎煮 1 小时，鸡蛋外壳变成褐色，然后在此药液中保温备用。

操作方法 将煮好的鸡蛋去壳，将蛋白取出（去掉蛋黄），将蛋白与葱、姜及银块共包在纱布内，趁热在患者头部、额部、颈部、胸部、背部、四肢、手足心依次反复滚动热熨。蛋凉后可放在原锅内煮热，取出后挤去多余的药液继续在上述部位滚动，一般备蛋 2 个，轮流滚动。直至患者微汗出，停止操作，令患者覆被静卧即可。

注意事项

☆ 皮肤有溃疡及疮疡已溃烂化脓者，不宜用此法。

☆ 注意蛋的温度，以小儿能忍受为度，避免烫伤。

☆ 本方法用于感冒发热的辅助治疗，当体温过高或单纯使用效果欠佳时，可予口服退热药物配合治疗。

☆ 患儿要适当多饮水，饮食以清淡食物为宜。

八 多发性抽动症——掐总筋、按揉百会

扫码观看视频

多发性抽动症，是起病于儿童和青少年时期，以不自主、反复、快速的一个部位或者多部位肌肉（群）运动或者发声抽动，甚至猥秽语言为主要临床表现的慢性神经精神疾病。病程中既有运动障碍，又有行为障碍，常与强迫和多动等行为以及情绪障碍共存。发病无季节性，起病年龄为 2～21 岁，以 5～10 岁最多见；发病率为 0.05%～3%，男性多于女性，男女之比为 3∶1～5∶1。病程持续时间较长，可自行缓解或加重。

中医古代文献中无本病的记载，根据临床表现，可归于肝风、抽搐、瘈疭、痉风、震颤、梅核气、郁证等范围。本病的病因包括先天因素、后天因素和诱发因素。先天因素常见于先天禀赋不足，或出生异常（如早产、出生窒息、产伤等）；后天因素常见于饮食不节、情志失调等；而感受外邪、劳倦过度、情志过急则是诱发因素。本病病位主要在肝，常涉及心、脾、肾三脏。肝风夹痰、风痰鼓动为其基本病机。如《小儿药证直诀·肝有风甚》指出：“凡病或新或久，皆引肝风，风动而上于头目，目属肝，肝风入于目，上下左右如风吹，不轻不重，儿不能任，故目连眨也。”本病的治疗应根据脏腑阴阳、虚实辨证，各随其宜，实证治宜清肝泻火，豁痰息风；虚证治宜滋肾补脾，柔肝息风。

简易辨治

证型	主症	兼症	舌脉	治则
肝亢风动	抽动频繁有力，挤眉眨眼，面部抽动明显，烦躁易怒，噘嘴喊叫，声音高亢，摇头耸肩	面红目赤，大便秘结，小便短赤	舌质红，苔黄，脉弦数	清肝泻火，息风镇惊
痰火扰心	头面、躯干、四肢肌肉抽动，频繁有力，喉中痰鸣，怪声不断，或口出异声秽语	烦躁口渴，睡眠不安，便秘溲赤	舌质红，苔黄腻，脉滑数	泻火涤痰，清心安神

续表

证型	主症	兼症	舌脉	治则
脾虚肝旺	腹部抽动明显，抽动无力，时发时止，时轻时重，喉中吭吭作响，面色萎黄，精神疲惫，食欲不振	睡卧露睛	舌质淡，苔白或腻，脉沉弦无力	益气健脾，平肝息风
阴虚风动	耸肩摇头，肢体震颤，筋脉拘急，咽干清嗓，挤眉眨眼，性情急躁，口出秽语，睡眠不安，形体消瘦，五心烦热	大便干结	舌质红绛，舌苔光剥，脉细数无力	滋阴潜阳，柔肝息风

取穴及释义

基础取穴 掐总筋、捣小天心、掐揉五指节、按揉百会。

加减 肝阳化风加清肝经、运内八卦；痰火扰心加退六腑、分推膻中；脾虚肝旺加清肝经、推脾经；阴虚风动加补肾经、揉二马。

释义 掐总筋为代表手法。捣小天心、掐揉五指节，镇静止痉；按揉百会，开窍醒神；清肝经、运内八卦，疏肝理气；退六腑、分推膻中，清热化痰；清肝经、推脾经，抑木扶土；补肾经、揉二马，滋阴补肾。

基础穴

掐总筋

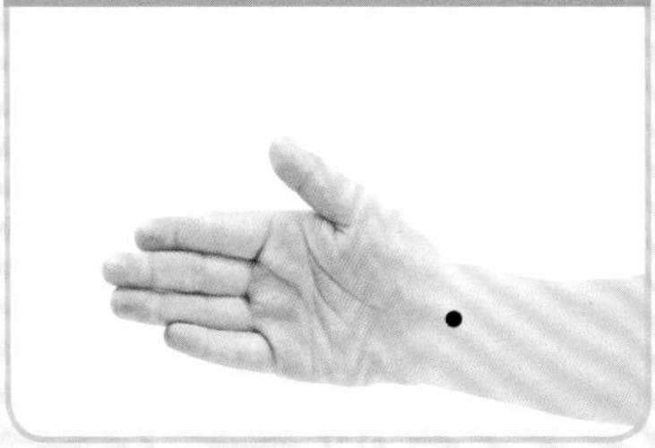

捣小天心

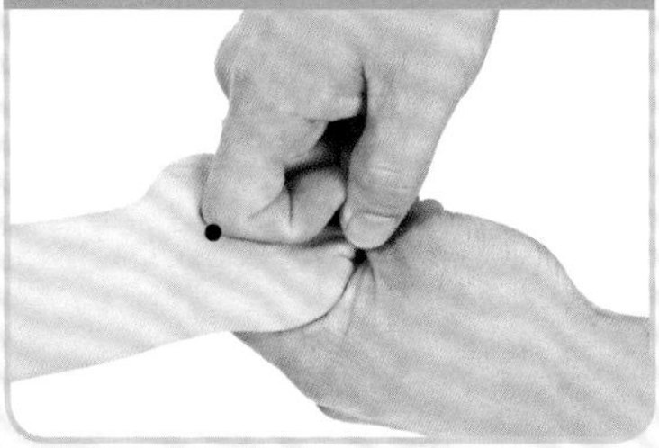

掐揉五指节

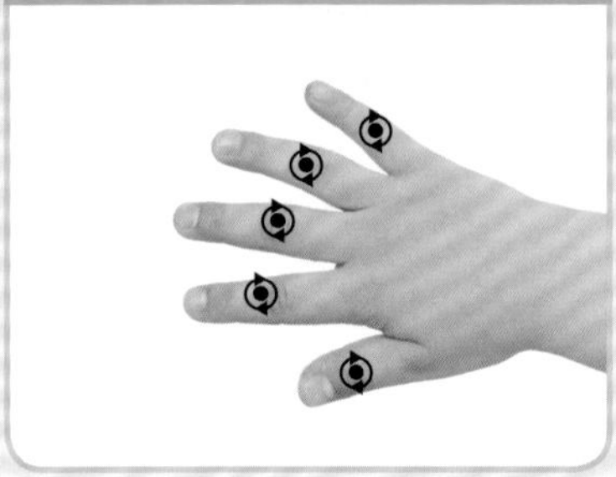

按揉百会

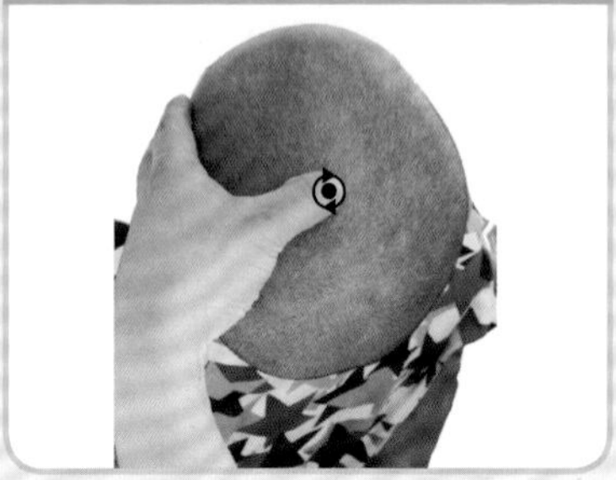

肝阳化风

清肝经

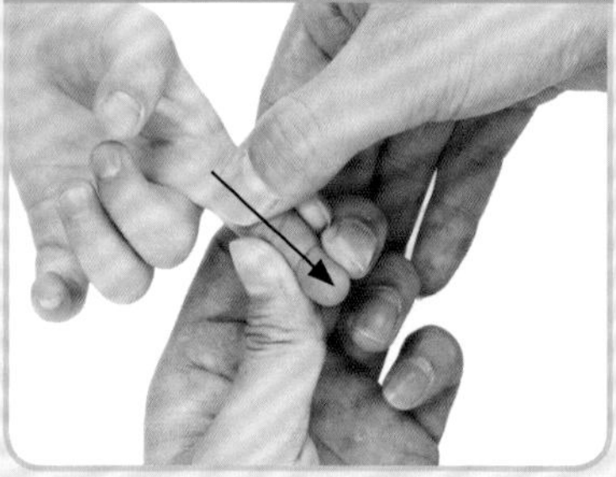

运内八卦

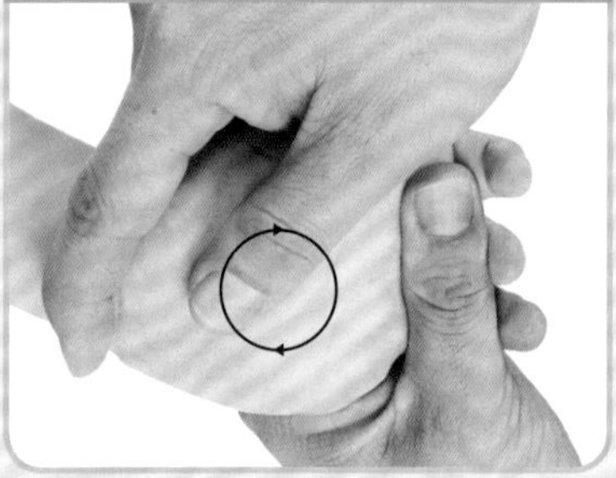

痰火扰心

退六腑

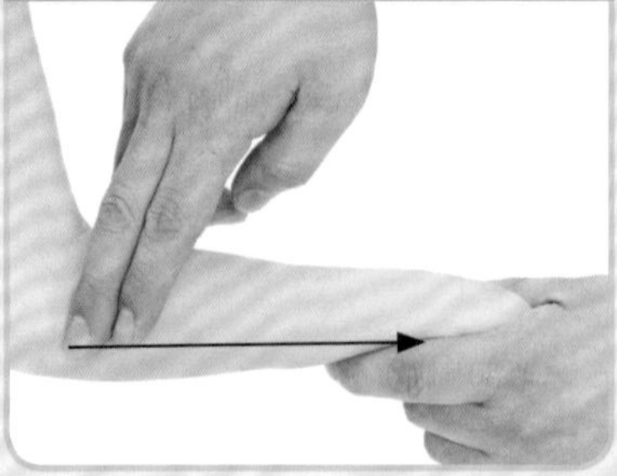

分推膻中

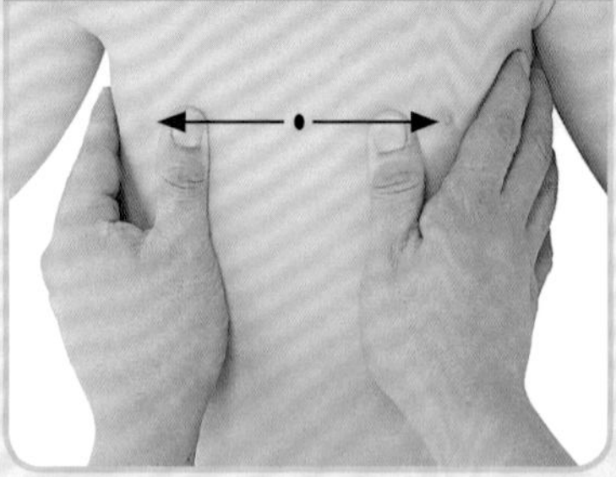

脾虚肝旺

清肝经

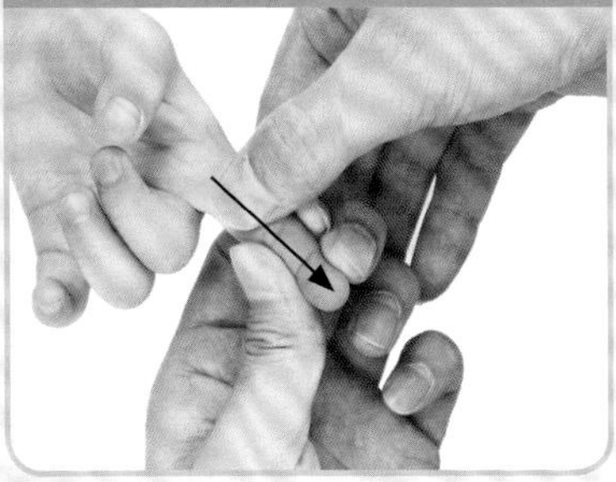

推脾经

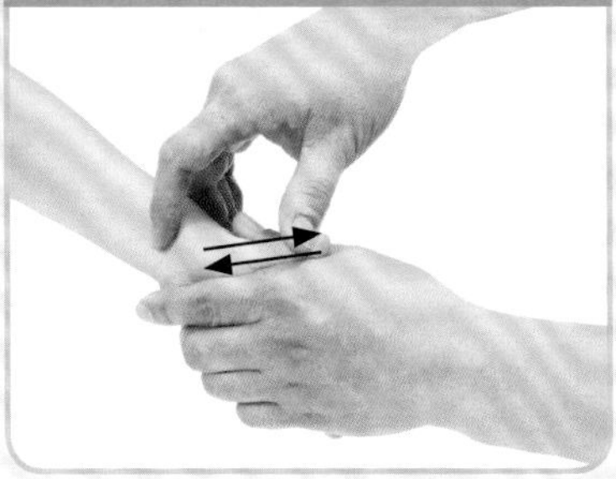

阴虚风动

补肾经

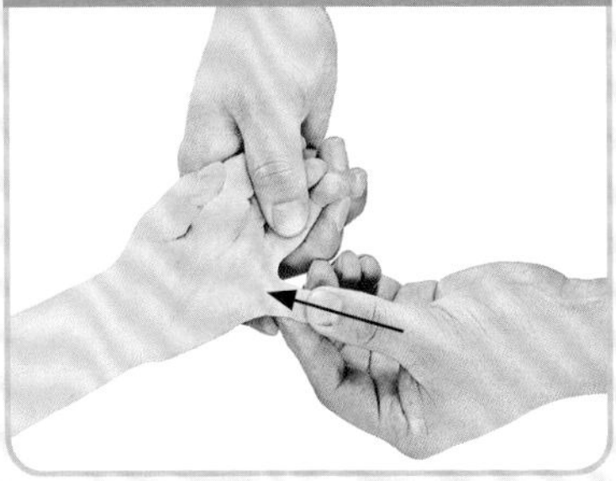

揉二马

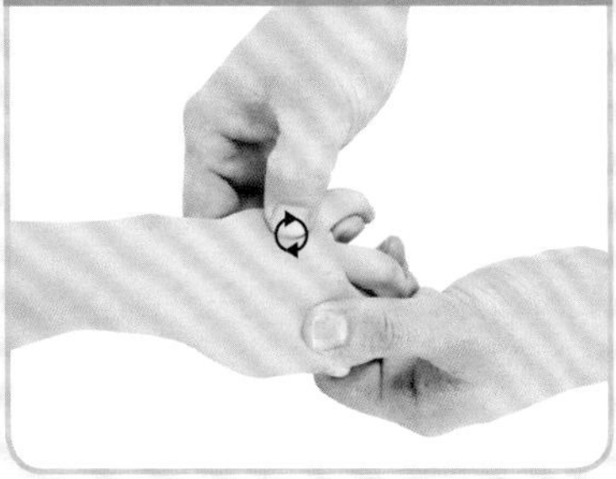

温馨提示

注意围产期保健，孕妇应保持心情舒畅，生活规律，营养均衡，避免造成胎儿发育异常的可能因素。

培养儿童良好的生活习惯，减轻儿童学习负担和精神压力。

加强精神调护，耐心讲解病情，给予安慰和鼓励，避免精神刺激。

合理安排患儿生活及教育。

饮食清淡且富含营养，少食含色素、香精、防腐剂等添加剂的食品和饮料，锻炼身体，增强体质。

药膳食疗

1 杞菊决明子茶

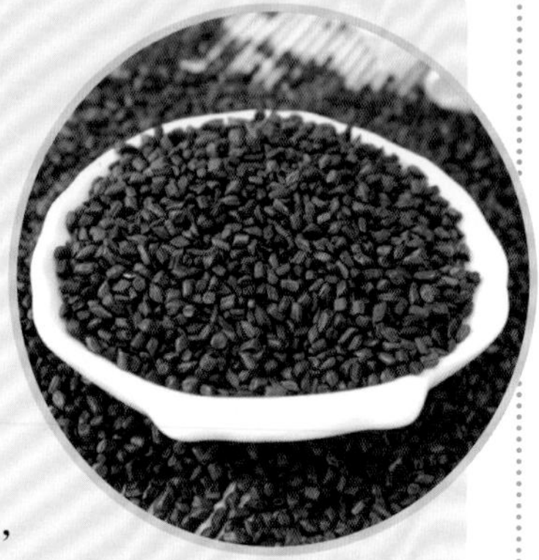

原　　料 枸杞叶 6g，菊花 10g，决明子 10g。

制　　法 水煮开，放入枸杞叶 2 分钟，关火，放入菊花、决明子闷泡 5 分钟。

用　　法 代茶喝，每日数次。

适应病证 肝阳亢盛，抽动比较有力，发作频繁，面红耳赤，烦躁易怒，大便干，舌质红。

2 夏桑菊凉茶

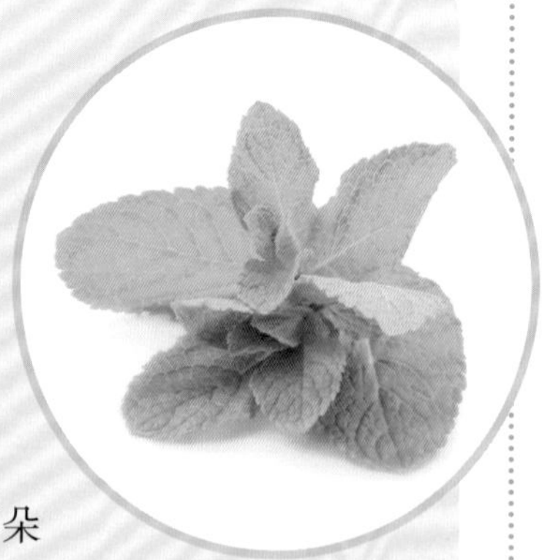

原　　料 夏枯草 9g，桑叶 9g，白菊花 9g，薄荷 6g。

制　　法 将夏枯草、桑叶、白菊花入水同煮半小时，再放入薄荷煮 5 分钟。

用　　法 代茶喝。

适应病证 肝火旺盛，抽动比较有力，发作频繁，面红、耳朵红，烦躁易怒，大便干，舌质红。

外治疗法

1 吴茱萸药饼敷贴涌泉

备用物品 吴茱萸、食用米醋，穴位防敏敷料。

调配方法 将吴茱萸研粉，用食用米醋适量调成稠膏状，用手压成一元硬币大小药饼，备用。

使用方法 取药饼 2 枚，分别放置于左右涌泉穴（穴区）各 1 枚，盖以穴位防敏敷料，持续贴敷 6～8 小时（多于夜间睡眠过程中治疗），每日 1 次，连续 10～15 天为 1 个疗程，间隔 1 周后可进行下一疗程治疗，通常治疗 2～3 个疗程。

注意事项 本疗法对于阴虚风动证尤为适宜，如局部皮肤溃烂或对本药过敏者均不可施用。

2 中药药枕法

备用物品 决明子 1000 克、菊花 100 克、石菖蒲（打碎）100 克、川芎（打碎）100 克、合欢花 100 克，30 厘米 ×40 厘米枕袋 1 个。

调配方法 将备好的中药，装入枕袋中，备用。

使用方法 每晚睡于枕上，每月换药 1 次，连续 3 个月。

注意事项 本方法多用于肝亢风动证和痰热扰动证，注意防潮，如过敏体质，用后出现反复打喷嚏甚至呼吸不利者停用。

九 | 遗尿——横擦八髎、揉丹田

扫码
◀观看
视频

遗尿又称尿床，是指3岁以上的小儿不能自主控制排尿，经常睡中小便自遗，醒后方觉的一种病症，多见于10岁以下的儿童。夜间遗尿的儿童中，男孩是女孩的2倍，且有明显的家族倾向。中医学对本病有较全面的认识。《黄帝内经·素问·宣明五气》明确指出：“膀胱不利为癃，不约为遗尿。”《诸病源候论·小儿杂病诸候·遗尿候》中记载：“遗尿者，此由膀胱有冷，不能约于水故也……肾主水，肾气下通于阴，小便者，水液之余也，膀胱为津液之腑，既冷气衰弱，不能约水，故遗尿也。”本病多见于10岁以下的儿童，男性发病率较女性高，约1.5∶1，且有明显的家族遗传倾向。

遗尿主要因下元虚寒、肺脾气虚、心肾不交、肝经湿热等致使膀胱失约所致。治疗以固涩止遗为总则。本病大多病程长，或反复发作，重症病例白天睡眠中也会发生遗尿，严重影响患儿的身心健康与生长发育。

简易辨治

证型	主症	兼症	舌脉	治则
下元虚寒	睡中遗尿，醒后方觉，每晚1次以上，小便清长，面白虚浮，腰膝酸软，形寒肢冷	智力可能较同龄儿稍差	舌淡，苔白，脉沉迟无力	温补肾阳，固涩止遗
心肾不交	梦中遗尿，寐不安宁，易哭易惊，白天多动少静	记忆力差，或五心烦热，形体较瘦	舌红少苔，脉沉细而数	清心滋肾，安神固脬
肝经湿热	睡中遗尿，小便黄而少，性情急躁，夜梦纷纭，或夜间齘齿，手足心热	面赤唇红，口渴多饮，甚或目睛红赤	舌红苔黄腻，脉滑数	清热利湿，缓急止遗

取穴及释义

1 下元虚寒

取穴 横擦八髎、补肾经、揉肾俞、揉丹田、推三关、揉外劳宫。

释义 横擦八髎为代表手法。补肾经、揉肾俞、揉丹田，温补肾气，以壮命门之火、固涩下元为主；配以推三关、揉外劳宫，温阳散寒，以加强温补肾气、固涩之力。

横擦八髎

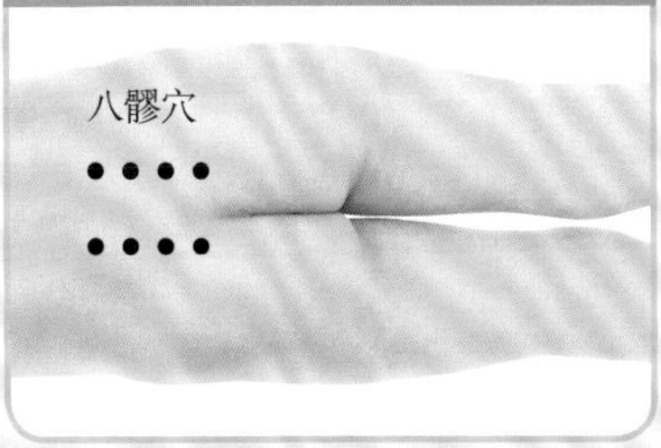

补肾经

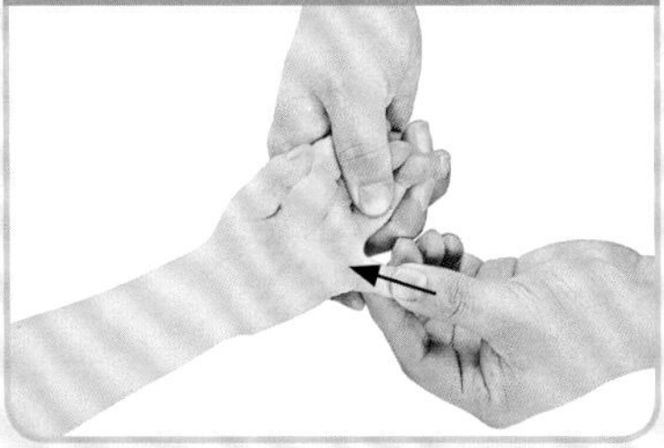

揉肾俞

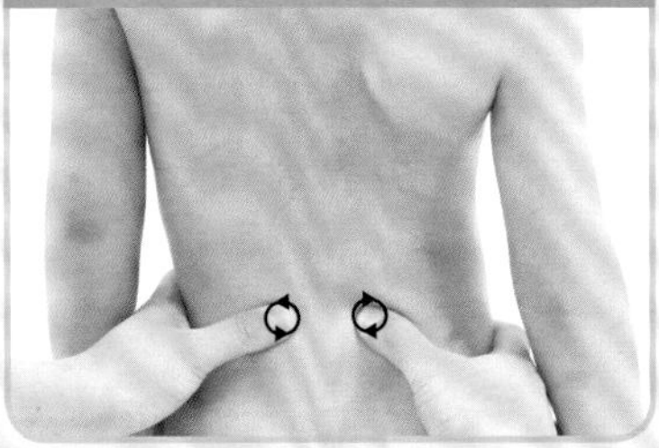

揉丹田

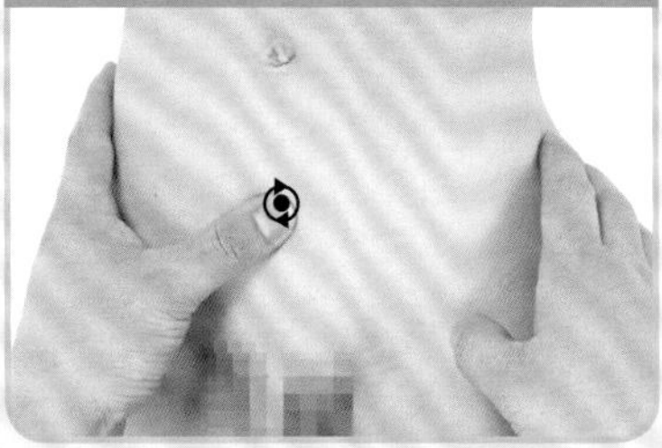

推三关

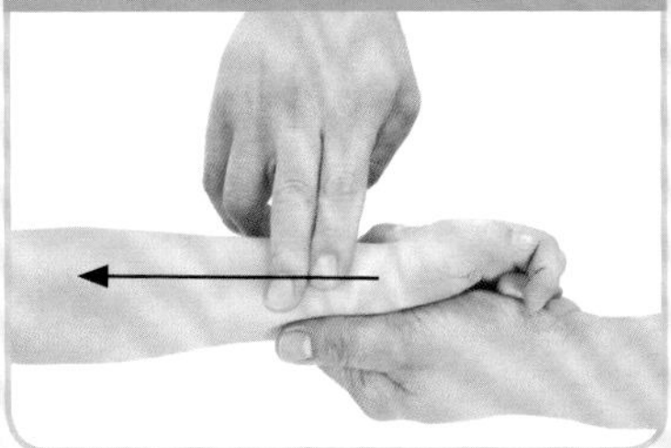

揉外劳宫

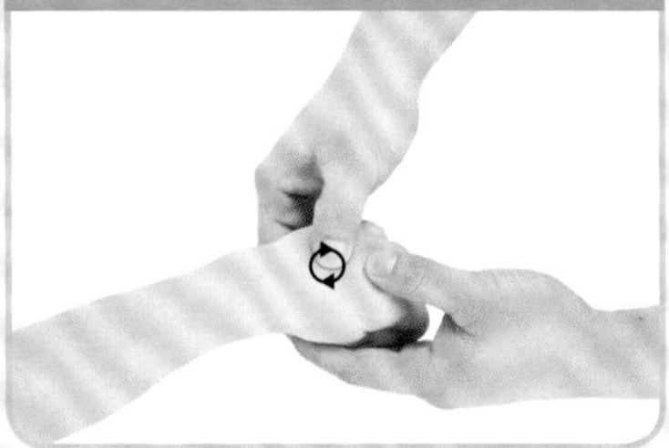

2 心肾不交

取穴 横擦八髎、清天河水、揉二马、清心经、捣小天心、揉丹田。

释义 横擦八髎为代表手法。清天河水、揉二马以滋阴清热为主；配以清心经、捣小天心清心滋阴；佐以揉丹田固涩止遗。

横擦八髎

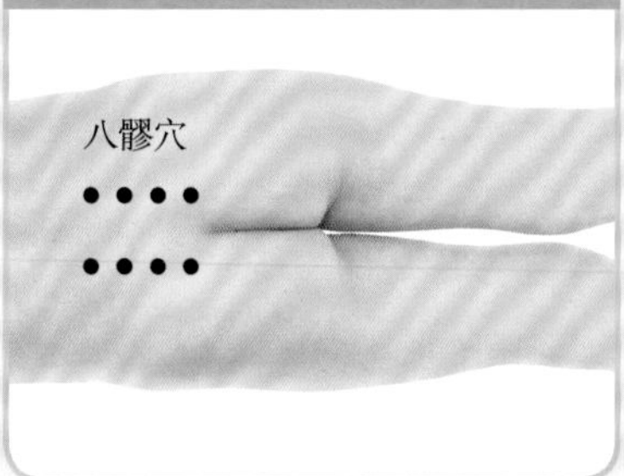

清天河水

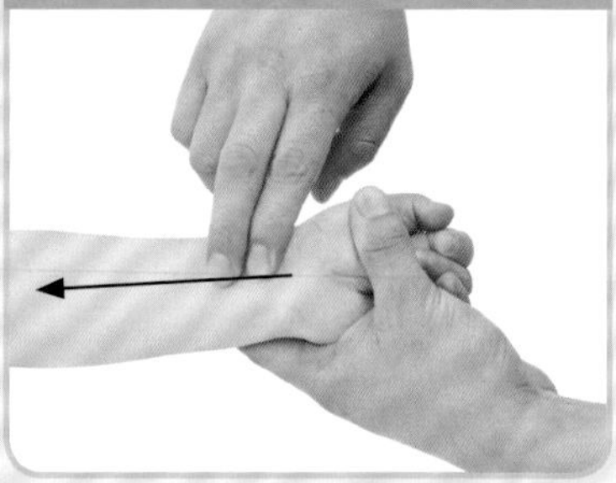

揉二马

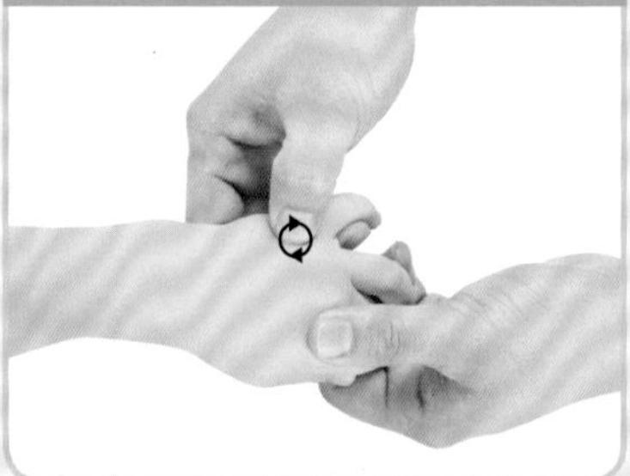

清心经

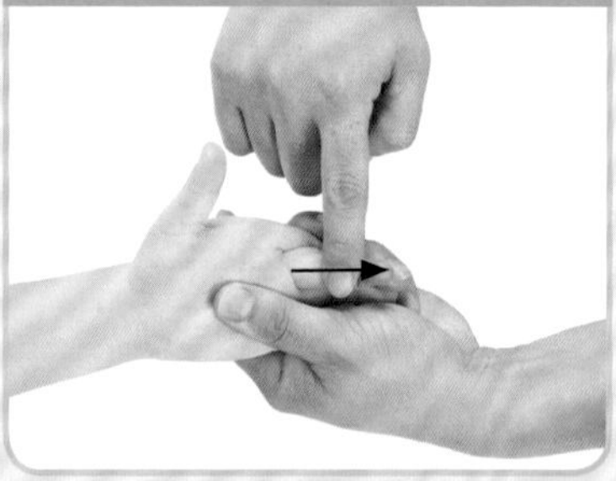

捣小天心

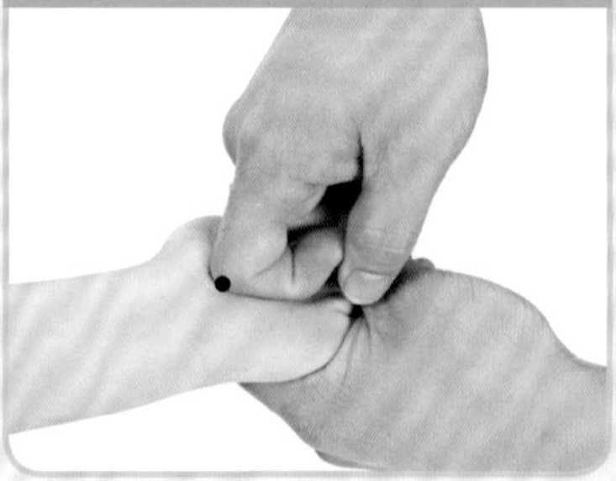

揉丹田

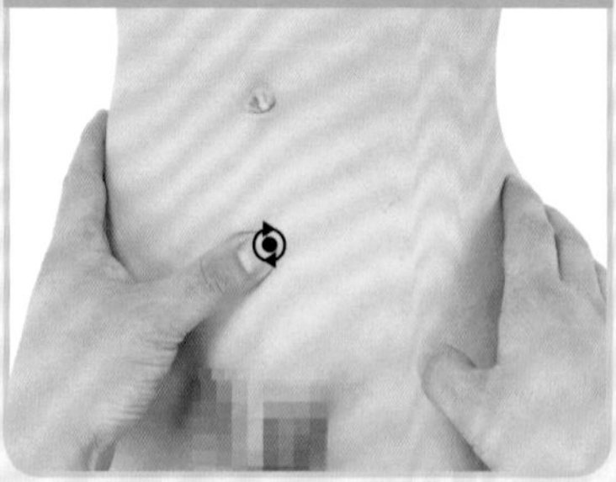

3 肝经湿热

取穴 横擦八髎、清肝经、推脾经、清天河水、清小肠经、揉丹田。

释义 横擦八髎为代表手法。清肝经、推脾经以清热利湿为主；配以清天河水加强退热之功；佐以清小肠经使邪有出路，揉丹田固涩止遗。

横擦八髎

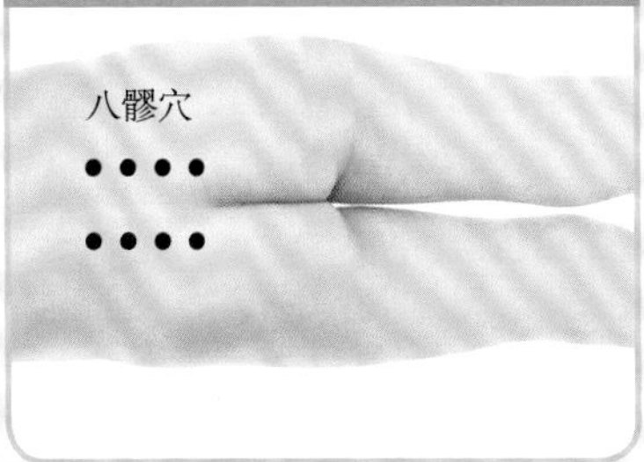

清肝经

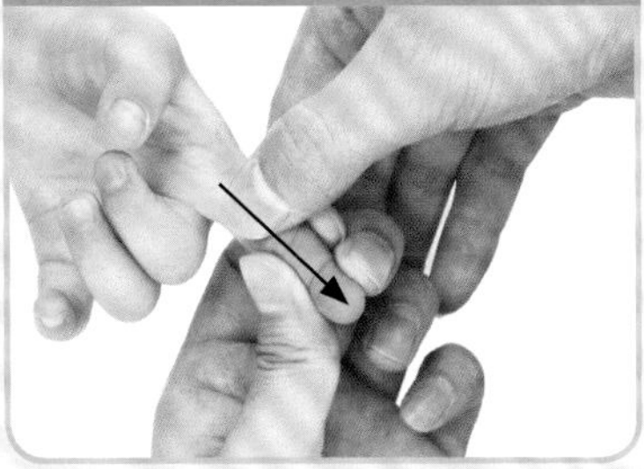

推脾经

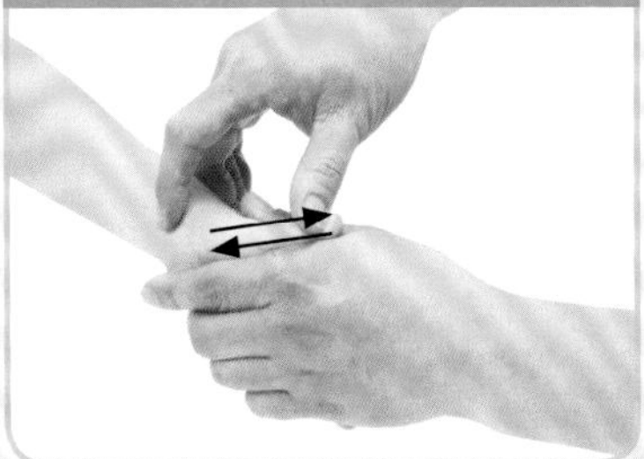

清天河水

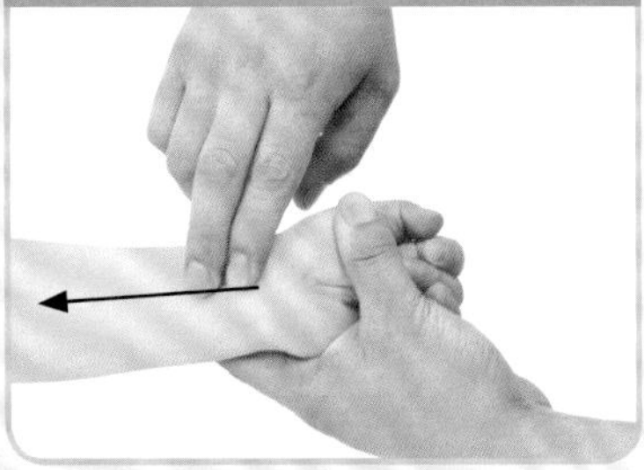

清小肠经

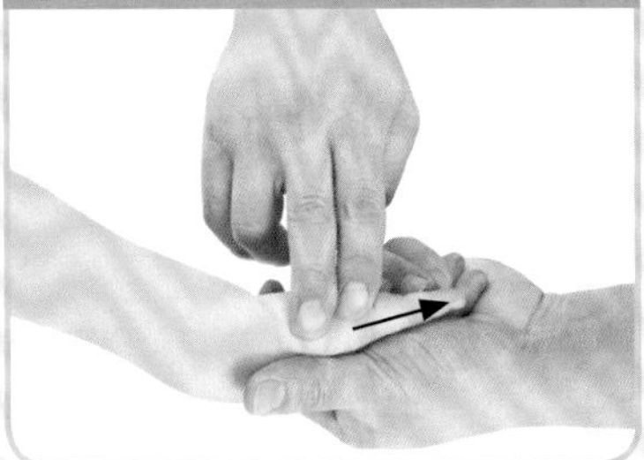

揉丹田

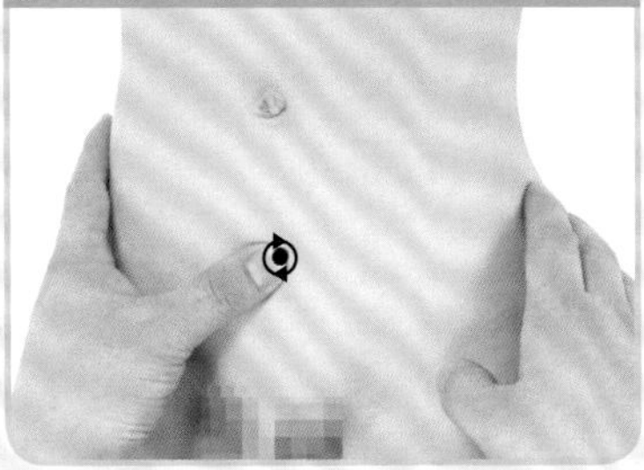

温馨提示

膀胱功能训练：一般儿童的膀胱可容纳 300ml 左右尿液，白天应鼓励患儿多饮水，膀胱储尿达 350ml 以上时，再让患儿分次排尿以训练膀胱括约肌功能，达到自主控制排尿的目的。此法适用于夜间多次尿床或白天尿湿的患儿。

药膳食疗

1 韭菜子面饼

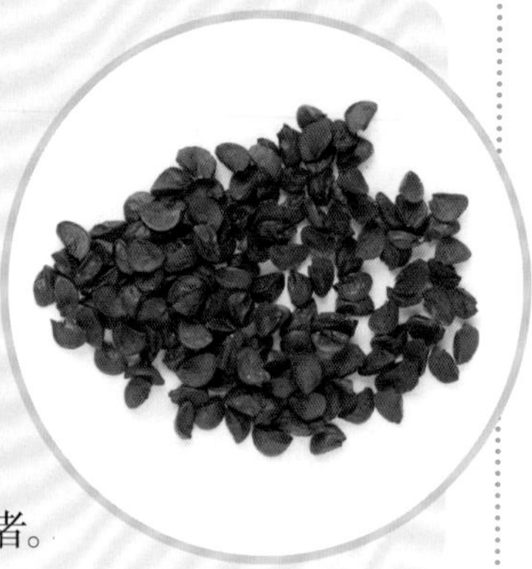

原　料 韭菜子、面粉、糖各适量。

制　法 韭菜子研成细粉，加入面粉做成饼，以适量水和面，做成薄饼，蒸熟即成。

用　法 每天食用 2 次，每周 2 ~ 3 次。

适应病证 小儿遗尿属肾气不足者。

2 桑螵蛸蒸猪瘦肉

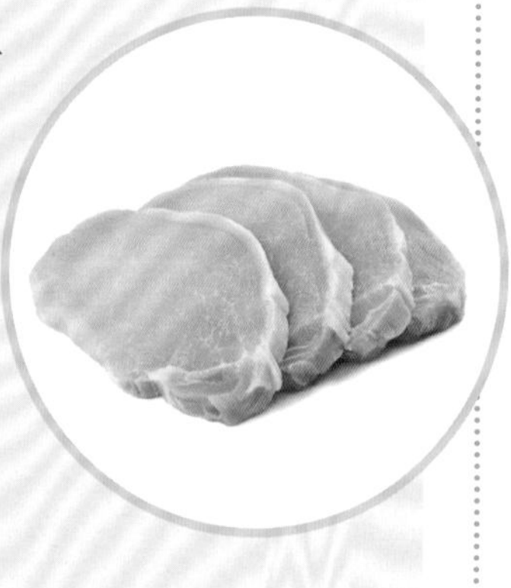

原　料 桑螵蛸 10g，猪瘦肉片 150g，生姜丝、精盐各适量。

制　法 将桑螵蛸、猪瘦肉放于大瓷碗中，加入姜丝、精盐和清水 200ml，盖好，上锅蒸至酥烂，加入味精、麻油调味。

用　法 分 1 ~ 2 次趁热食肉喝汤，每周 2 ~ 3 次。

适应病证 各种小儿遗尿。

外治疗法

1 敷脐法

备用物品 五倍子 3 克、何首乌 3 克，醋适量，纱布若干块，医用胶布。

调配方法 五倍子、何首乌研细末，用醋调成糊状备用。

使用方法 将药糊外敷在神阙穴位中，用纱布覆盖，胶布固定，每晚 1 次，连用 3 ~ 5 次。

注意事项 若局部皮肤溃烂或对药糊过敏者不可施用。

2 耳穴压子法

备用物品 王不留行籽或耳穴磁珠，耳穴胶布，耳穴探针，小号镊子，75% 酒精棉球。

选用穴位 耳郭中膀胱、肾、脾、胃、心、神门、脑点等穴位。

操作方法 用 75% 酒精棉球消毒单侧耳郭内外，依次用耳穴探针探明穴位，用小号镊子捏取已粘好王不留行籽或磁珠的耳穴胶布，将其覆盖于相应耳穴上，并按压，按压力度以患儿能耐受为度，每穴按压 30 秒，每日按压 3 次或 4 次。两耳轮换贴压，每 3 ~ 5 日轮换 1 次。

注意事项 此法适用于以上各类型的遗尿证，若局部耳郭皮肤溃烂或对胶布过敏者不可施用；注意耳穴按压力度，不可大力揉搓耳穴压子，以免皮肤破溃；贴耳穴期间可正常洗漱、沐浴。

十｜夜啼——捣小天心

扫码观看视频

夜啼是指小儿白天能安静入睡，入夜则啼哭不安，时哭时止，或每夜定时啼哭，甚至通宵达旦的一种病症。本病多见于新生儿和小于 6 月龄的婴儿。

本病主要因脾寒、心热、惊恐所致，治疗时分别施以温、清、补、泻。因脾寒气滞者，治以温脾行气；因心经积热者，治以清心导赤；因惊恐伤神者，治以镇惊安神。

简易辨治

证型	主症	兼症	舌脉	治则
脾寒气滞	夜间啼哭，哭声低弱，时哭时止	睡喜蜷曲，腹喜揉按，面白唇淡，四肢欠温，吮乳无力，便溏尿清	舌质淡白，舌苔薄白，指纹淡红	温脾散寒，行气止痛
热扰心经	夜间啼哭，哭声洪亮，见灯尤甚	面赤唇红，烦躁不安，身腹俱暖，大便干结，小便短赤	舌尖红，苔薄黄，指纹紫滞	清心导赤，泻火安神
暴受惊恐	夜间啼哭，哭声尖厉阵作	神情不安，面色乍青乍白，惊惕惊乍	舌苔正常，指纹青紫	定惊安神，补气养心

取穴及释义

1 脾寒气滞

取穴 捣小天心、推三关、揉一窝风、推脾经。

释义 捣小天心为代表手法。推三关温通周身阳气，揉一窝风以祛寒止痛为主；配以推脾经温中散寒。

捣小天心

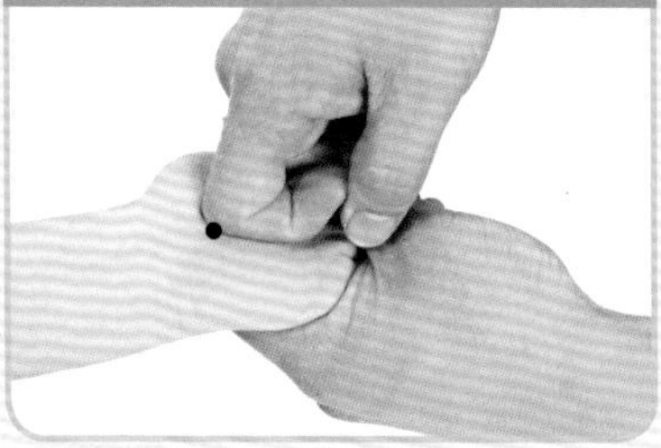

推三关

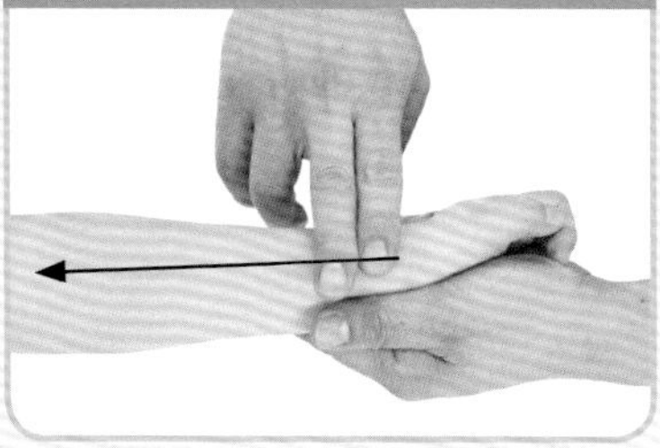

揉一窝风

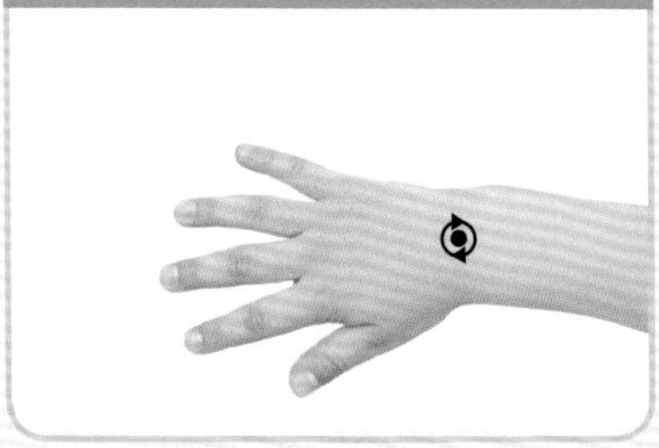

推脾经

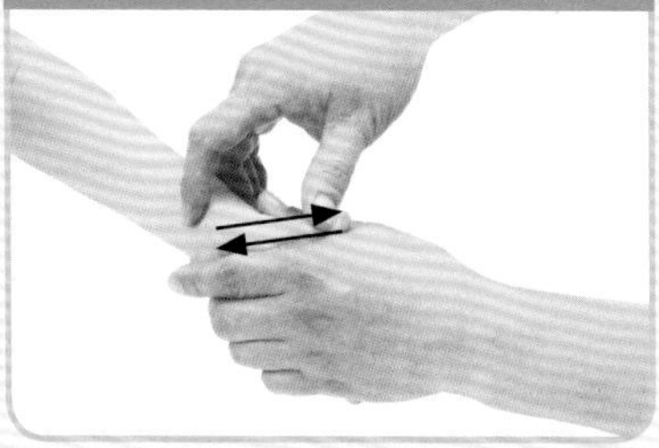

2 热扰心经

取穴 捣小天心、清心经、清天河水、清小肠经。

释义 捣小天心为代表手法。清心经、清天河水以清心降火为主；配以清小肠经导热下行。

捣小天心

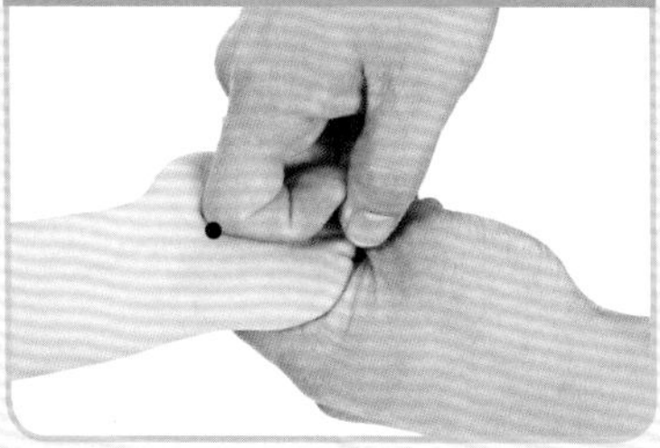

清心经

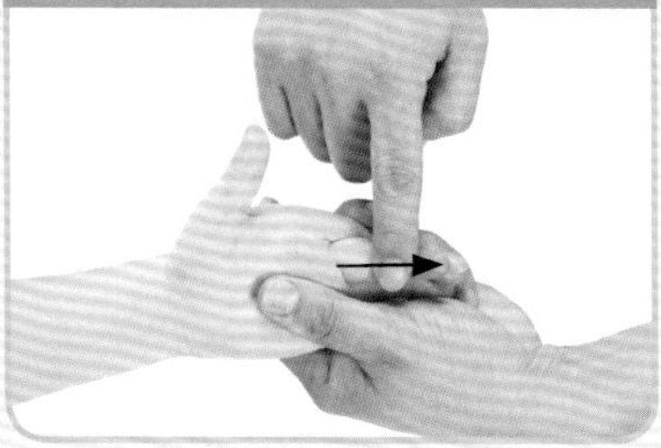

清天河水

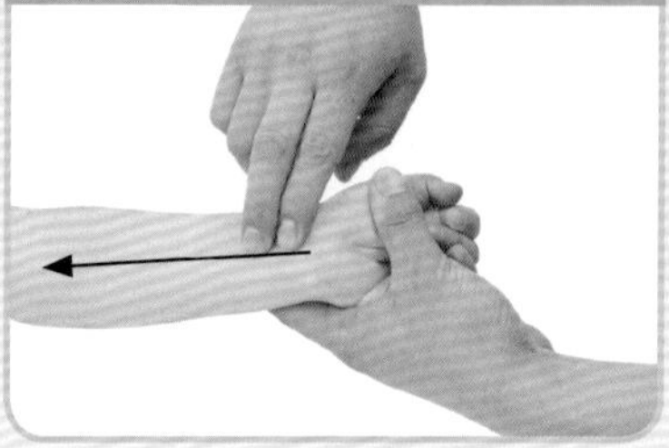

清小肠经

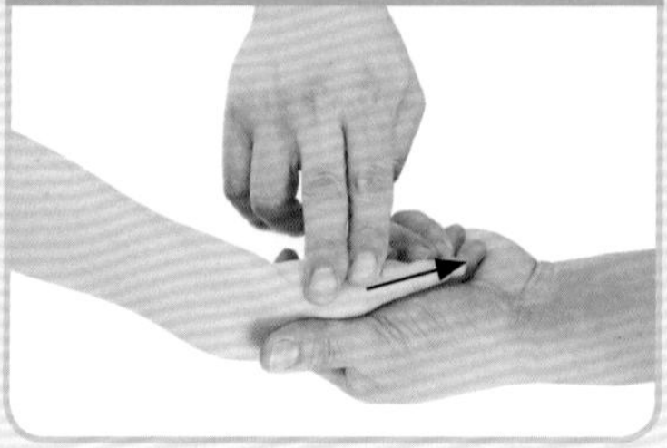

3 暴受惊恐

取穴 捣小天心、掐五指节、清肝经、开天门。

释义 捣小天心为代表手法。掐五指节以镇惊安神为主；配以清肝经清肝定惊；佐以开天门安神。

捣小天心

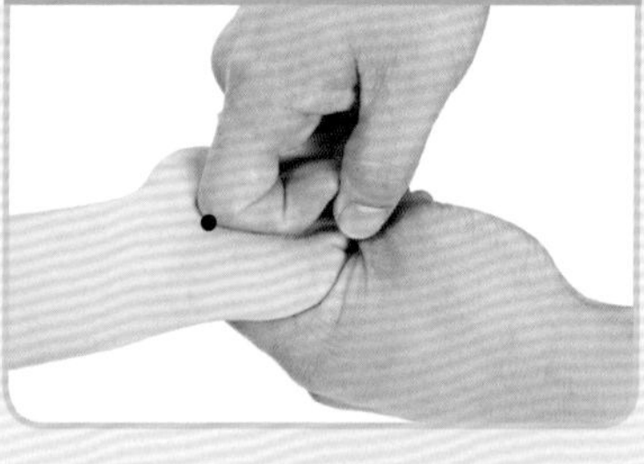

掐五指节

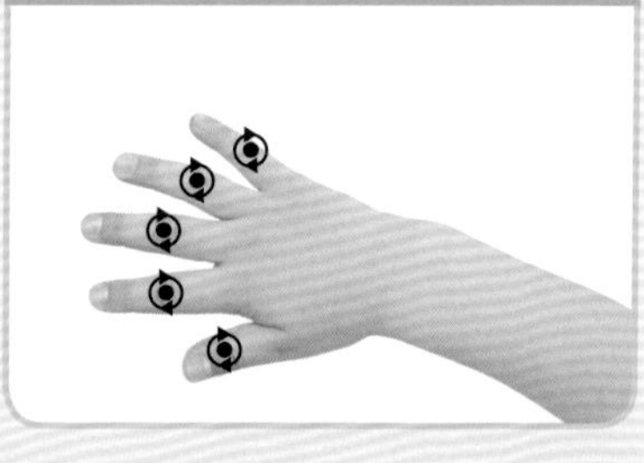

清肝经

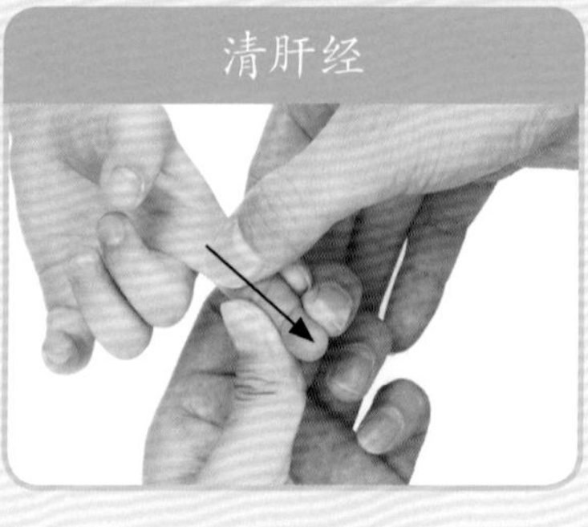

开天门

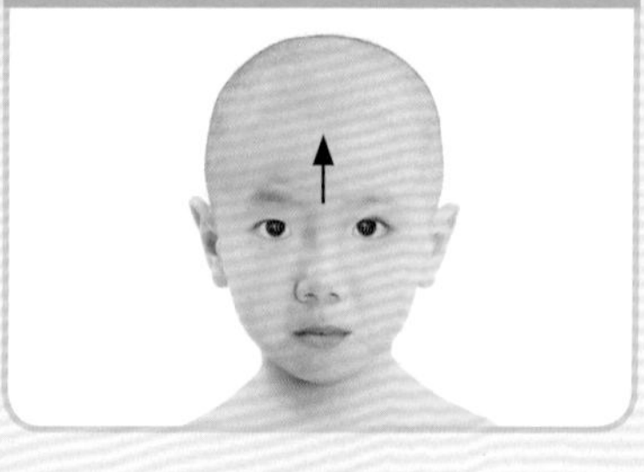

温馨提示

啼哭是新生儿及婴儿的一种生理活动，在表达要求或痛苦，如饥饿、惊恐、尿布潮湿、衣被过冷或过热等时，都可以出现啼哭，此时若喂以乳食、安抚亲昵、更换潮湿尿布、调整衣被厚薄后，啼哭可很快停止，不属病态。因此，在日常生活中所引起的啼哭，特别是在晚间哭啼，应该与夜啼加以鉴别。

知识拓展

啼哭可分为生理性啼哭及病理性啼哭。

生理性啼哭：因饥饿、惊恐、尿布潮湿、衣着过冷或过热等引起的啼哭，通过给予乳食、安抚、更换尿布和调节冷暖后，啼哭即止，属生理性啼哭。此种啼哭哭声多洪亮有力。而有些婴儿的不良习惯，如习惯点灯而寐、摇摆而寐、怀抱而寐等，一旦改变也可引起啼哭不止，此为拗哭，应注意纠正。

病理性啼哭：凡能引起身体不适或疼痛的任何疾病，均可致小儿哭闹不安。除外生理性啼哭，若小儿长时间反复啼哭不止，则应考虑为病理性啼哭。临证必须详细询问病史，仔细进行体格检查，必要时辅以有关实验室检查。引起病理性啼哭的常见疾病有：❶中枢神经系统疾病，有啼哭音调高、哭声急的“脑性尖叫”声，常见有缺氧缺血性脑病、颅内出血、脑炎、脑膜炎、核黄疸和脑积水等疾病。❷急腹痛，啼哭阵作，昼夜无明显差异，伴面色苍白、出汗、呕吐和腹泻等，常见有肠痉挛、肠套叠、疝气和阑尾炎等疾病。❸佝偻病，夜间啼哭，易惊，烦躁不安，睡眠不宁等，需结合相关体征及理化检查。❹其他，如感冒鼻塞、口腔疱疹或溃烂、中耳炎、皮肤疖肿或瘙痒、腹股沟斜疝、关节脱臼、蛲虫病等感染，均可导致小儿啼哭，应对小儿进行全身详细检查以鉴别。

药膳食疗

1 温中姜粥

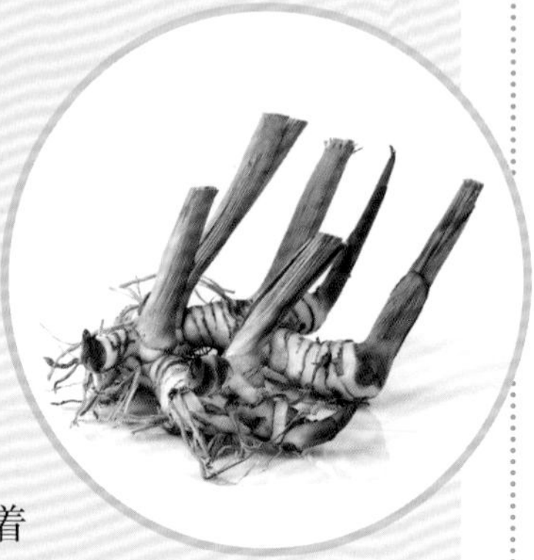

原　料 干姜 3g，高良姜 3g，粳米 50g，红糖适量。

制　法 先煎干姜、高良姜去渣取汁，再入粳米同煮为粥，再入红糖调味。此粥味甜微辛。

用　法 每日 1 次。

适应病证 腹部受凉，喜欢趴着睡，夜间啼哭，喜欢按揉腹部，大便稀烂。

2 莲心甘草茶

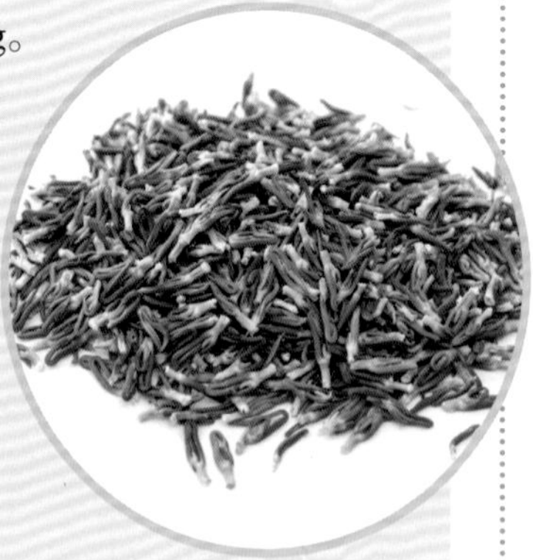

原　料 莲子心 1g，生甘草 3g。

制　法 开水冲泡。此饮品甘淡微苦。

用　法 代茶，一日饮数次。

适应病证 夜眠烦躁不安，脾气急躁，易口舌生疮，口唇红干，大便干。

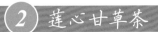

3 焦三仙消食汤

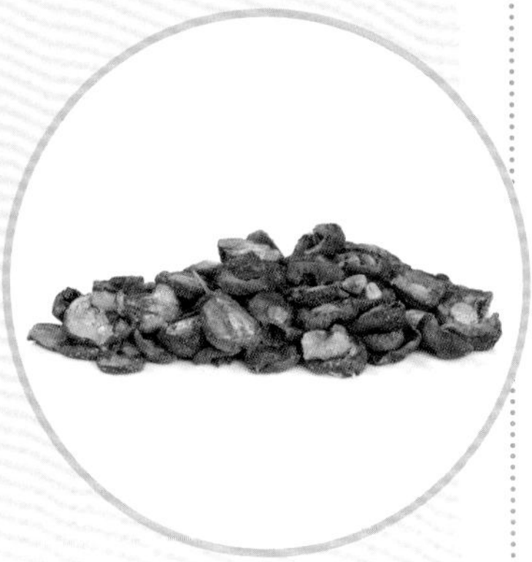

原　料 焦山楂6g，焦麦芽6g，焦神曲6g，炒鸡内金6g。

制　法 将上述药物放入砂锅，加300ml水浸泡20分钟，烧开，再转小火继续煎煮15分钟，离火晾凉即可饮用。此饮品味道微酸。

用　法 每日1次或2次，每次50ml，连用3日。

适应病证 食欲差，腹痛腹胀，睡眠不安，大便酸臭，舌苔厚腻。

外治疗法

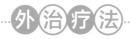

五倍子药糊贴敷疗法

备用物品 五倍子3g，纱布。

调配方法 将五倍子研为粉末干燥保存，临用前取适量五倍子粉末，加温水调成糊状备用。

使用方法 将五倍子糊敷于患儿神阙穴，外用纱布包扎。

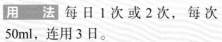

注意事项

☆ 适用于各种夜啼。

☆ 局部皮肤溃烂或对五倍子过敏者不可施用；五倍子粉需干燥保存，防止霉变。

☆ 调制药糊时应注意水温，不宜太烫或凉。

第七章 特色康复技法

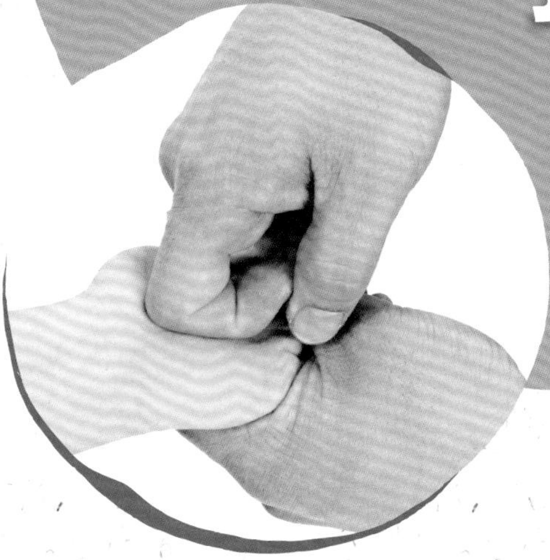

一｜脑性瘫痪的特色康复治疗

脑性瘫痪是一组持续存在的中枢性运动和姿势发育障碍、活动受限症候群。这种症候群是由于发育中的胎儿或婴幼儿小腿部非进行性损伤所致。脑性瘫痪的运动障碍常伴有感觉、知觉、认知、交流和行为障碍，以及癫痫和继发性肌肉、骨骼问题，患病率为 2.0‰ ~ 3.5‰。

根据脑瘫临床症状和体征的描述，属于中医“五迟”“五软”“五硬”和“痿证”的范畴。

临证针推

1. 临证推拿方案 小儿脑瘫推拿治疗以“通经活血、荣筋养肌、醒脑开窍、矫正畸形”为治则，以“治痿独取阳明”理论为基础拓展至全身经脉，采用经络辨证结合脏腑辨证组方经穴，手法运用以“以柔克刚，以刚制柔，刚柔并举”为指导，操作时做到“掌不离皮肉、指不离经穴、先后有序、轻重有度、节律自然”，将头手足脊四联推拿法、循经推拿法联合应用。

（1）脊背六法： 关老首创“脊背六法”应用于脑瘫患儿的脊背部操作。其是在传统的小儿捏脊疗法基础上，将手法进一步系统化、规范化，并加入了具有针对性的点、按、扣、拍等刺激性与放松性手法。操作中以患儿背部督脉、膀胱经第 1 和第 2 侧线及华佗夹脊穴为中心，在脊背部采用推脊法、捏脊法、点脊法、叩脊法、拍脊法和收脊法，六种手法顺次施术，由龟尾穴沿脊柱至大椎，亦可直至后发际。该疗法通过直接刺激脊背部督脉及膀胱经，达到补髓健脑、调理脏腑、振奋阳气之作用，同时对改善脑瘫患儿核心肌群稳定性与协调性、纠正躯干部异常姿势、促进运动发育亦有明显作用。推拿每日 1 次，每次 5 ~ 8 分钟。

（2）“头手足脊四联推拿法、循经推拿法”联合应用： 头手足脊循经推拿是在患儿头部、脊背部及四肢经络循行部位、穴位或肌肉走行处，选用适当手法加以刺激，以达到通经络、行气血之作用，使患儿表里内外通调顺畅，从而使患儿脏腑气血得以充养，肢体筋骨得以濡润，改善了皮肤、肌肉的营养状态，缓解痉挛、增强肌力、降低肌张力，提高了肌肉工作效率。

（3）辨证推拿、调节肌张力异常、纠正异常姿势，提高运动能力

肝强脾弱：多见于痉挛型脑瘫患儿，自出生之后多卧少动，颈强不柔，抱起时两腿伸直、内旋，肢体强硬失用，或动作笨拙，伴目涩不明，烦恼易怒，面黄形瘦，动则多汗，纳呆，舌淡，苔薄，脉细无力，指纹淡。

脾肾两亏：多见于肌张力低下型脑瘫患儿，肌肉松软无力，按压失于弹性，口软唇弛，吸吮或咀嚼困难，两足痿弱，骨软无力，头项软弱，不能抬举，舌淡，苔薄白，脉沉无力或指纹沉。

肝肾亏虚：多见于不随意运动型脑瘫患儿，手足蠕动或肢体震颤等不自主运动，关节活动不灵，手足徐动或震颤，动作不协调等症状，或语言不利，或失听失明，舌淡，苔薄白，脉细软或指纹淡紫。

根据患儿临床症状，辨证应用点、按、揉、捏、拿等手法作用于肢体，对肌张力高的部位，用柔缓手法，可缓解痉挛，降低肌张力；对肌张力低下部位，用重着手法，以增强肌肉兴奋性，提高肌力。应用扳、摇、拔伸等手法牵伸肌腱，改善关节活动范围，纠正异常姿势。操作以阳明经及其所属穴位为重点，拓展至其他经脉及穴位，如髀关、阳陵泉、足三里、绝骨、血海、阴陵泉、太冲、环跳、委中、昆仑等；上肢肩髃、曲池、手三里、外关、合谷等。每日 1 次或 2 次，每次 15 ~ 45 分钟。时间长短根据年龄、体质情况而定。

（4）伴随症推拿，根据患儿异常姿势选取穴位：腕掌屈，加拇指按揉阳池、阳溪、外关；拇指内收，加拇指按揉合谷、三间；足外翻，加拇指按揉照海、商丘；足内翻，加拇指按揉申脉、丘墟；尖足，取解溪、太白、足三里、绝谷；足趾跖屈，取商丘、太冲。

2. 临证针刺

主穴 百会、风府、四神聪、悬钟、足三里。

配穴 肝肾不足配肝俞、肾俞；心脾两虚配心俞、脾俞；上肢瘫痪配肩髃、曲池；下肢瘫痪配环跳、阳陵泉；语言障碍配哑门、通里。

方义 百会、风府，补髓健脑、开窍益智；四神聪，宁神醒脑益智；悬钟，益髓充脑、强壮筋骨；足三里，补后天之本、化生气血、滋养筋骨。

3. 痉挛型脑瘫特色针刺法——输合配穴（抑木扶土法）

穴位选取 主穴为阳经输穴、合穴，配穴选内踝三针、外踝三针、头针等。具体如下。

上肢：❶ 肘关节屈曲、内收，取曲池、小海穴，交替行针；❷ 腕下垂（腕掌屈），取外关、阳池穴；❸ 握拳、拇指内收，取三间、合谷、后溪穴。

下肢：❶ 膝反张，取委中、阳陵泉、足三里穴；❷ 足外翻，取太溪、商丘、照海、公孙穴；❸ 足内翻，取悬钟、丘墟、足临泣穴；❹ 足下垂（尖足），取太冲、解溪穴；❺ 足趾关节过度屈曲，取足临泣、陷谷、太冲、太白穴；❻ 剪刀步，取风市穴。

其他：❶ 语言障碍，取廉泉、哑门、通里、金津、玉液、承浆穴；❷ 听力差，取翳风、听宫、听会穴；❸ 智力低下，取智三针（神庭为第一针，左右两侧本神为第二、第三针）、百会穴。

针刺方法及疗程 针刺太溪穴、陷谷穴、太冲穴用 30 号（0.32mm）1～2 寸不锈钢毫针。针刺顺序从上肢到下肢；从左侧到右侧。对内踝三针和外踝三针采用平补平泻。每日 1 次，连续 6 日，休息 1 日，连续 1 个月为 1 个疗程。

方义 痉挛型脑瘫患儿除肌张力增高外，临床特点以肘膝关节以下姿势异常为主，根据五输穴分布特点，关老根据多年临床实践，总结出了“输合配穴针刺法”，治疗痉挛型脑瘫患儿肘膝关节以下姿势异常。十二经脉分布在肘、膝关节以下的 5 个特定腧穴，即“井、荥、输、经、合”穴，称“五输穴”。其中输穴分布于掌指或跖趾关节之后，为经气渐盛；合穴位于肘膝关节附近，其经气充盛且入合于脏腑。根据针灸的近治作用，“穴位所在，主治所在”，输合配穴针刺可以改善脑瘫患儿肘膝关节以下的异常姿势，改善手足、肘膝部位的运动功能，从而促进患儿各种运动功能的发育和完善。另外，根据中医的上病下取之原理，针刺五输穴，可使聚积于四肢的邪气消散，络脉条达，激发经气，运行通畅，通过经气的流注运行，通调全身，最终达到阴平阳秘、阴阳调和的状态。

痉挛型脑瘫属中医肝强脾弱证，治疗以“柔肝健脾（即抑木扶土）”为原则。针刺治疗上，以五输穴的五行特性为指导，通过抑木扶土的原理，选用输穴与合穴治疗，从而使肝邪气外泄，脾正气内充，即所谓“阴平阳秘，精神乃治”。“阴井木，阳井金”，阳经如胆经，输穴属木，合穴属土，通过泻输补合可直接达到抑木扶土之效；对于阴经如肝经，输穴属土，合穴属水，井穴属木，因为合穴为井穴的母穴，通过补输泻合，也可达到抑木扶土之效。又根据“治痿独取阳明”理论，痉挛型脑瘫的针灸治疗可采用阳经的输、合穴相配法，即“输合配穴法”。如，上肢部取手阳明大肠经三间、曲池或手太阳小肠经后溪、小海交替行针；下肢部取足少阳胆经足临泣、阳陵泉或足阳明胃经陷谷、足三里交替行针。

医生嘱托

1. 产前检查，对于患有严重疾病或接触了致畸物质，妊娠后可能危及孕妇生命安全或严重影响孕妇健康和胎儿正常发育的，应在医生指导下，避免怀孕。若在检查中发现胎儿患有严重的遗传性疾病或先天性缺陷、孕妇患有严重疾病，继续妊娠会严重危害孕妇健康甚至生命安全的，均应妥善处理。孕妇要注意避免不必要的 X 线照射。此外，孕妇应避免接触有毒物质，不能过度饮酒，否则也会使胎儿的脑部受到损害。

2. 增加营养，不要偏食、挑食，荤素要合理搭配，粗细粮轮食，要多食富含蛋白质、叶酸、维生素、微量元素的食品。

3. 做好孕期保健，已婚妇女在受孕后的 280 天中，是胎儿在母体内吸收营养、逐渐发育成长的过程，遗传、感染、营养不良以及其他理化因素，均可导致胎儿发育不良或致先天性缺陷，因而整个孕期的保健对于母婴的健康都是十分必要的。

4. 出生时，即分娩过程中，应预防早产、难产。医护人员应认真细致地处理好分娩的各个环节，做好难产胎儿的各项处理。

5. 小儿出生后 1 个月内要加强护理、合理喂养，预防颅内感染、脑外伤等。

二｜面瘫的特色针灸治疗

面瘫分周围性面瘫和中枢性面瘫，本文主要介绍的是周围性面瘫，是由各种原因引起的面神经核以下运动神经元受损，而出现的以面部表情肌群运动功能障碍为主要特征的一种常见病。其病变侧全部表情肌部分或完全瘫痪，表现为不能抬眉、不能皱眉、眼睑不能闭合、鼻唇沟变浅或消失、鼓腮漏气、口腔食物残留、眼睛流泪等，可伴有听觉改变、耳后乳突疼痛、舌前 2/3 味觉减退等临床特点。本病多发病突然，以一侧面部受累为多见。

操作方法

取穴以患侧地仓、颊车、阳白、鱼腰、四白、迎香、睛明、颧髎为主穴，远端配穴取健侧合谷。面部穴位采用四针八穴透刺法，如地仓透颊车，迎香透上睛明，颧髎透四白，阳白透鱼腰。面部针刺早期手法宜轻，平补平泻；后期手法稍加重，留针期间行针 2 次，以泻为主。合谷穴以泻法为主，可以去除阳明、太阳经络之邪气。留针 30 分钟，每日 1 次，1 周休疗 1 天。

施针后以艾条艾灸针刺穴位，温和灸配合雀啄灸。以患儿面部皮肤出现红晕为度，使患儿局部有温热感而无灼痛感为宜。按摩时偏重于患侧面部，先以抹法、摩法、擦法等放松患侧面肌，然后以稍重手法如按、揉、点等作用于相关穴位。同时注意提拉口角和眉毛。按摩以面部发红发热为度，每次 30 分钟，每日 1 次。

方义 鱼腰为奇穴，主治眼部病症；四白、地仓、颊车为足阳明胃经穴位；颧髎、迎香分别为手太阳、手阳明经穴位；睛明为足太阳膀胱经穴位；阳白为足少阳胆经穴位，以上穴位具有疏调经气之作用，又在神经解剖面神经周围支走行处，支配面部肌肉运动，为治疗面瘫之要穴；配远端手阳明经之原穴——合谷，为循经取穴，且“面口合谷收”，急性期用泻法可以去除阳明、太阳经络之邪气。诸穴配合使阳明、少阳之经气得以疏通。采用透刺法，在保证疗效的同时，减少针刺，减轻患儿痛苦。针刺后予以艾灸，加强温经通络的作用，按摩则进一步使面部肌肉放松，促进神经、肌肉的新陈代谢，从而有利于炎症的吸收。

三 | 小儿肌性斜颈的特色推拿治疗

小儿肌性斜颈以头向患侧歪斜、颜面转向健侧为特点，也称先天性肌性斜颈，是小儿常见的一种畸形。患儿早期若未得到及时、合理的治疗，随着年龄的增长，继发症状会逐渐显现，如枕部歪斜，颜面部不对称，头项部活动不利，甚至颈、胸椎侧弯等畸形，影响小儿生活及身心健康。推拿治疗本病疗效显著、不良反应少、患儿易接受。

中医将其归为“筋伤”范畴，认为是气血瘀阻、脉络不通所致。

临床分型

1. **肿块型** 患侧胸锁乳突肌可触及肿块大小不一，轮廓清晰，肿块质地软硬不同，其形状为卵圆形或整条肌肉呈条索状，形状不规则。患儿头部活动受限。

2. **非肿块型** 患侧胸锁乳突肌挛缩紧张，无肿块，头部活动受限。

治疗原则

1. **肿块型** 软坚散结，矫正畸形。

2. **非肿块型** 舒筋活血，矫正畸形。

临证推拿

1. **肿块型** ❶患儿及医者位置：患儿仰卧位，医者坐于患儿头顶侧，使患儿头面部转向健侧，充分暴露患侧胸锁乳突肌。❷首先应用拇指按揉患侧胸锁乳突肌、斜方肌上 1/3 部分及颈后肌群，同时按揉人迎、水突、扶突、肩井及风池穴，以肿块处为操作重点，共 6 ~ 8 分钟。❸再应用拇指、示指、中指捏拿肿块 3 ~ 5 分钟。❹然后应用牵拉法，一手扶住患儿头后枕部，另一手扶于其下颌部，双手配合使患儿头部转向患侧至最大范围；再一手扶住患儿头后枕部，另一手按压住其患侧肩部，双手同时反方向用力，使患儿头部向健侧牵拉至最大范围；连续应用 4 次或 5 次。❺最后，医者用拇指按揉法放松胸锁乳突肌和患侧颈肩部肌群 2 ~ 3 分钟，结束治疗。

每次治疗 20 ~ 30 分钟，每日 1 次，每周 6 次。

2. **非肿块型** 操作重点部位以紧张挛缩的肌群为主。按揉胸锁乳突肌及颈肩后部肌群的时间为 8 ~ 10 分钟，捏拿胸锁乳突肌的时间为 2 ~ 3 分钟，头颈部牵拉每种方法要连续操作 6 ~ 8 次，最后也应用按揉法放松胸锁乳突肌和患侧颈肩部肌群 2 ~ 3 分钟。

3. 按、揉、牵三法 ❶按法：患儿取仰卧位，术者用拇指在患部施加垂直方向的按压，力点在患侧胸锁乳突肌隆起处，力度由医生手感决定。❷揉法：患者取仰卧位，术者用手拇指螺纹面吸定患处做顺时针的旋揉，频率为 60 次 / 分。❸牵法：患儿取仰卧位，术者双手捧住患儿头颈，一手拇指在患侧的胸锁乳突肌隆起处固定，向健侧做弧形牵拉。

方义 推揉及拿捏患侧胸锁乳突肌，能舒筋活血，改善局部血运供给，缓解肌肉痉挛，促使肿块消散；伸展牵拉患侧胸锁乳突肌，能改善颈部活动范围。

医生嘱托

1. 注意观察婴幼儿的日常活动，做到早发现，早诊断，早推拿，早康复。

2. 注意日常中对患儿头颈部姿势的控制，可用玩具诱导患儿头部转向患侧，或在患儿吃奶、睡觉时调整患儿头部位置。

3. 病程超过 18 个月，经推拿治疗，患儿头颈部活动仍受限，胸锁乳突肌挛缩纤维化明显者，考虑手术治疗。

四｜臂丛神经损伤的特色推拿治疗

臂丛神经损伤多由于出生时胎位不正、宫缩无力、难产或接生方法不当，在分娩过程中臂丛神经受到过度牵拉所致，属于中医学“痿证”范畴。

临证推拿

患儿暴露患肢，术者先用拇指按揉、捏拿上肢肌群，以阳明经为中心选取经穴，如肩髃、肩井、极泉、臂臑、曲池、尺泽、小海、手三里、外关、内关、阳池、合谷等，力度由轻至重，频率由慢至快，时间 8 ~ 10 分钟。后于患儿指甲周缘应用掐揉法，以患儿略有痛感为度。于患肢萎缩肌群处着重应用拇指按揉弹拨法，而后操作患儿颈肩背部夹脊穴和肩胛带肌群。最后应用肩、肘、腕及指间关节牵拉法。

方义 按揉肩髃、曲池、小海、手三里、外关、合谷等穴位及掐揉指甲周缘，具有活血化瘀、通经活络、荣筋养肌的作用；应用关节牵拉法，可保持强化关节的活动范围，预防挛缩。

医生嘱托

1. 肩难产和臀位分娩是臂丛神经损伤的主要原因，接生方法不正确同样是重要因素，因此要充分做好产前预测，提高生产时质量是预防本病发生的关键。

2. 加强精神调护，耐心讲解病情，给予安慰和鼓励，避免精神刺激。

3. 合理安排患儿生活及教育。

五 | 足内、外翻的特色推拿手法治疗

足内、外翻是一种小儿发育性常见畸形，西医学认为，患儿小腿宫内受压致发育障碍，部分深浅肌群、肌腱韧带（如胫骨后肌，腓骨长、短肌腱等）与周围肌群发育不一致，从而出现将患足持续异常牵拉，导致生后畸形出现。

中医学认为，足内、外翻为患儿先天血瘀脉阻、筋脉失养所致，属“筋伤”“筋挛”范畴。

治则 活血通络，矫正畸形。

临证推拿

临证推拿本病宜越早越好。局部拇指按揉小腿内、外、后侧肌群，先以放松手法为主，逐渐加大力度放松深层肌群（因患儿较小，稍加力量可触及深层肌群，以患儿略感疼痛为度）。而后，一手将患足牵拉至正常位，另一手拇指按揉相应紧张肌群，以肌群肌腹处作为放松重点，同时按揉相应穴位。最后应用踝关节摇法扩大患侧踝关节活动范围，放松小腿肌群，结束操作。

踝关节内翻常用按揉穴位：阳陵泉、绝骨、丘虚、昆仑等。

踝关节外翻常用按揉穴位：阳陵泉、三阴交、商丘、太溪等。

踝关节内翻肌群：胫骨后肌、趾长屈肌、踇长屈肌、腓肠肌（内侧头）。

踝关节外翻肌群：腓骨长肌、腓骨短肌、趾长伸肌、第3腓骨肌。

第八章

佑儿保健推拿

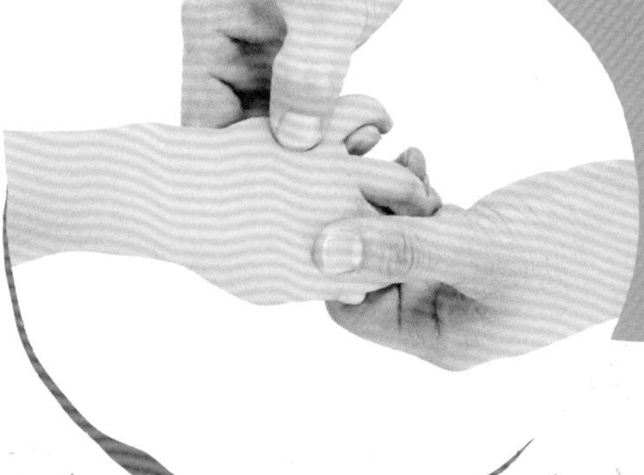

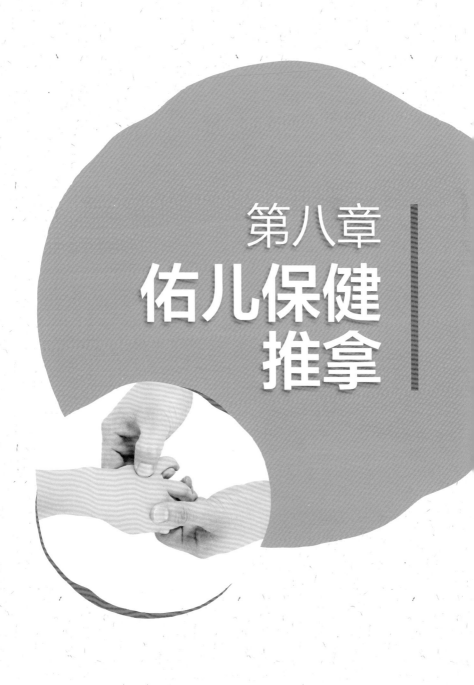

一 | 节气保健推拿

“二十四节气推拿”就是在特定的时令节气，结合小儿自身的体质特征及生理病理特点，采用穴位推拿方法，帮助机体适应自然界的变化规律，增强抵抗力。二十四节气推拿一般在每个节气前一天，节气当天，节气后一天，为期三天。结合二十四节气人体的阴阳、虚实、寒热消长的变化，进行推拿调理，可以增强儿童免疫功能，减少各种疾病的发作频率，强壮体质，顺时调养，事半功倍。

• 立春——分阴阳、清肝经、补脾经、捏脊

扫码 ◀观看 视频

立春是一年中第一个节气，在每年的公历2月4日前后。此时太阳黄经为315度。《月令七十二候集解》曰：“立春，正月节。立，建始也。”立春，意味着春季的开始。立春养生之法，重在顺应木气升发，以养木为根本。

常用手法穴位：分阴阳、清肝经、补脾经、捏脊。

分阴阳

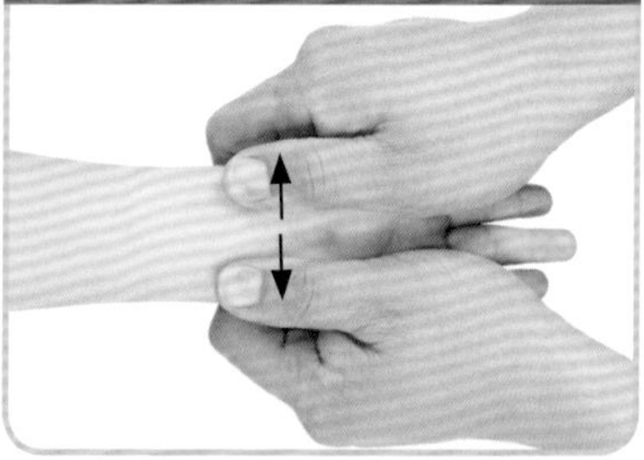

清肝经

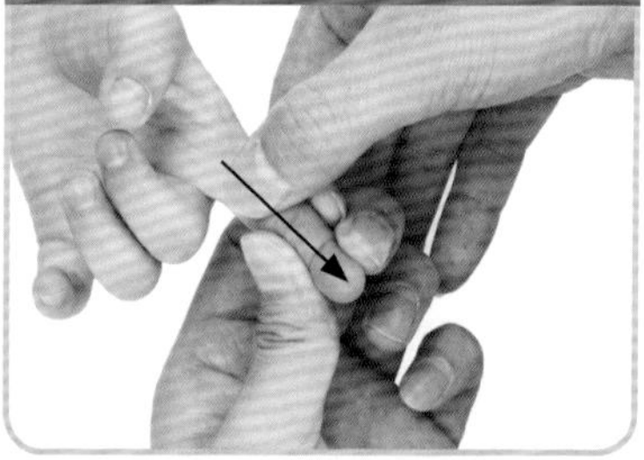

补脾经

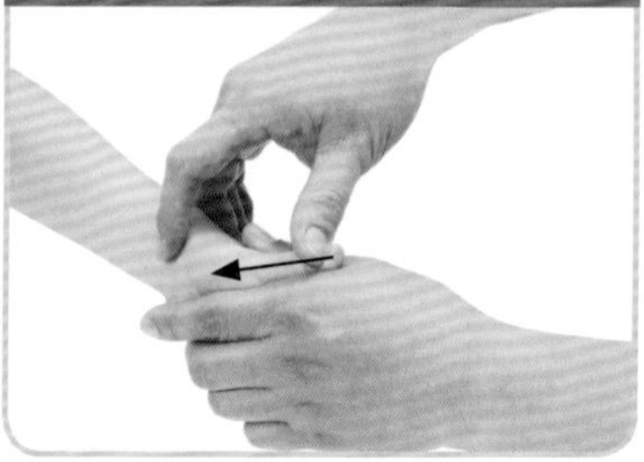

捏脊

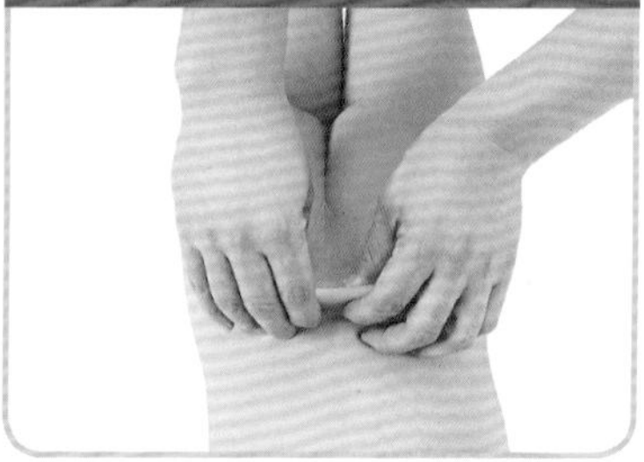

• 雨水——清肝经、推三关、揉一窝风、捏脊

雨水是二十四节气中的第二个节气，时值每年公历2月19日前后，太阳黄经达330度时。此时，气温回升、冰雪融化、降水增多，故取名为雨水。《月令七十二候集解》云："正月中，天一生水。春始属木，然生木者必水也，故立春后继之雨水。且东风既解冻，则散而为雨矣。"雨水节气前后，万物开始萌动，春天就要到了。如在《逸周书》中就有雨水节后"鸿雁来""草木萌动"等物候记载。雨水为湿寒，加之从冬季刚刚过渡到春季，气候还是有寒气的，会出现百姓所说的"倒春寒"，此时要注意保暖，增加温补穴位推拿，稳固根基。

常用手法穴位：清肝经、推三关、揉一窝风、捏脊。

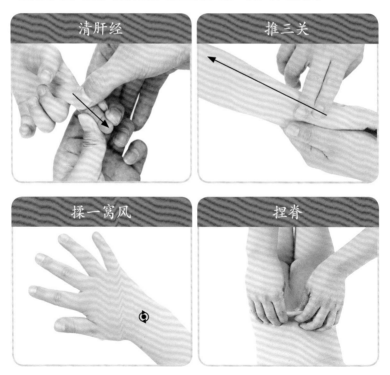

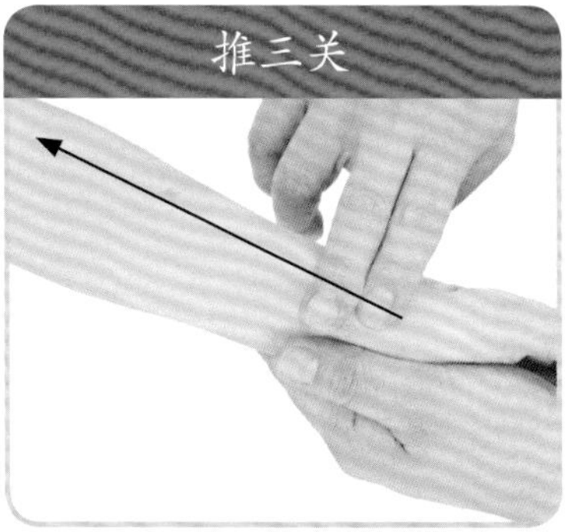

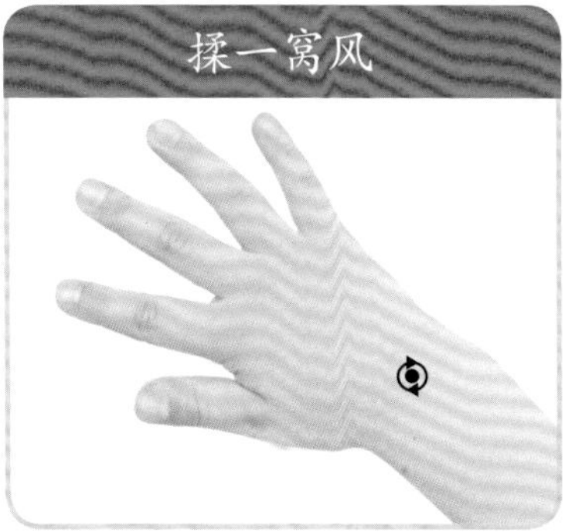

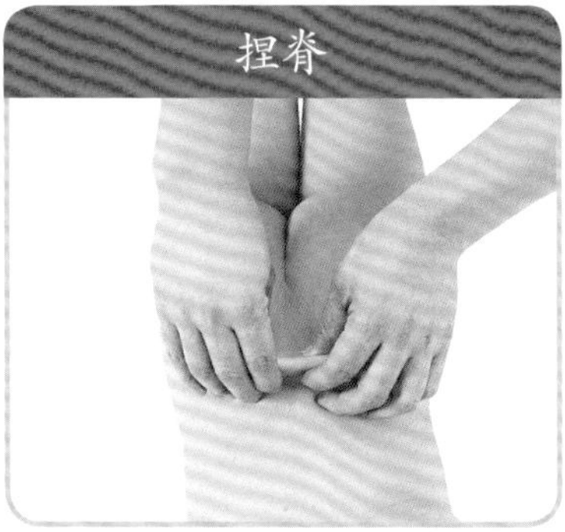

• 惊蛰——清肝经、补脾经、补肺经、捏脊

惊蛰是二十四节气中的第三个节气，时值每年公历 3 月 6 日前后，太阳到达黄经 345 度时。“惊”是惊醒、惊动之意；“蛰”是“蛰伏”之意。“惊蛰”的意思是说春雷始鸣，惊醒了蛰伏于地下冬眠的昆虫。《月令七十二候集解》中记载：“二月节，万物出乎震，震为雷，故曰惊蛰。是蛰虫惊而出走矣。”养生重视调达肝气，平衡阴阳。

常用手法穴位：清肝经、补脾经、补肺经、捏脊。

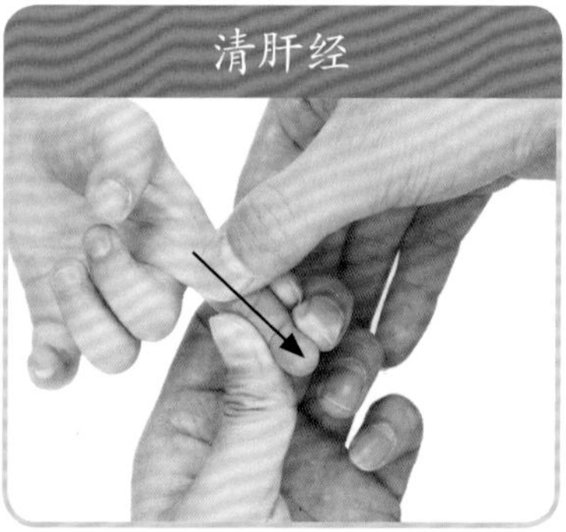

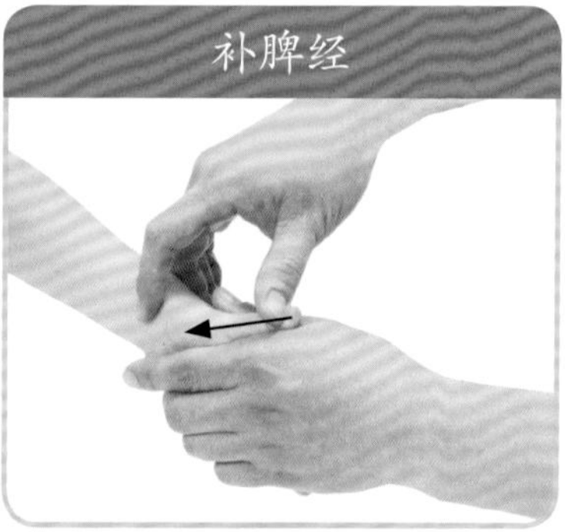

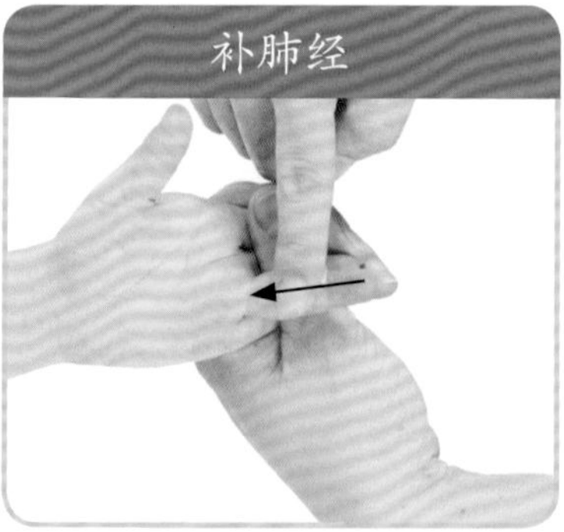

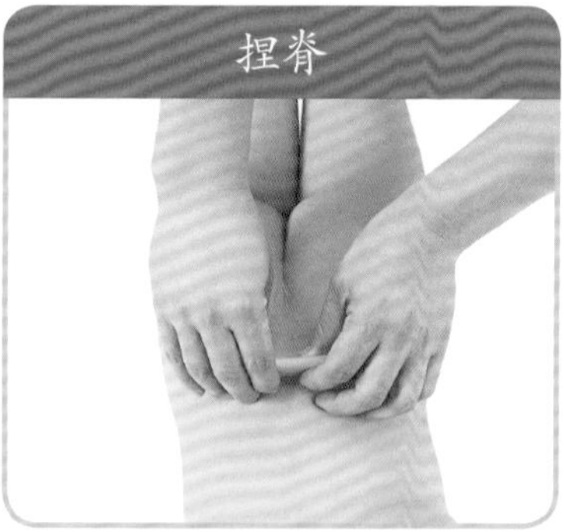

• 春分——分阴阳、清肝经、运内八卦、捏脊

扫码
◀观看
视频

春分，古时又称为“日中”“日夜分”“仲春之月”，适逢每年公历3月20日或21日，当太阳到达黄经0度（春分点）时开始。因这天昼夜长短平均，正当春季九十日之半，故称“春分”。《明史・历一》中记载：“分者，黄赤相交之点，太阳行至此，乃昼夜平分。”此时，要注意阴阳平衡；春分气节，小儿易出现感冒，流涕等，此时固表为宜。

常用手法穴位：分阴阳、清肝经、运内八卦、捏脊。

分阴阳

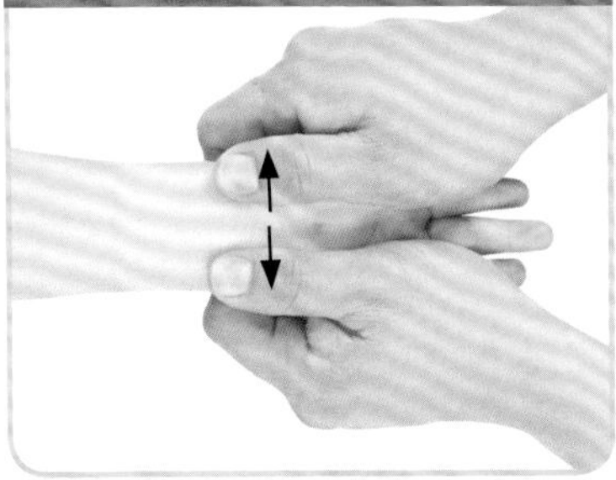

清肝经

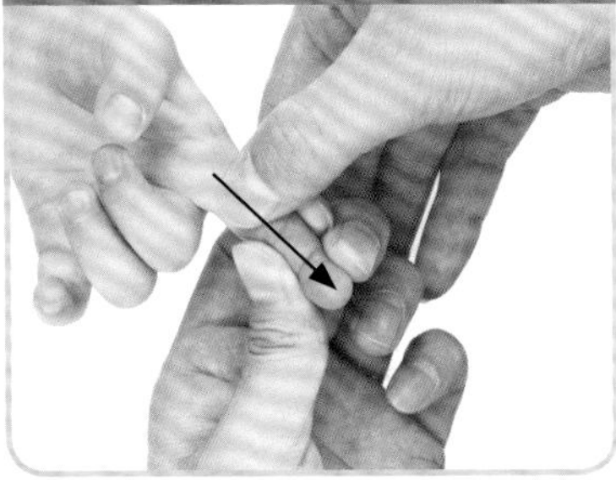

运内八卦

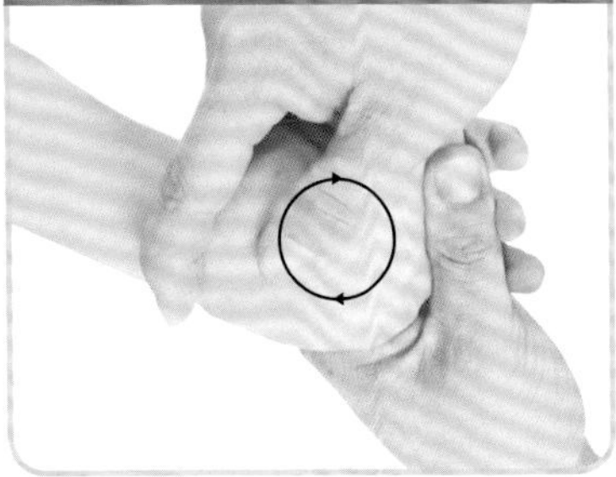

捏脊

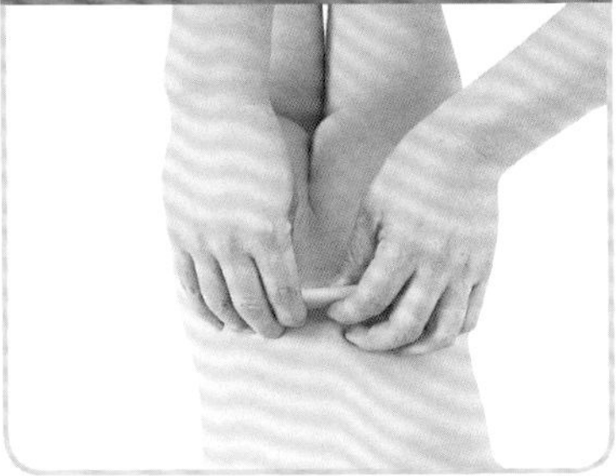

• 清明——清肝经、补脾经、运内八卦、捏脊

清明是二十四节气中的第五个节气。每年 4 月 4 日或 5 日，太阳到达黄经 15 度时开始，至 4 月 20 日（或 21 日）结束。清明乃天清地明之意。农历书曰：“斗指丁为清明，时万物洁显而清明，盖时当气清景明，万物皆齐，故名也。”清明时节，肝气易旺，“过犹不及”的肝气过旺，会对脾胃造成影响，所谓“肝气乘脾”“肝气犯胃”。因此，在清明时节需要清肝健脾。

常用手法穴位：清肝经、补脾经、运内八卦、捏脊。

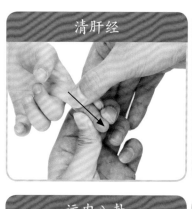

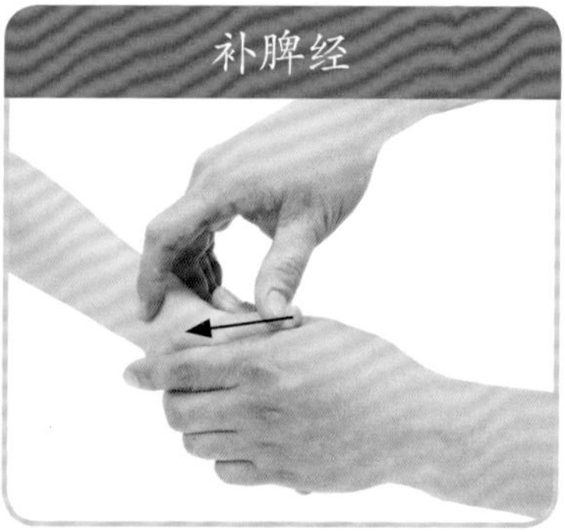

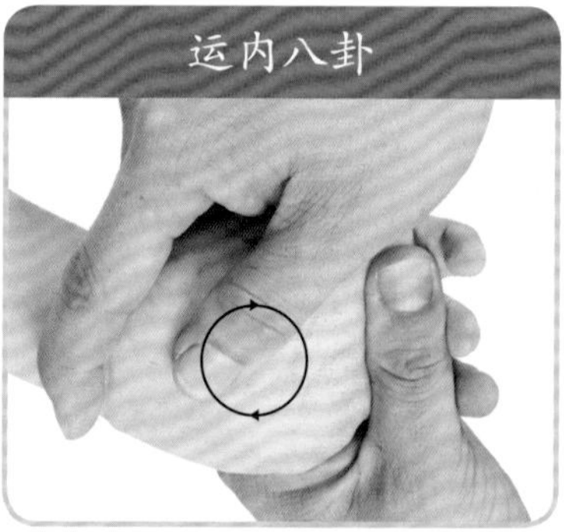

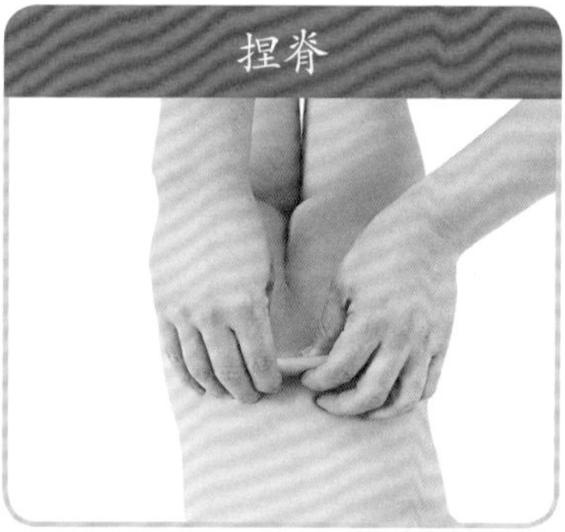

• 谷雨——分阴阳、清肝经、补肺经、捏脊

谷雨是春季的最后一个节气。每年公历 4 月 20 日前后，视太阳到达黄经 30 度时为谷雨。《月令七十二候集解》中记载：“三月中，自雨水后，土膏脉动，今又雨其谷于水也……盖谷以此时播种，自下而上也。”天气转温，桃花、杏花开放；杨絮、柳絮飞扬，此时过敏性疾病很容易复发，同时大风天气，空气干燥，“人应四气”，这个时候，补肺清肝尤为重要。

常用手法穴位：分阴阳、清肝经、补肺经、捏脊。

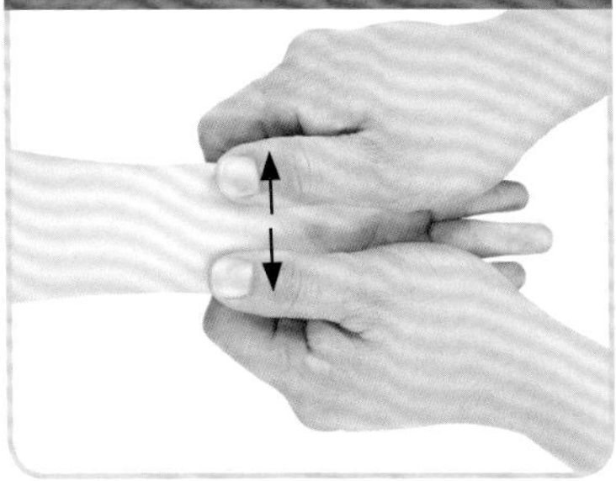
分阴阳

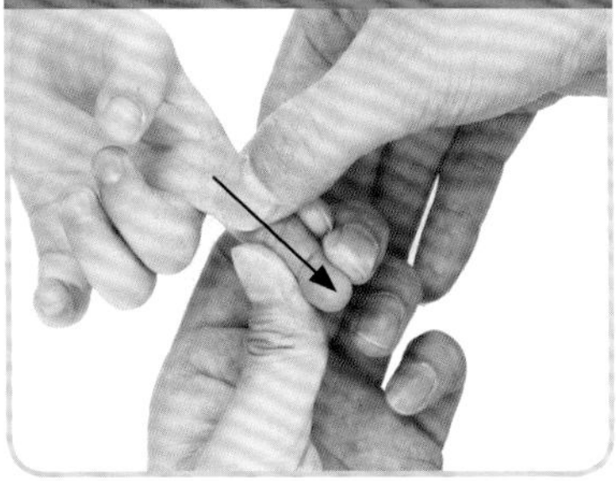
清肝经

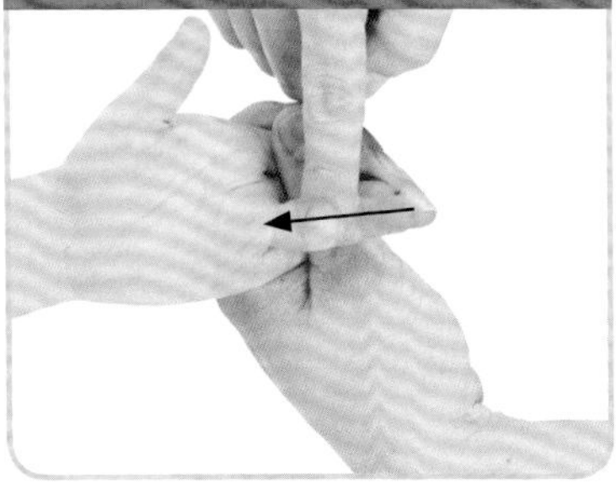
补肺经

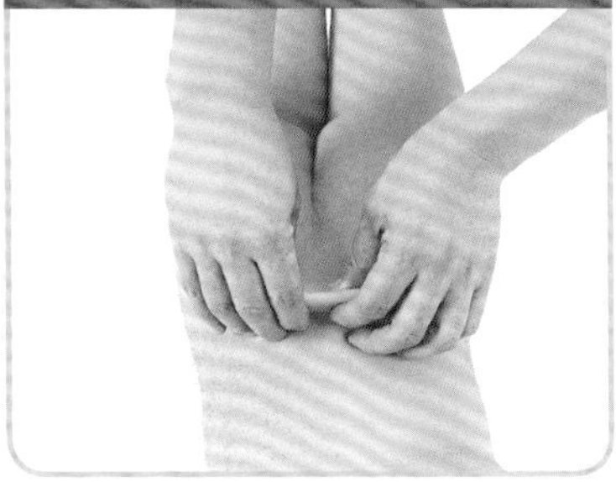
捏脊

• 立夏——分阴阳、推脾经、清天河水、捏脊

扫码观看视频

立夏是指太阳到达黄经 45 度时，时逢每年公历的 5 月 5 日或 6 日。《历书》中记载：“斗指东南，维为立夏，万物至此皆长大，故名立夏也。”立夏标志着夏季的开始。《礼记 · 月令》篇，解方立夏：“蝼蝈鸣，蚯蚓出，王瓜生，苦菜秀。”由于天气比较炎热，雨季增多，立夏后孩子湿热症状明显。此时应以清热利湿为主。

常用手法穴位：分阴阳、推脾经、清天河水、捏脊。

分阴阳

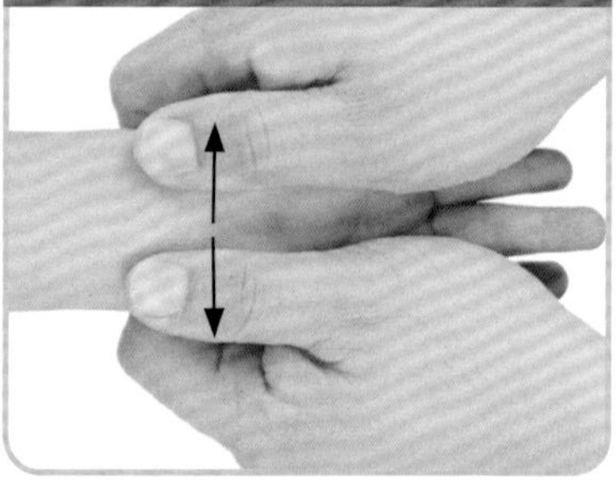

推脾经

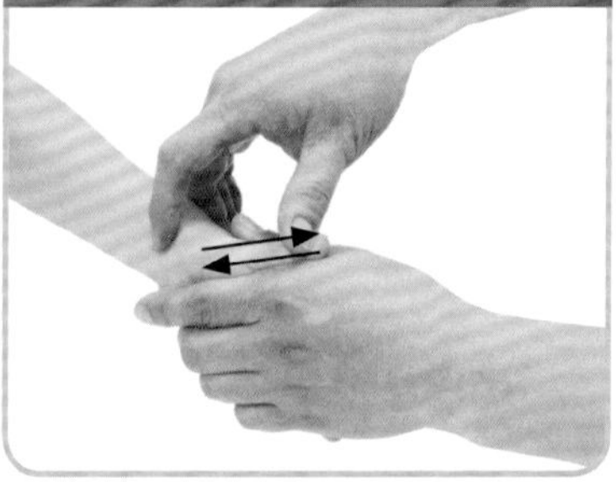

清天河水

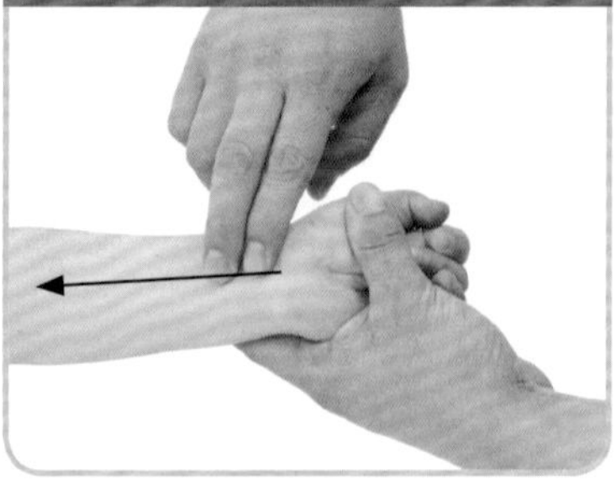

捏脊

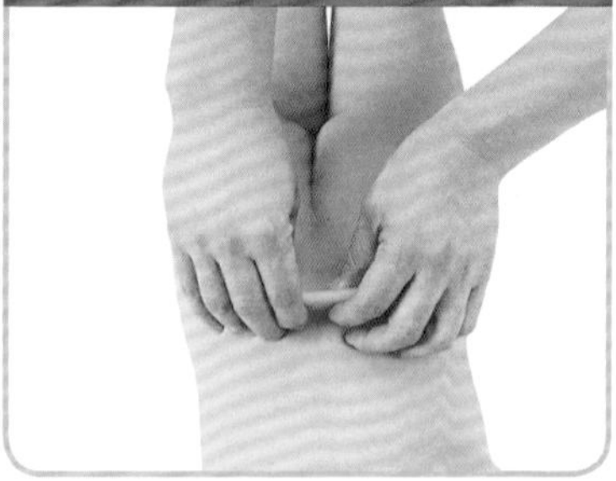

• 小满——推脾经、运内八卦、捣小天心、捏脊

小满是夏季的第二个节气，时值每年公历的 5 月 20 日至 22 日，太阳到达黄经 60 度时。“斗指甲为小满，万物长于此少得盈满，麦至此方小满而未全熟，故名也。”从小满开始，夏熟作物的籽粒开始灌浆饱满，但还未成熟，只是小满，还未大满。进入小满以后，气温明显升高，雨水开始增多，潮湿闷热天气为主。湿易困脾，此时宜健脾理气除湿。

常用手法穴位：推脾经、运内八卦、捣小天心、捏脊。

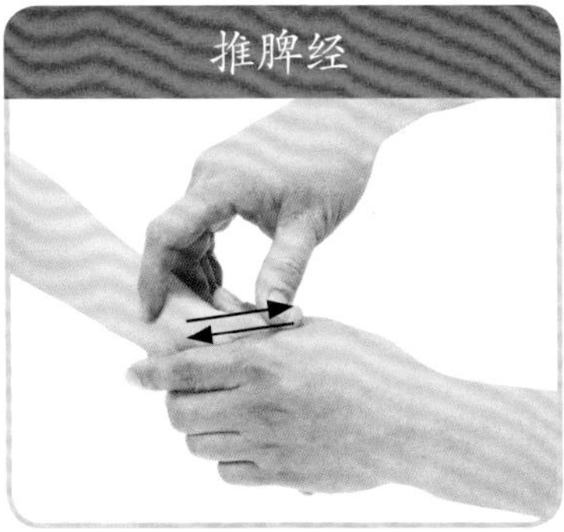

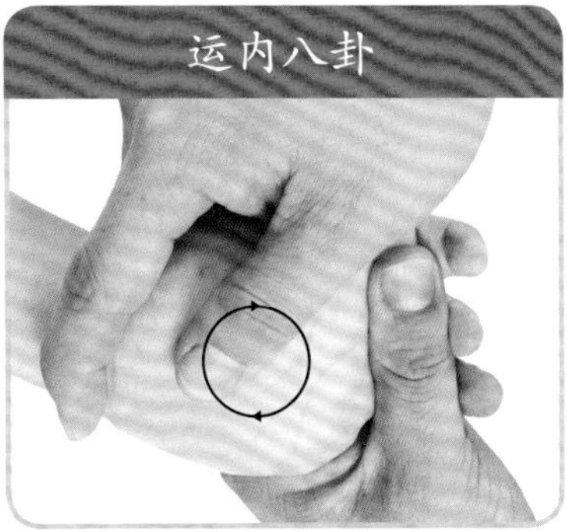

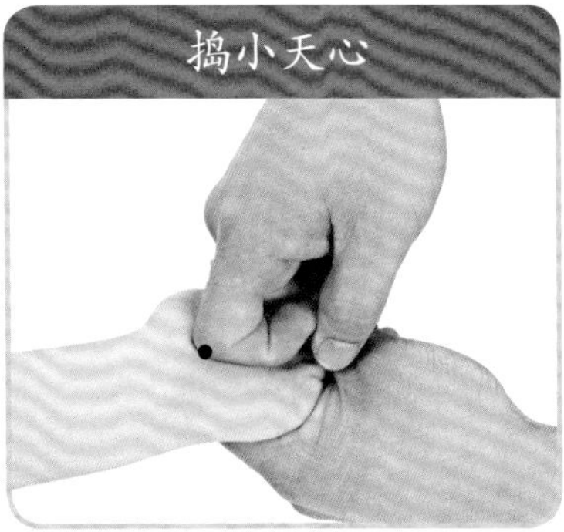

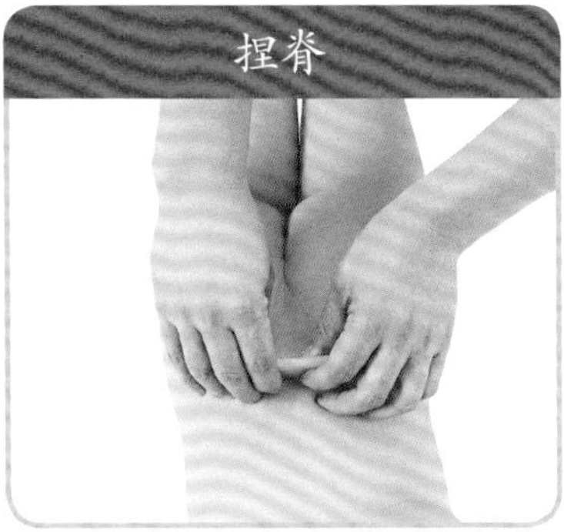

• 芒种——清心经、捣小天心、揉内劳宫、捏脊

芒种是夏季的第 3 个节气，适逢每年公历的 6 月 5 日左右，太阳到达黄经 75 度时。农历书记载：“斗指巳为芒种，此时可种有芒之谷，过此即失效，故名芒种也”。芒种节气最适合播种有芒的谷类作物，如晚谷、黍、稷等。《月令七十二候集解》中记载：“五月节，谓有芒之种谷可稼种矣”。芒种节气时气候炎热，雨水增多。养生方面要注意防暑，此时，清心除烦尤其重要。

常用手法穴位：清心经、捣小天心、揉内劳宫、捏脊。

清心经

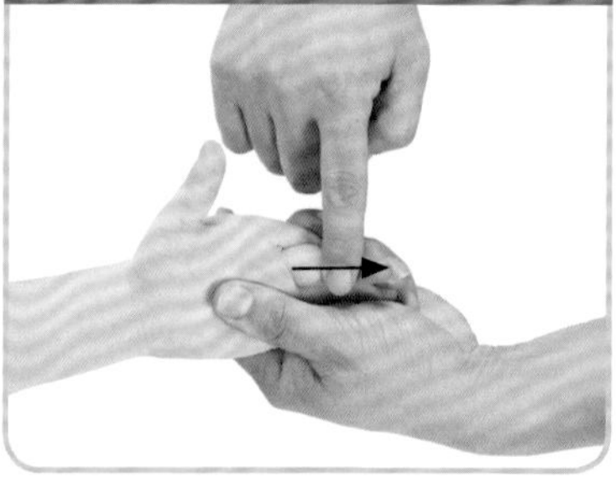

捣小天心

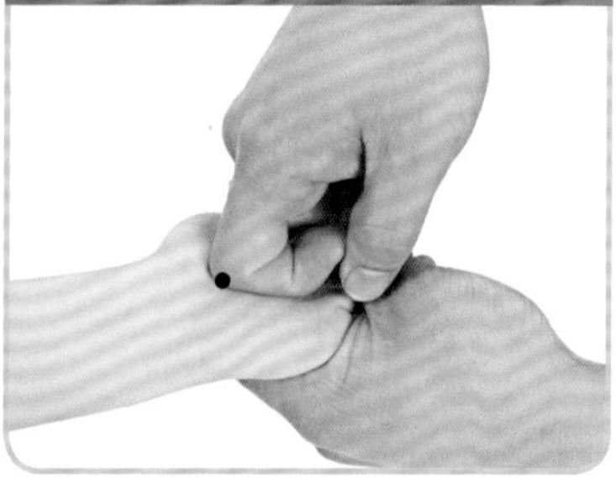

揉内劳宫

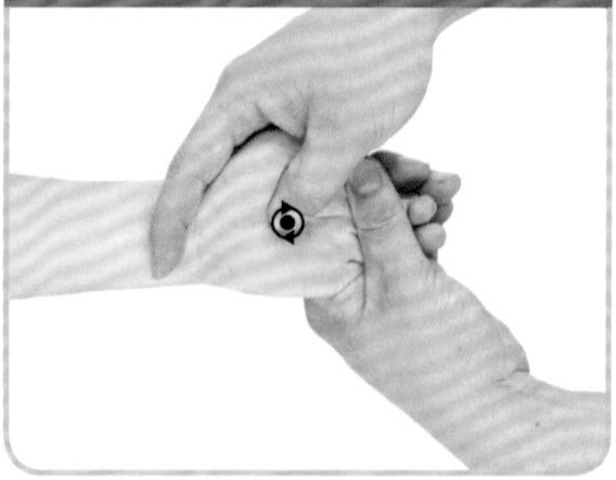

捏脊

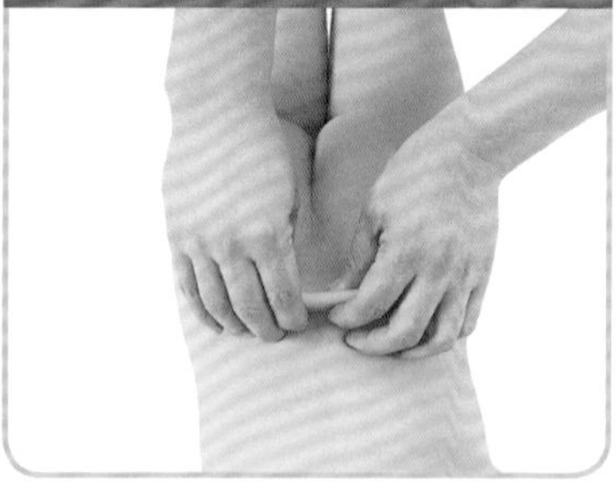

• 夏至——分阴阳、开天门、推坎宫、捏脊

扫码
◀观看
视频

夏至，古时又称“夏节”“夏至节”。夏至适逢每年公历 6 月 21 日前后，太阳到达黄经 90 度时开始。夏至这天，太阳直射地面的位置到达一年的最北端，几乎直射北回归线，北半球的白昼达最长，且越往北越长，是北半球一年中白昼最长的一天。夏至到，天气炎热，易出现懈怠厌倦、没有精神等现象。此时应祛暑提神。

常用手法穴位：分阴阳、开天门、推坎宫、捏脊。

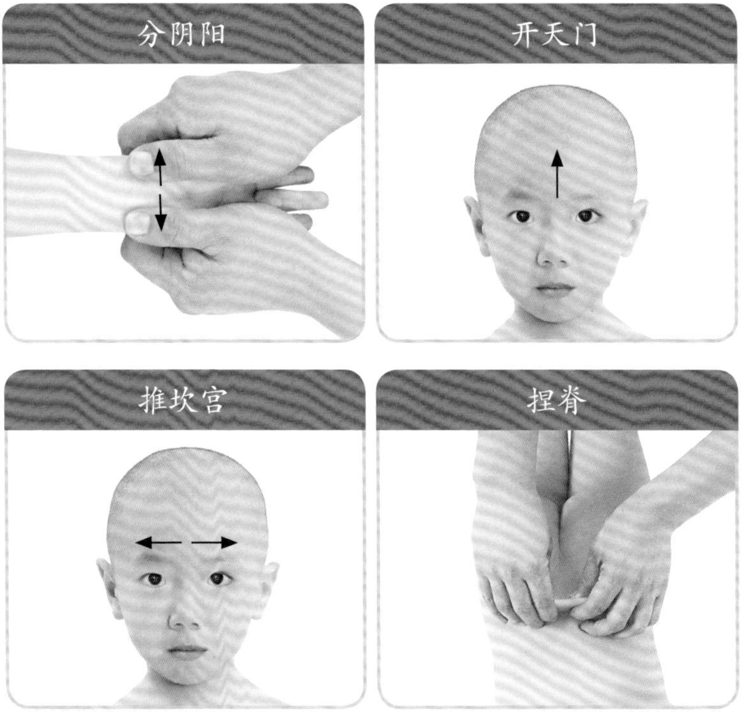

• 小暑——推脾经、运内八卦、清天河水、捏脊

从每年公历的7月7日或8日开始，太阳到达黄经105度时为小暑。“暑”即“热”，小暑时气候炎热。《历书》中记载：“斗指辛为小暑，斯时天气已热，尚未达于极点，故名也。”也就是说，此时天气虽然很热，但还不到最热的时候，所以叫作“小暑”。《月令七十二候集解》中记载：“六月节……暑，热也，就热之中分为大小，月初为小，月中为大，今则热气犹小也。”小暑即小热。小暑天气炎热，除了热还有湿，自然界热与湿同时蒸腾。此时应以清热祛湿为主。

常用手法穴位：推脾经、运内八卦、清天河水、捏脊。

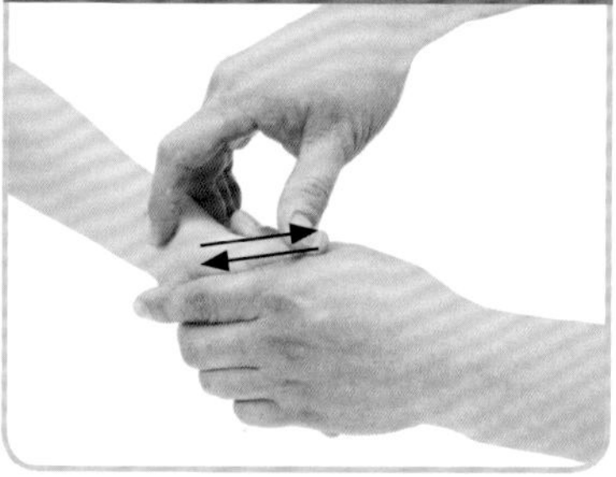
推脾经

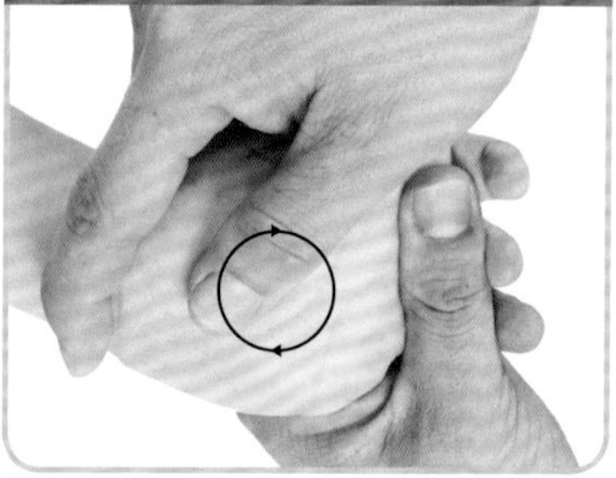
运内八卦

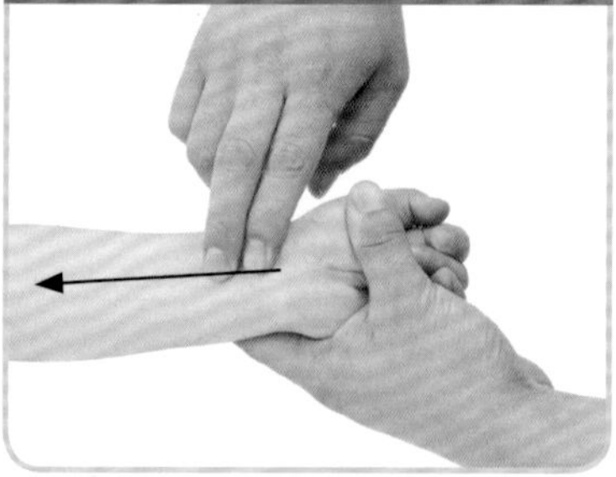
清天河水

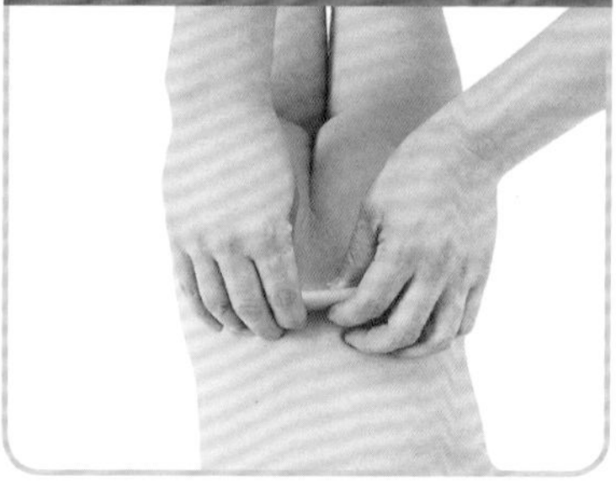
捏脊

• 大暑——清天河水、退六腑、捣小天心、捏脊

大暑是夏季的最后一个节气，时值每年公历7月22日至24日，太阳位于黄经120度时。大暑”与“小暑”一样，都是反映气候炎热程度的节令，“大暑”表示炎热至极。《月令七十二候集解》中记载：“六月中……暑，热也，就热之中分为大小，月初为小，月中为大，今则热气犹大也。”针对大暑酷热特点，预防的重点在于清热除烦。

常用手法穴位：清天河水、退六腑、捣小天心、捏脊。

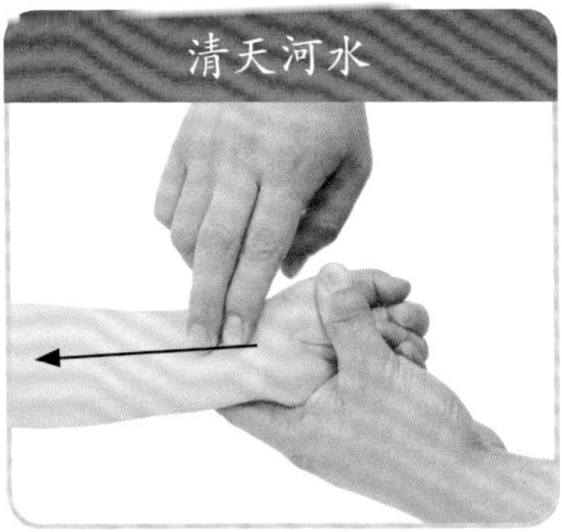

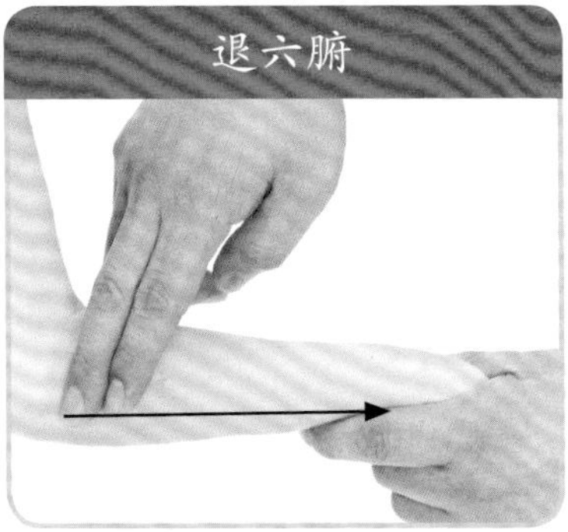

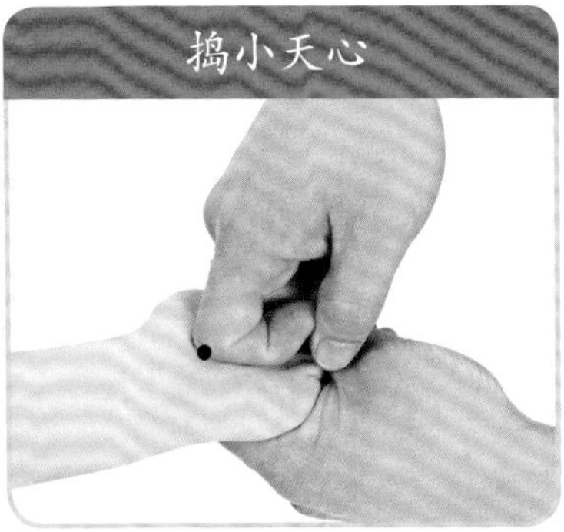

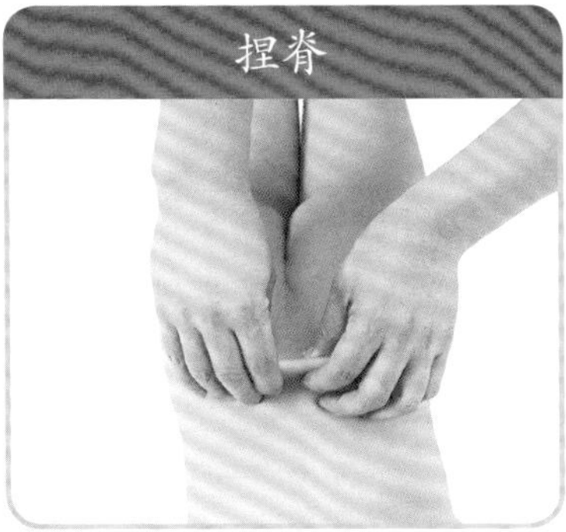

• 立秋——分阴阳、补肺经、揉二马、捏脊

扫码观看视频

立秋是秋季的第一个节气。每年公历的8月7日或8日，太阳到达黄经135度时为立秋。“立”是开始之意，“秋”表示庄稼成熟。《月令七十二候集解》中记载：“七月节，立字解见春（立春）。秋，揪也，物于此而揪敛也。”立秋时节，万物成熟收获，天地间的阴气逐渐增强，而阳气则由“长”转“收”。天气逐渐凉爽且干燥，燥易伤肺，此时应以滋阴润燥为主。

常用手法穴位：分阴阳、补肺经、揉二马、捏脊。

分阴阳

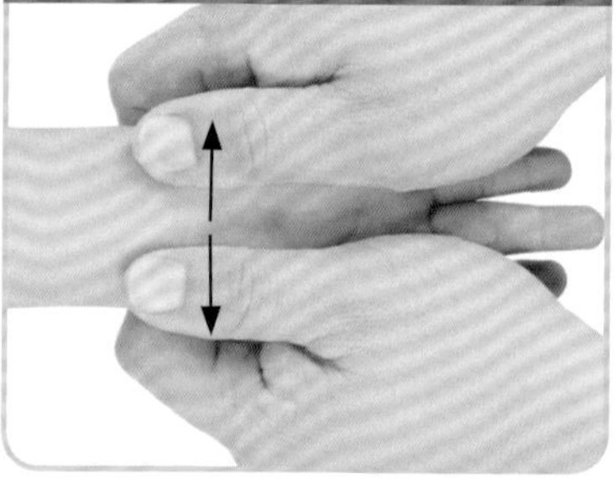

补肺经

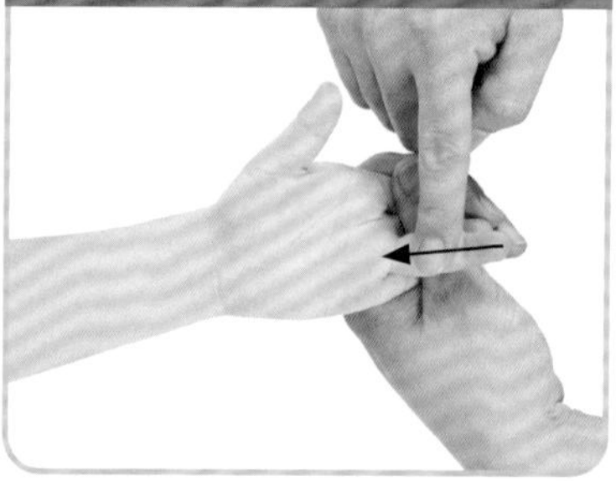

揉二马

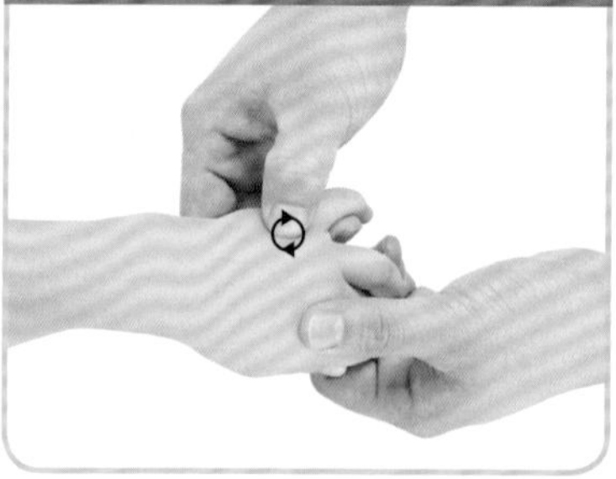

捏脊

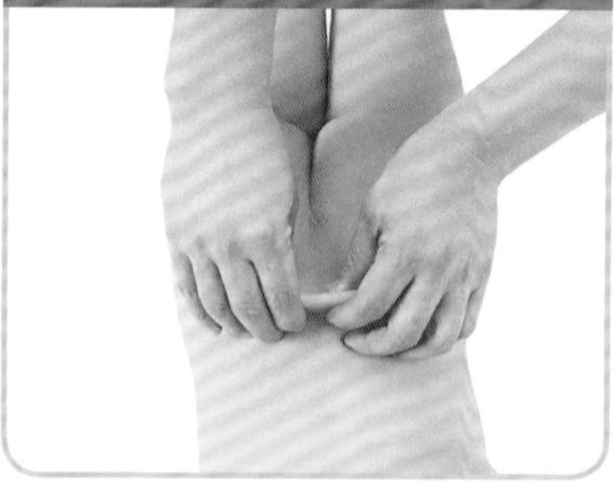

• 处暑——推脾经、清小肠、运内八卦、捏脊

处暑是秋季的第 2 个节气，适逢每年公历的 8 月 22 日至 24 日，当太阳到达黄经 150 度时。《月令七十二候集解》中记载：“处，去也，暑气至此而止矣。”处暑是反映气温变化的一个节气。“处”含有躲藏、终止之意，“处暑”表示炎热暑天结束了，也就是说炎热的夏天即将过去，热到此为止了。

常用手法穴位：推脾经、清小肠、运内八卦、捏脊。

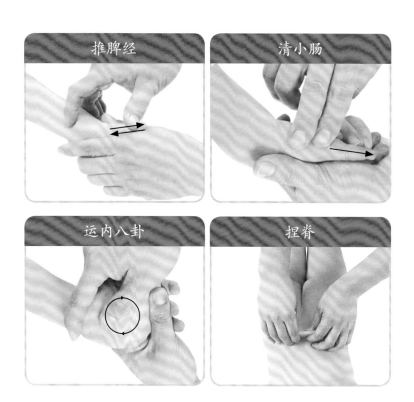

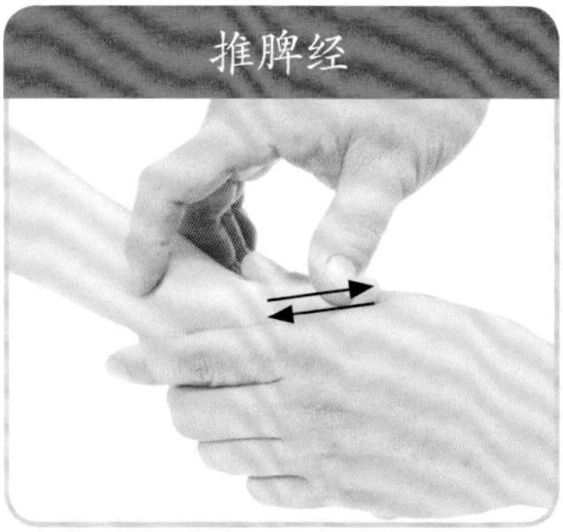

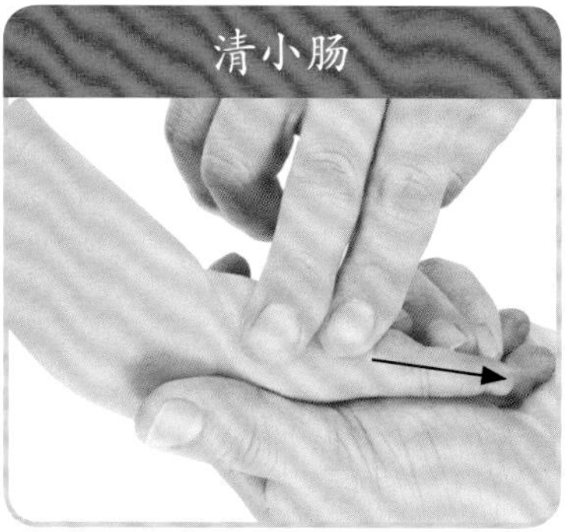

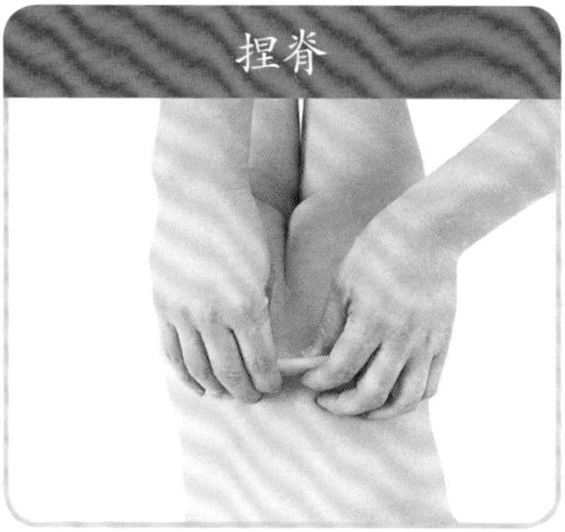

• 白露——推脾经、补肺经、补肾经、捏脊

白露适逢每年公历的9月7日至9日，此时太阳位于黄经165度。《月令七十二候集解》记载：“水土湿气凝而为露，秋属金，金色白，白者露之色，而气始寒也”。夏至时阳气达到顶点，至白露时阴气逐渐加重，清晨的露水随之日益加厚，凝结成一层白白的水滴，因此称之为白露。“白露”是反映自然界气温变化的节令，标志着炎热的夏天已过，凉爽的秋天已经到来了。白露金水相承，脾土难运，此时应健脾、补肺、滋肾。

常用手法穴位：推脾经、补肺经、补肾经、捏脊。

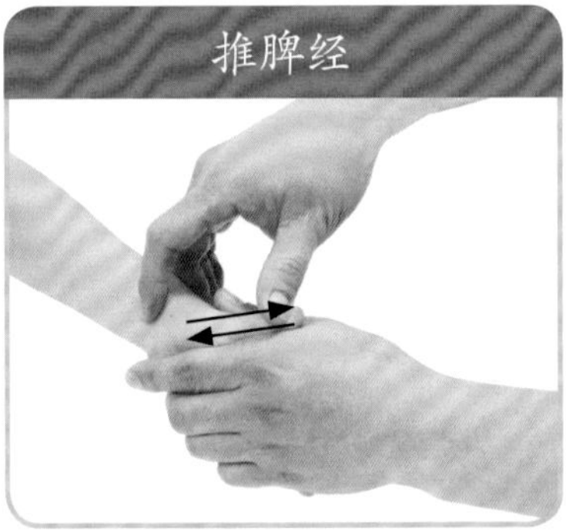

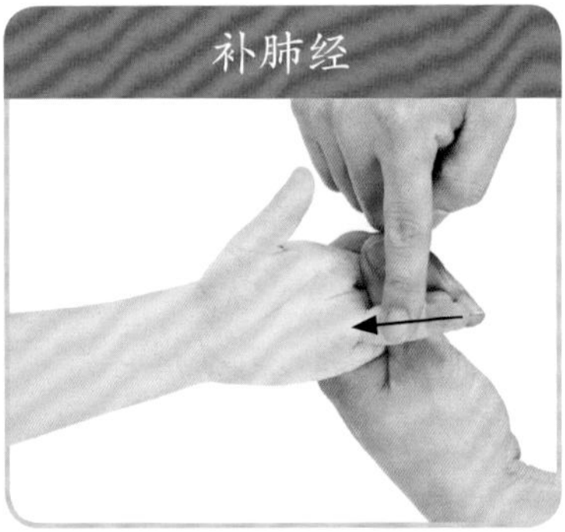

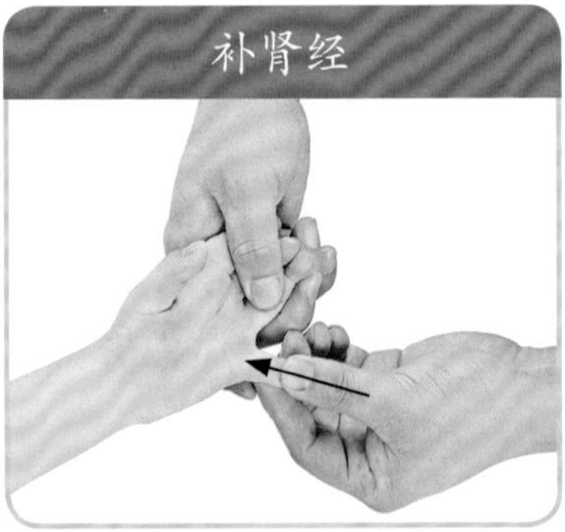

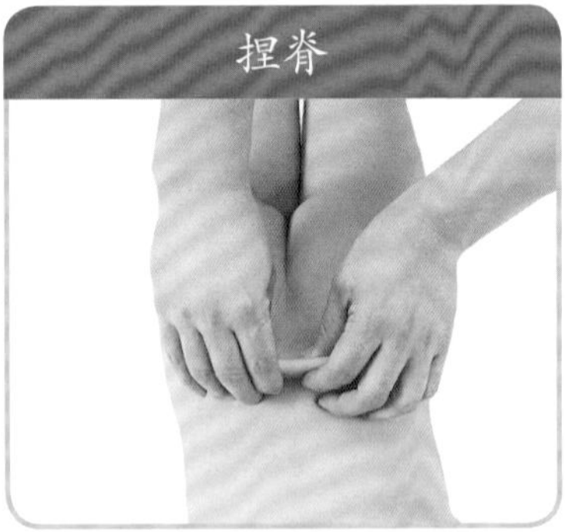

• 秋分——分阴阳、补肺经、揉二马、捏脊

扫码观看视频

秋分在每年公历的 9 月 22 日或 23 日，此时太阳到达黄经 180 度。《春秋繁露·阴阳出入上下》篇记载：“秋分者，阴阳相半也，故昼夜均而寒暑平。”“分”为“半”之意。此时白天与夜晚的时间一样长，地面上的阳热与地面以下的阳热一样多，上下平分，故称为秋分。秋分之后，金气敛降，主收，地面以下阳气渐多于地上，而天气渐凉。此段时间重在调整阴阳、养肺。

常用手法穴位：分阴阳、补肺经、揉二马、捏脊。

分阴阳

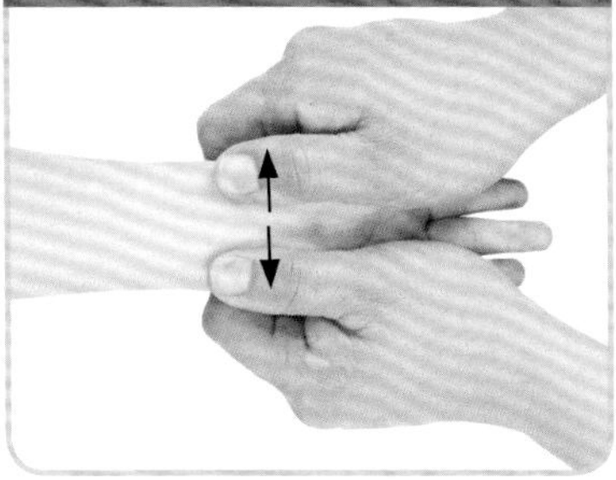

补肺经

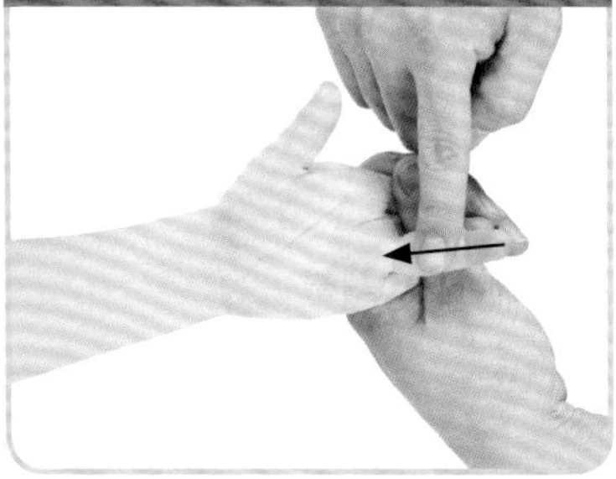

揉二马

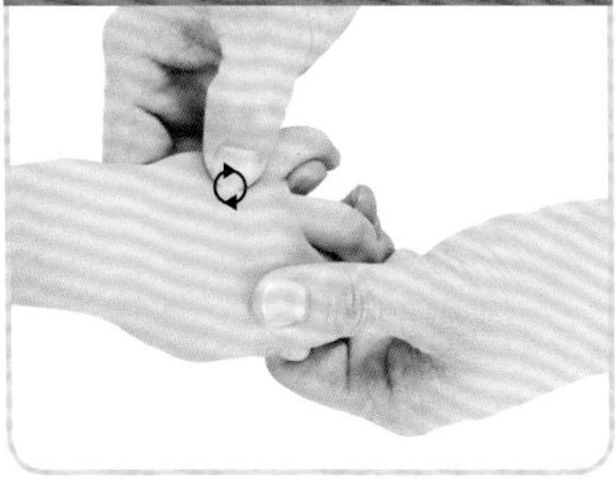

捏脊

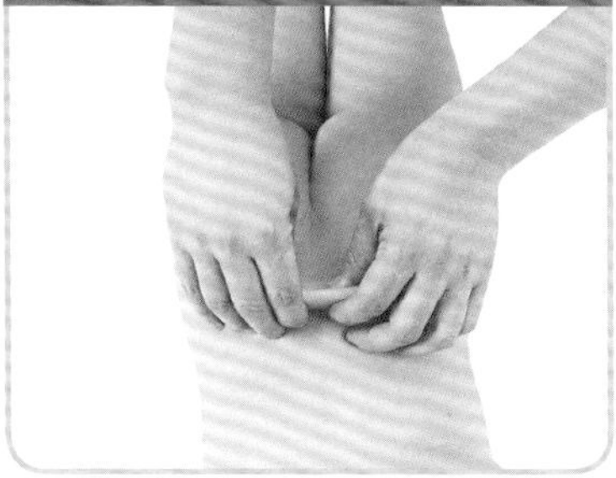

• 寒露——补脾经、补肾经、揉足三里、捏脊

寒露时值每年公历的 10 月 8 日或 9 日，从太阳到达黄经 195 度时开始。《月令七十二候集解》中记载：“九月节，露气寒冷，将凝结也。”寒露的意思是气温比白露时更低，地面的露水更冷，快要凝结成霜了。进入寒露后要注意健脾温阳保暖。

常用手法穴位：补脾经、补肾经、揉足三里、捏脊。

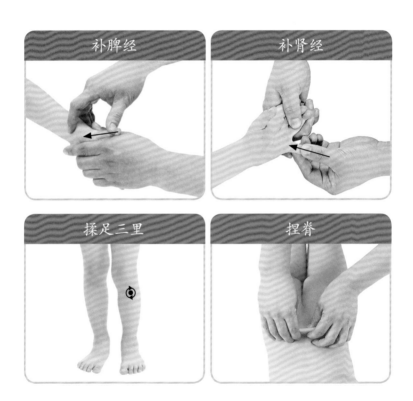

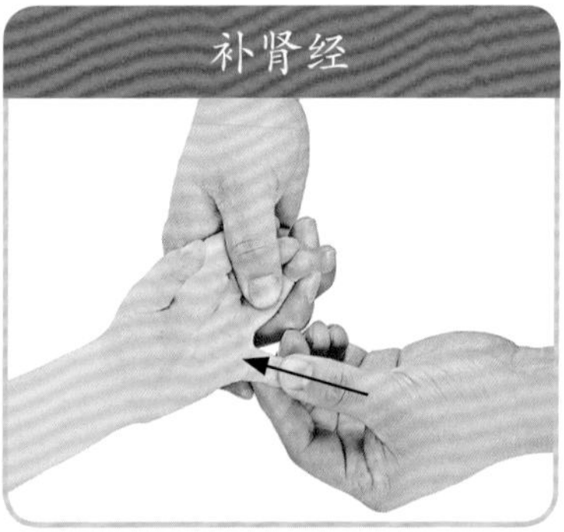

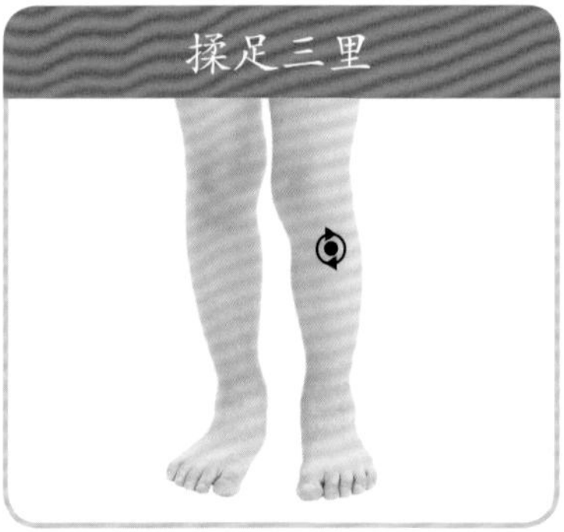

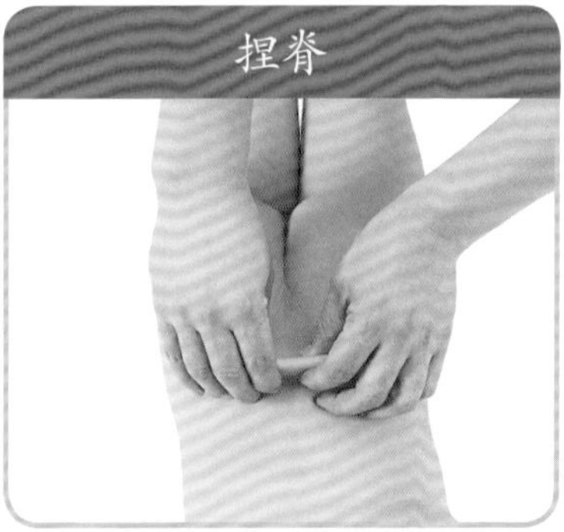

• 霜降——补肺经、清肝经、运内八卦、捏脊

霜降是秋季的最后一个节气，时逢每年公历的 10 月 23 日或 24 日，从太阳位于黄经 210 度时开始。《月令七十二候集解》中记载："九月中，气肃而凝，露结为霜矣。""霜降"表示天气逐渐变冷，露水凝结成霜。进入秋冬，天气渐冷，万木萧条，最易感而生悲，悲则伤损肺气，气滞则肝郁。此时应宣泄肺气，舒畅肝郁。

常用手法穴位：补肺经、清肝经、运内八卦、捏脊。

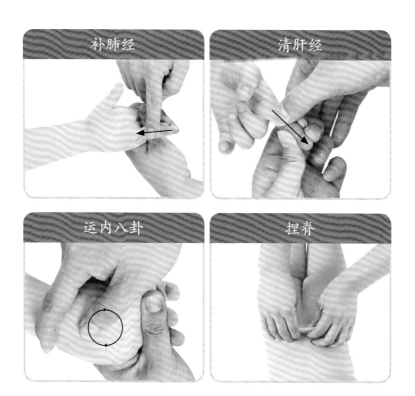

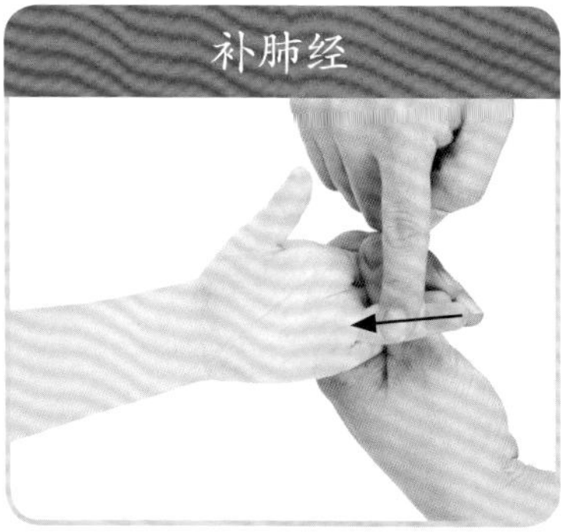

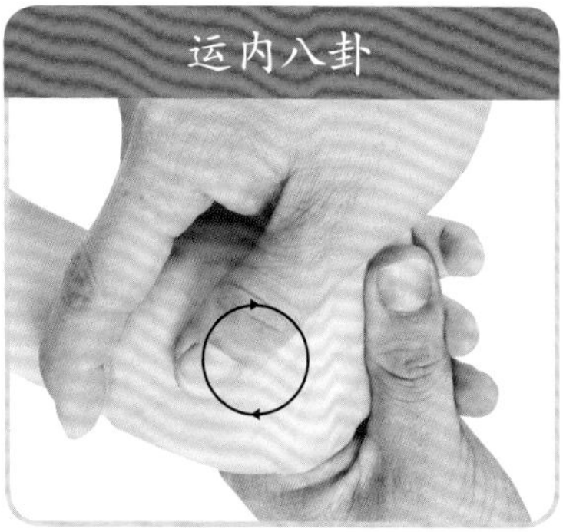

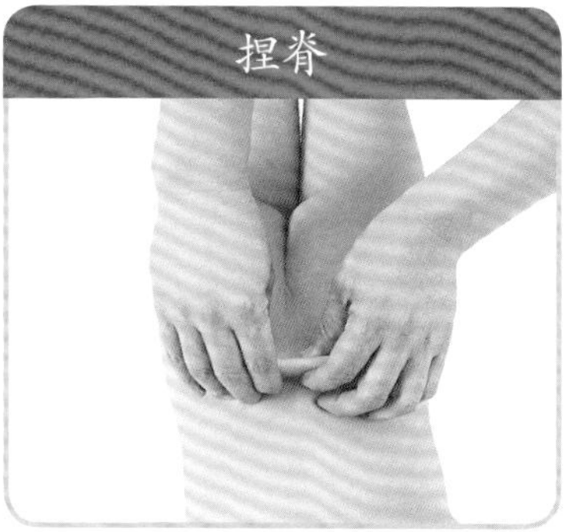

• 立冬——分阴阳、补肾经、补脾经、捏脊

扫码观看视频

立冬是冬季的第一个节气，时值每年公历的 11 月 7 日或 8 日，视太阳到达黄经 225 度时开始。《月令七十二候集解》解方立冬：“立，建始也”“冬，终也，万物收藏也”。“立冬”意思是说秋季作物全部收晒完毕，收藏入库，动物也已藏起来准备冬眠，也就是冬季开始、万物收藏、归避寒冷的意思。冬天天寒地坼，万木凋零，人体的阳气也随着自然界的转化而潜藏于内。因此，冬季养生应顺应自然界闭藏之规律，以敛阴护阳为根本。

常用手法穴位：分阴阳、补肾经、补脾经、捏脊。

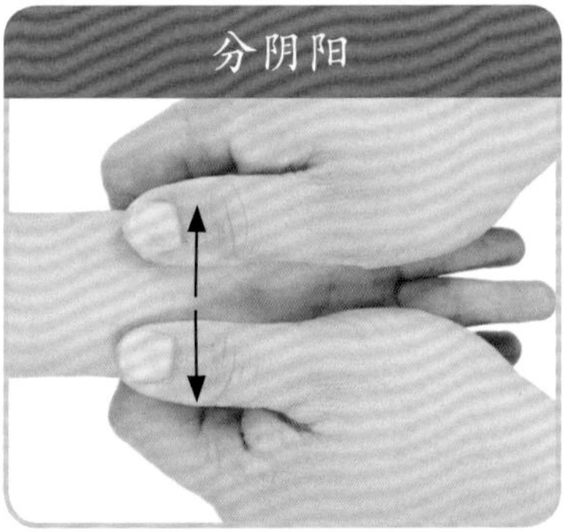

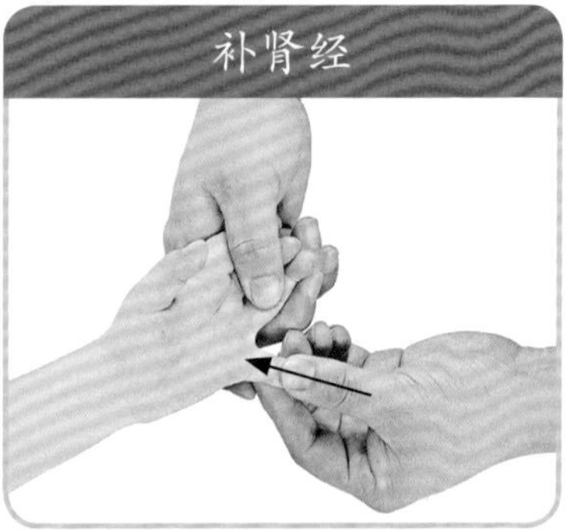

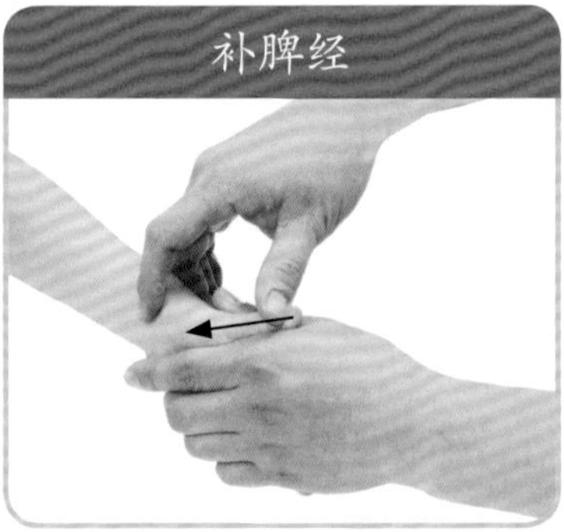

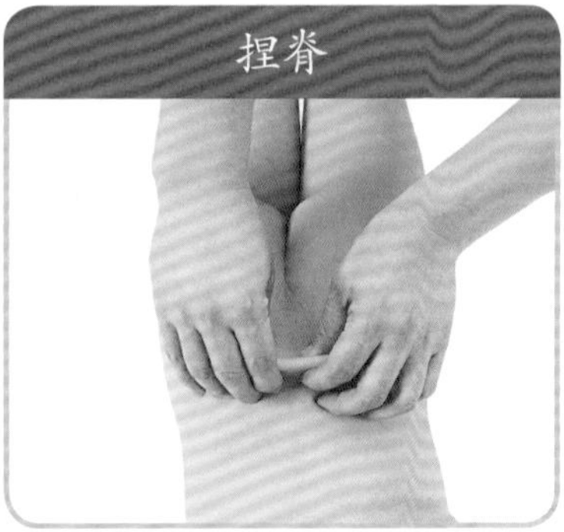

• 小雪——揉一窝风、补肾经、揉关元、捏脊

小雪，是二十四节气中的第 20 个节气，时值每年公历的 11 月 22 日或 23 日，太阳到达黄经 240 度。小雪，表示降雪开始的时间和程度，此时北方一些地区会出现初雪，虽雪量有限，但还是提示我们到了御寒保暖的季节，此时护阳尤为重要。

常用手法穴位： 揉一窝风、补肾经、揉关元、捏脊。

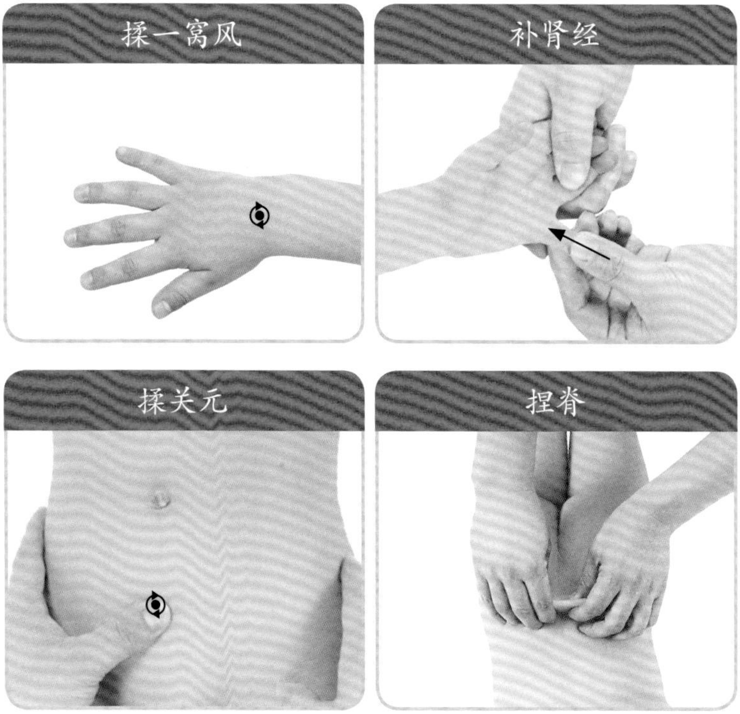

• 大雪——补肾经、推三关、掐二扇门、捏脊

“大雪”是农历二十四节气中的第 21 个节气，是冬季的第 3 个节气，标志着仲冬时节的正式开始；太阳到达黄经 255 度。《月令七十二候集解》中记载：“大雪，十一月节，至此而雪盛也。”大雪的意思是天气更冷，降雪的可能性比小雪时更大了，并不指降雪量一定很大。应注意衣物的保暖和运动的适量，不可运动过度而耗伤阳气。

常用手法穴位：补肾经、推三关、掐二扇门、捏脊。

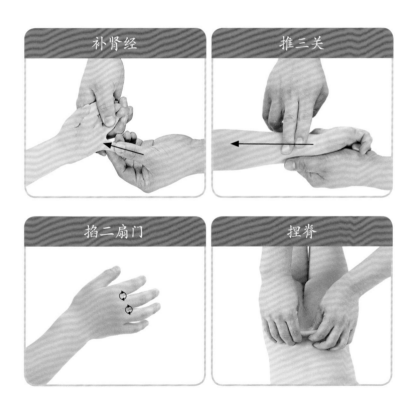

补肾经

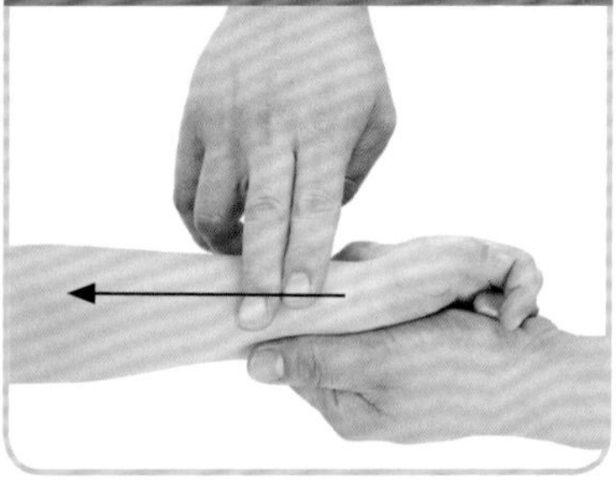
推三关

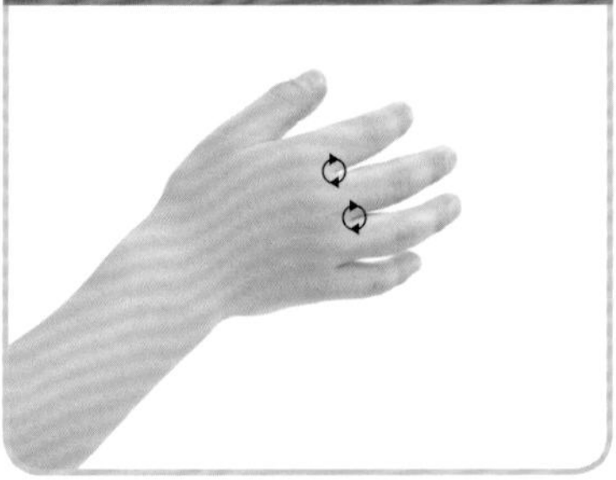
掐二扇门

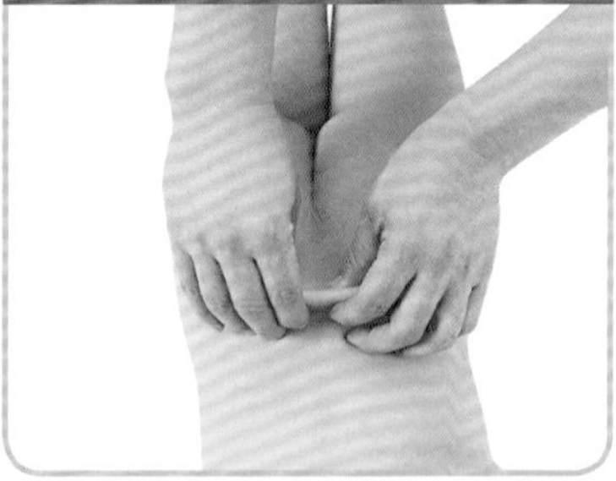
捏脊

• 冬至——分阴阳、补肾经、揉关元（丹田）、捏脊

扫码观看视频

冬至是二十四节气中最重要的节气之一，时间在每年公历的12月21日至23日。太阳运行至黄经270度。冬至是北半球全年中白天最短、夜晚最长的一天。古人说冬至是阴极之至，阳气始生，日南至，日短之至，日影长之至，故曰“冬至”。此时应养护肾阳。

常用手法穴位：分阴阳、补肾经、按揉关元（丹田）、捏脊。

分阴阳

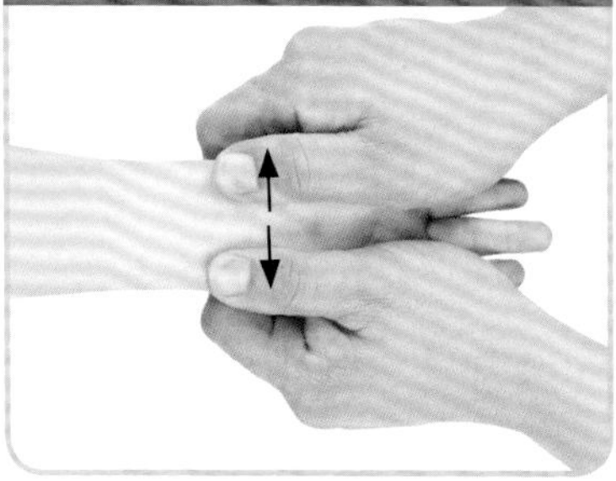

补肾经

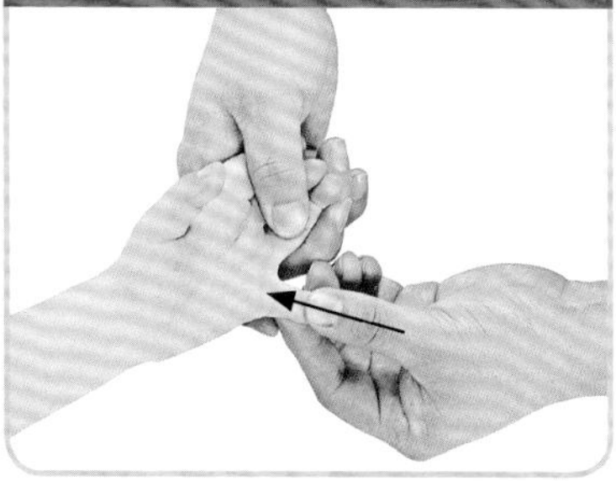

按揉关元（丹田）

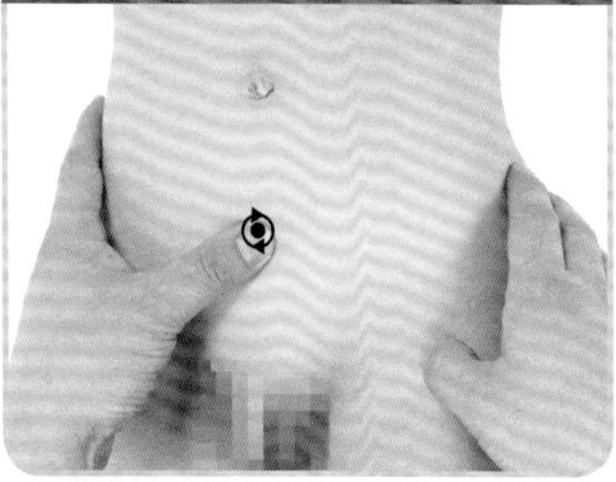

捏脊

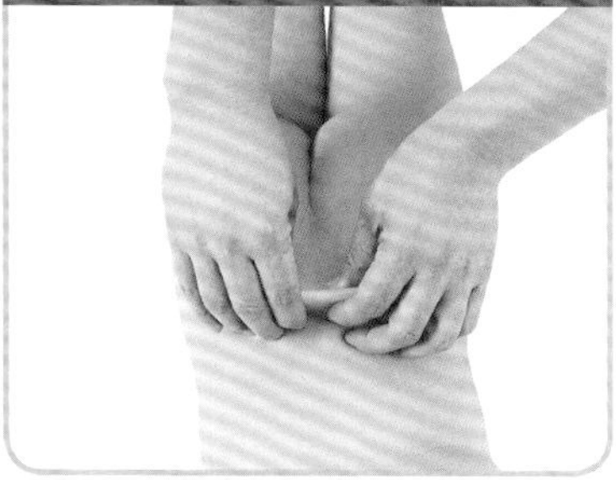

• 小寒——补肾经、推三关、揉一窝风、捏脊

小寒是一年二十四节气中的第 23 个节气。小寒时，太阳运行到黄经 285 度，时值公历 1 月 6 日左右。所谓“小寒”，是与最后一个节气“大寒”相对比而言的。小寒之后，我国气候开始进入一年中最寒冷的时段。《农历》中记载：“斗指戊为小寒，时天气渐寒，尚未大冷，故为“小寒”。虽然从字面上理解，大寒要比小寒冷，但在气象记录中，小寒却比大寒冷，因为小寒节气正处在“出门冰上走”的“三九”寒天，之所以不叫大寒叫小寒，是因为节气起源于黄河流域，《月令七十二候集解》云：“月初寒尚小……月半则大矣”，按当时的情况延续至今而已。“三九天”恰在小寒节气内。此时一定要静以养阳之藏，而不是滥动以耗阳散阳。

常用手法穴位： 补肾经、推三关、揉一窝风、捏脊。

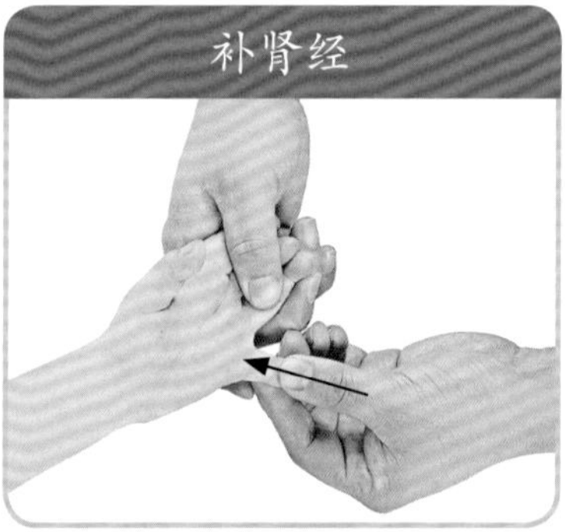

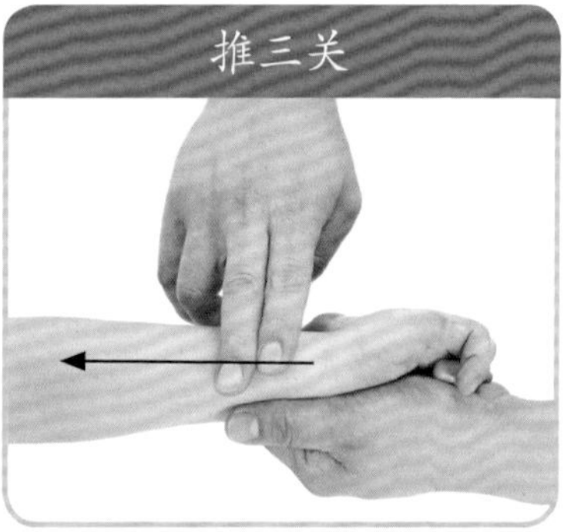

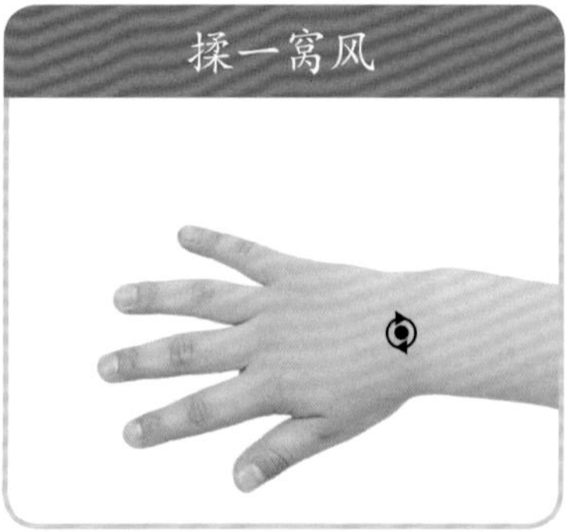

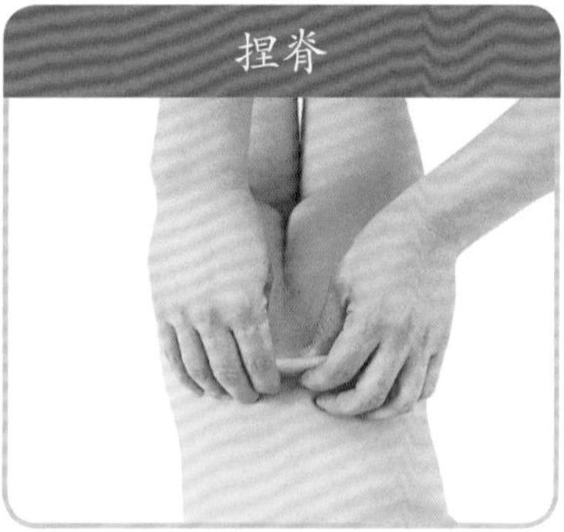

• 大寒——补肾经、补肺经、推三关、捏脊

大寒是二十四节气中最后一个节气，此时太阳到达黄经 300 度，正值每年公历 1 月 20 日前后。《月令七十二候集解》中记载：“十二月中，解见前（小寒）。”《授时通考·天时》引《三礼义宗》中记载：“大寒为中者，上形于小寒，故谓之大……寒气之逆极，故谓大寒。”天地之气将由“冬藏”转轨至“春生”，但这时的气候寒冷，儿童是稚阴稚阳之体，肺常有不足，最易被寒邪所伤，此时应以补肺为主，兼以补肾温阳。

常用手法穴位：补肾经、补肺经、推三关、捏脊。

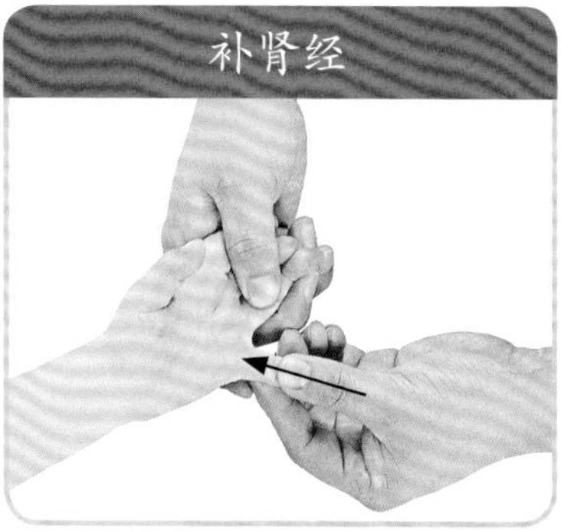

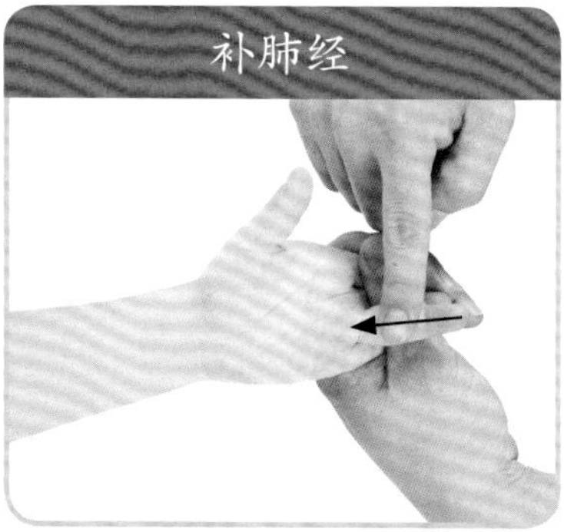

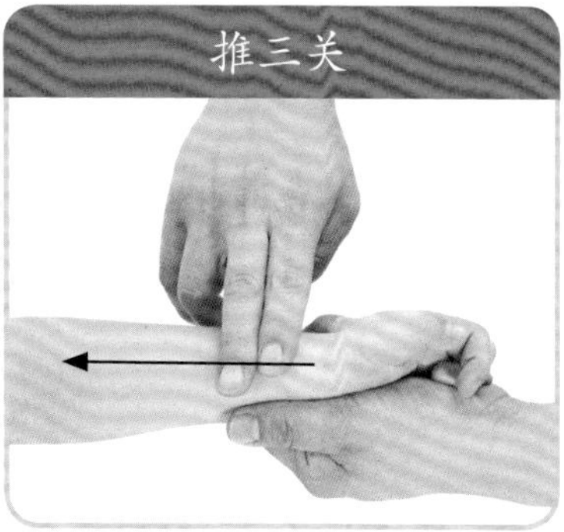

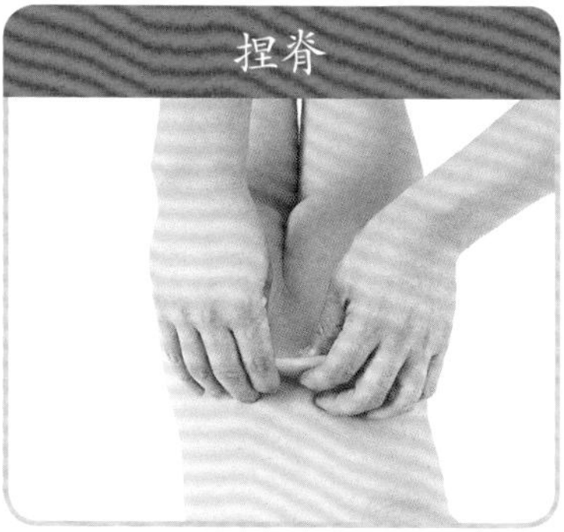

二｜五脏保健推拿

小儿五脏特点为“肺常不足，脾常不足，肾常虚及心肝有余”。《小儿药证直诀·变蒸》中记载：“五脏六腑，成而未全……全而未壮。”《小儿病源方论·养子十法》中记载：“小儿一周之内，皮毛、肌肉、筋骨、脑髓、五脏六腑、营卫、气血，皆未坚固。”故曰，由于小儿形体和功能均较脆弱，对疾病的抵抗力较差，加之寒暖不能自调，乳食不能自节，一旦调护失宜，外则易为六淫所侵，内则易为饮食所伤，而发生疾病。《万氏育婴秘诀·五脏证治总论》中总括为“有余为实，不足为虚”。五脏保健推拿是根据小儿的五脏特点，选取不同的手法穴位进行推拿的一种保健方法。一般每周 4 次，1 个月为 1 个疗程。

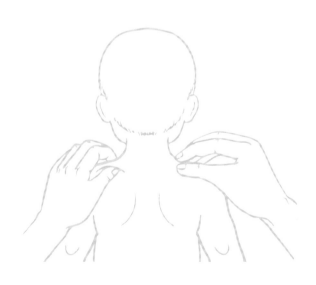

• 肺娇易病——补肺益气

肺位在上，为五脏六腑之华盖，又为娇脏，清虚而娇嫩，主一身之气，司呼吸，主宣发肃降，开窍于鼻，外合皮毛。小儿肺脏尤娇，发育未臻完善，腠理不密，卫外不固，易为邪气所犯。肺脾为母子之脏，肺气有赖于脾气滋养方能充盛，小儿“脾常不足”，脾虚不能散精于肺，而肺气亦弱。小儿肺常不足，肌肤疏薄，腠理不密，藩篱至疏，加之寒暖衣着不能自理，若调护失宜，风、寒、暑、湿、燥、火之邪易从皮毛而入，侵犯肺卫，而致肺气失宣，易发生感冒、咳嗽、肺炎喘嗽等肺系病证，有六淫易犯的特点。

保健原则：补肺益气。

手法穴位：补肺经、补脾经、揉肺俞、捏脊。

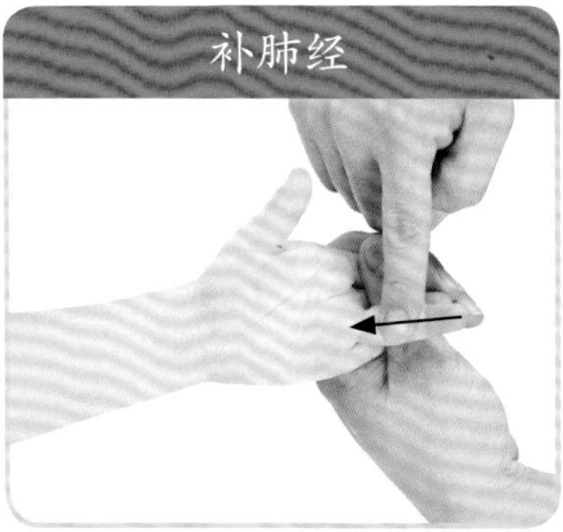

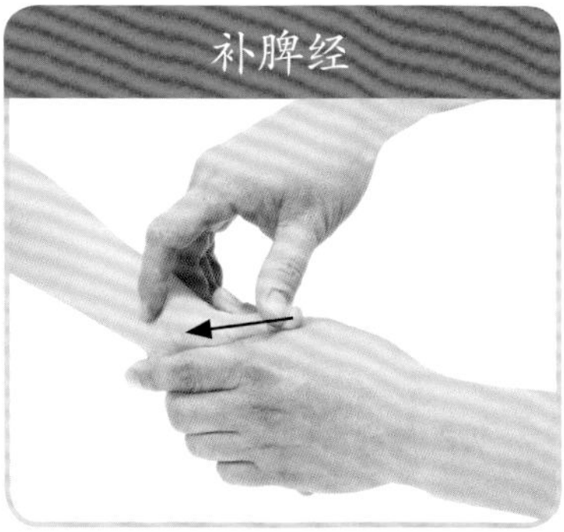

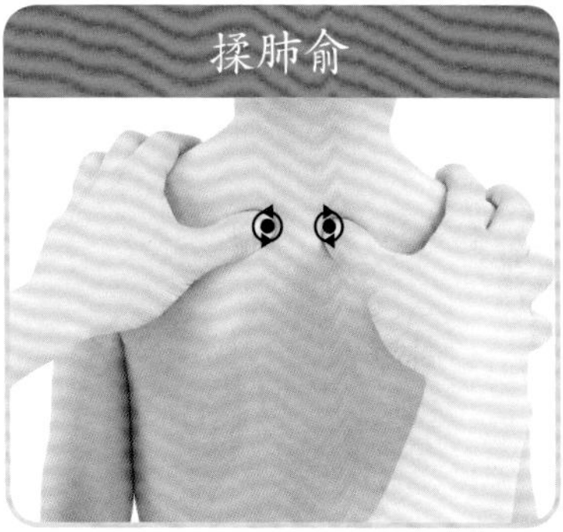

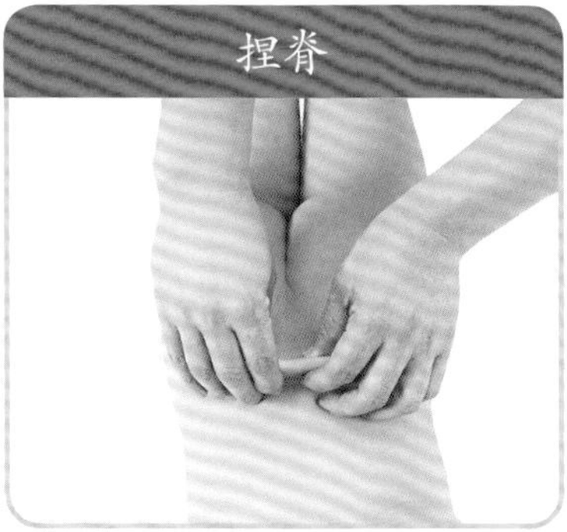

• 脾弱易伤——运脾和胃

脾胃为后天之本，主运化水谷精微，主升清降浊，为气血生化之源。小儿处于生长发育时期，年龄越小，生长发育速度越快，因而对营养物质的需求相对于成人较多，故脾胃功能相对不足。小儿“肝常有余”，脾亦受克制。小儿脾胃不足，运化功能很不健全，加之乳食不知自节，若稍有喂养不当，内伤饮食，易发生呕吐、泄泻、积滞、疳证等脾胃系病证，有易伤乳食的特点。

保健原则：运脾和胃。

手法穴位：推脾经、清肝经、揉脾俞、捏脊。

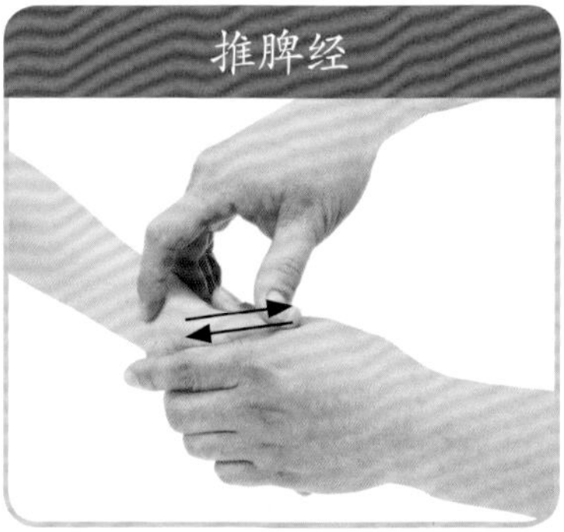

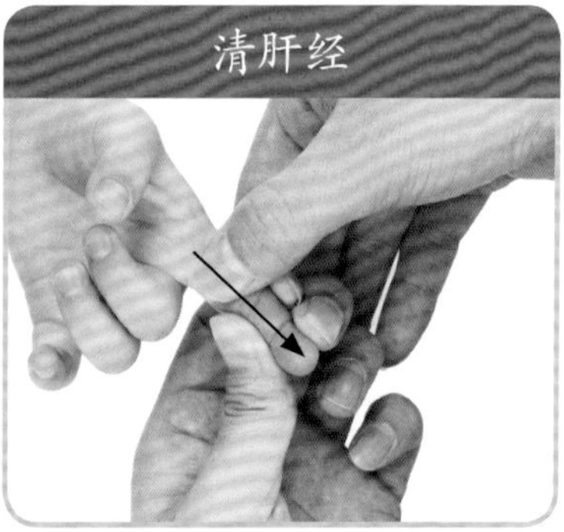

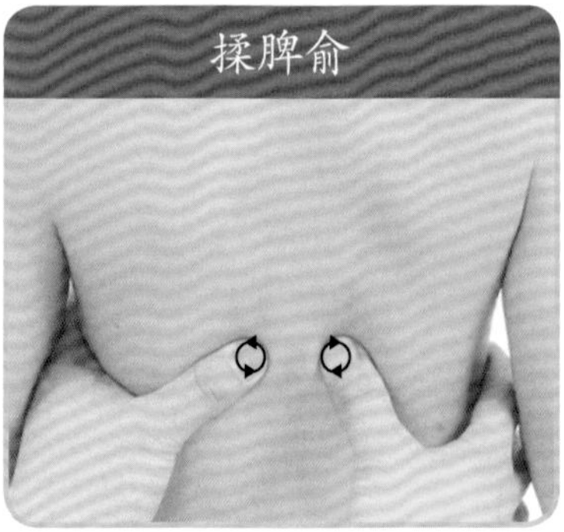

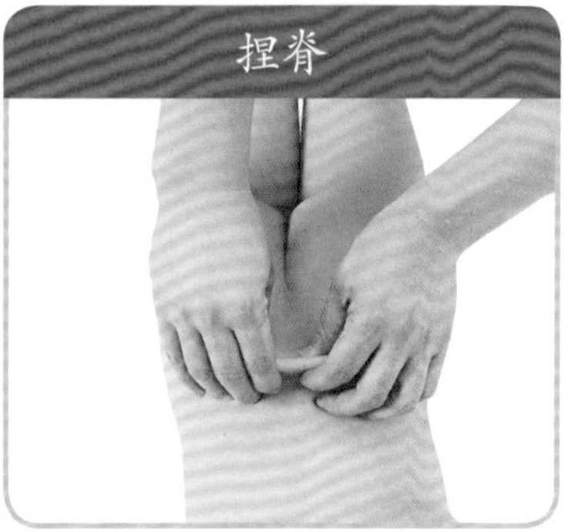

• 心热易惊——清心止惊

小儿“心常有余”，指小儿心气旺盛有余，乃自然之有余，从而保证了小儿生机蓬勃、发育迅速，并非指小儿心火亢盛有余。小儿脏腑娇嫩，形气未充，心亦未完善成熟。心为火脏，火性属阳，其性炎上。心主血脉、主神明，小儿心气未充、心神怯弱，易感外邪，各种外邪均易从火化，因此，心火亢盛、心火上炎的证候，易见火热伤心生惊，表现为脉数、易受惊吓等。

保健原则： 清心止惊。

手法穴位： 清心经、补肾经、平肝经、捣小天心。

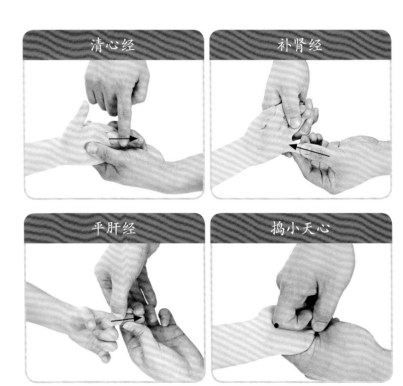

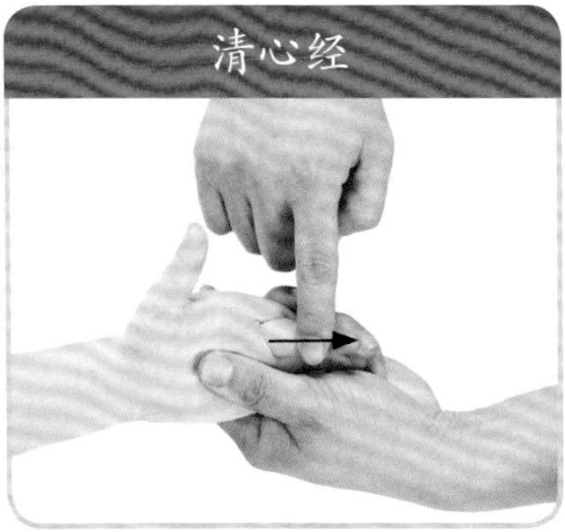

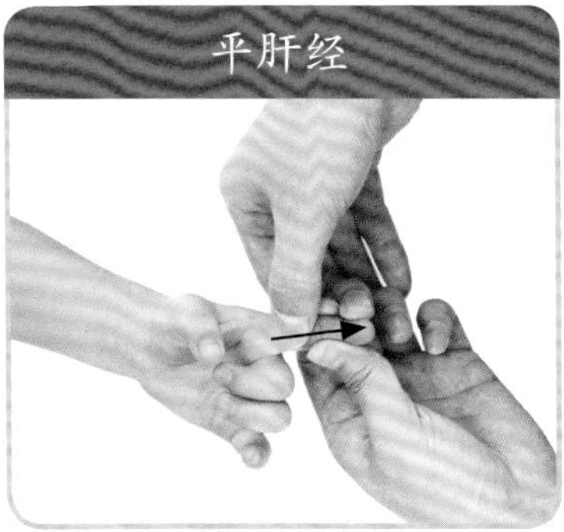

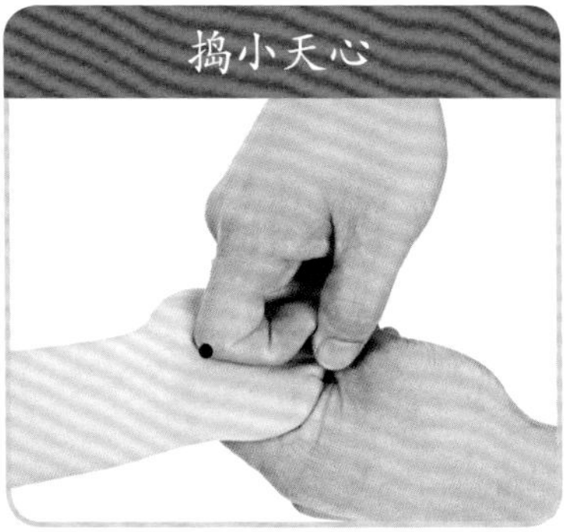

• 肝盛易搐——清肝止痉

小儿“肝常有余”指小儿时期肝主疏泄，其性刚而不柔，具有升发疏泄全身气机的功能，并非指小儿“肝阳亢盛”。小儿脏腑娇嫩，肝亦未成熟。肝主疏泄、主风，小儿肝气尚未充实，易出现肝火上炎、肝风内动等证，表现为好动，易发惊惕、抽风等症。

保健原则：清肝止痉。

手法穴位：按揉百会、清肝经、清心经、掐总筋。

按揉百会

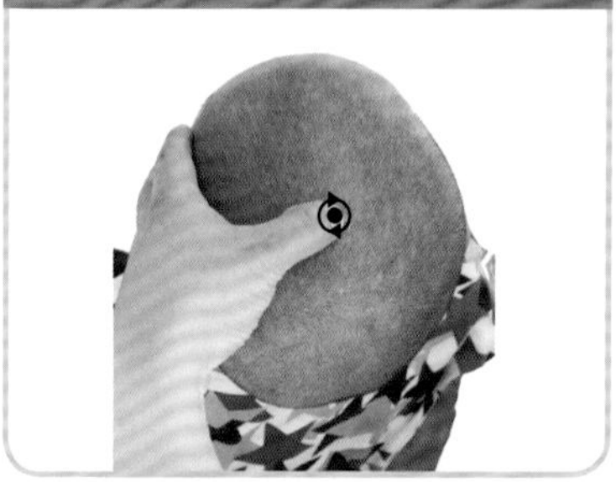

清肝经

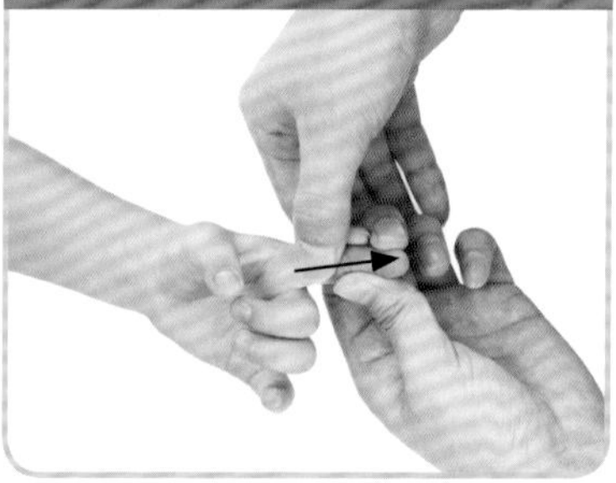

清心经

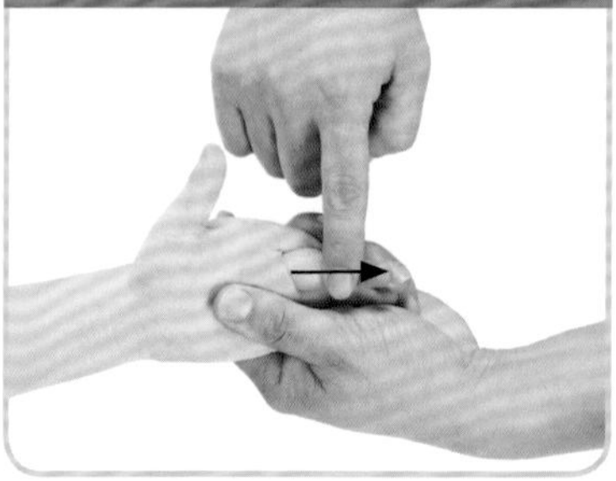

掐总筋

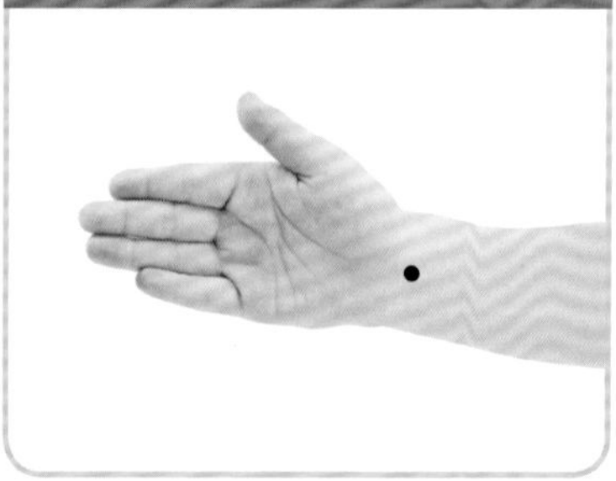

• 肾虚易损——补肾益精

肾为先天之本，主藏精，主水，主纳气。小儿肾常虚，表现为肾气未盛，肾精未充，骨骼未坚，齿未长或长而未坚；青春期前的女孩无“月事以时下”，男孩无“精气溢泻”；婴幼儿二便不能自控或自控能力弱等。小儿肾常虚，精髓未充、骨气未成，先天肾气虚弱，若后天失于调养，影响小儿生长发育，易患五迟、五软、鸡胸、龟背等证；肾阳不足、下元虚寒，易患遗尿。

保健原则：补肾益精。

手法穴位：补肾经、揉二马、揉丹田、捏脊。

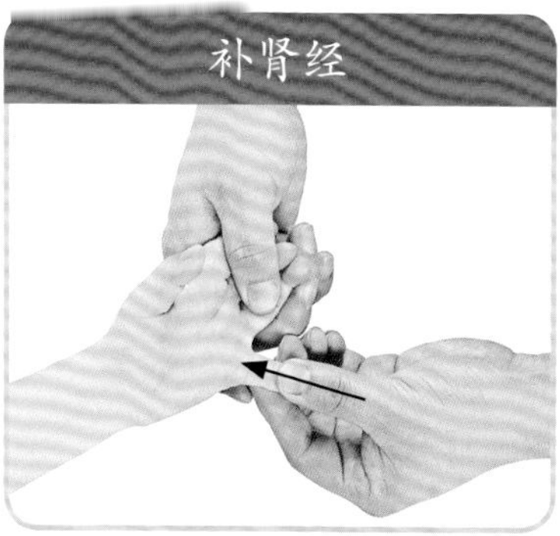

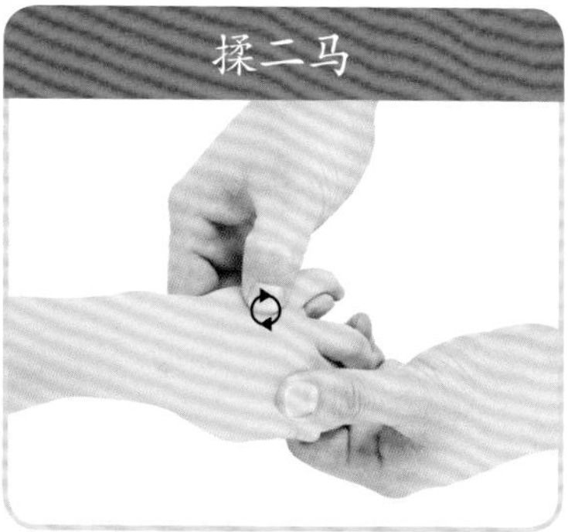

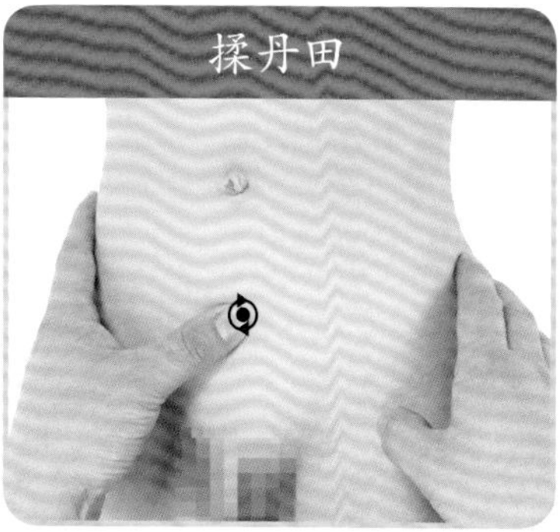

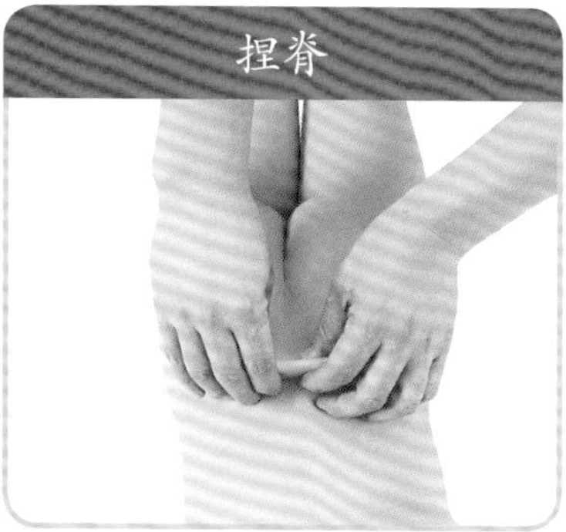

三 | 体质保健推拿

体质保健推拿，是以中医体质辨识为基础，根据儿童不同体质选取不同的手法和穴位，发挥中医“未病先防、既病防变、瘥后防复”优势，从而消除疾病前的“亚健康”状态，以提高儿童健康水平。一般每周 4 次，坚持 1 ~ 2 年。

• 气虚质——益气补虚

体质特征： 平素语音低弱，气短懒言，容易疲乏，精神不振，易出汗，舌淡红，舌边有齿痕，脉弱；肌肉松软不实；性格内向，不喜冒险；易患感冒，病后康复慢；不耐受风、寒、暑、湿邪。

保健原则： 益气补虚。

手法穴位： 补脾经、补肺经、运内八卦、捏脊。

补脾经

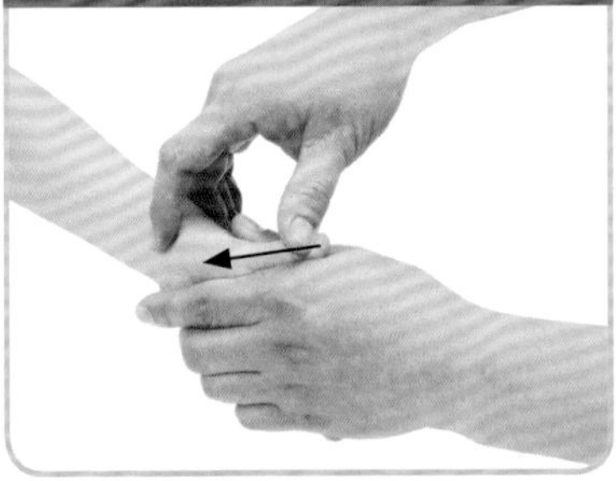

补肺经

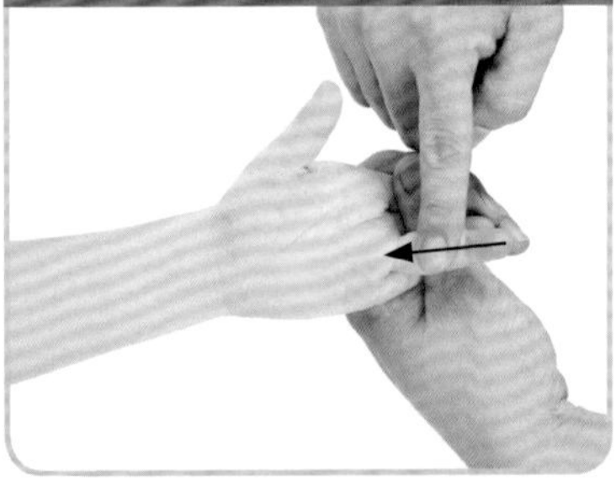

运内八卦

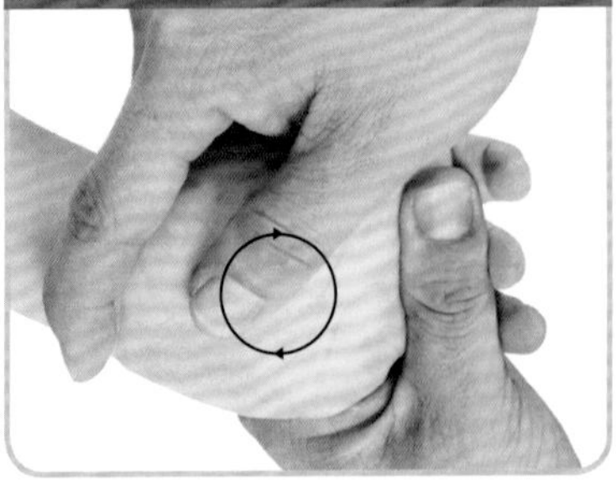

捏脊

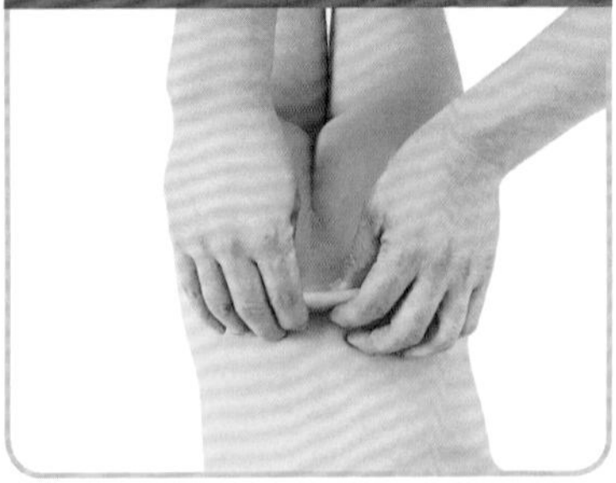

• 特禀质——调和阴阳

体质特征： 常出现哮喘、风团、咽痒、鼻塞、喷嚏等；易患哮喘、荨麻疹、花粉症及药物过敏；适应能力差，尤其在易致过敏性疾病季节适应能力更差，易引发宿疾。

保健原则： 调和阴阳。

手法穴位： 补肺经、分阴阳、摩腹、捏脊。

补肺经

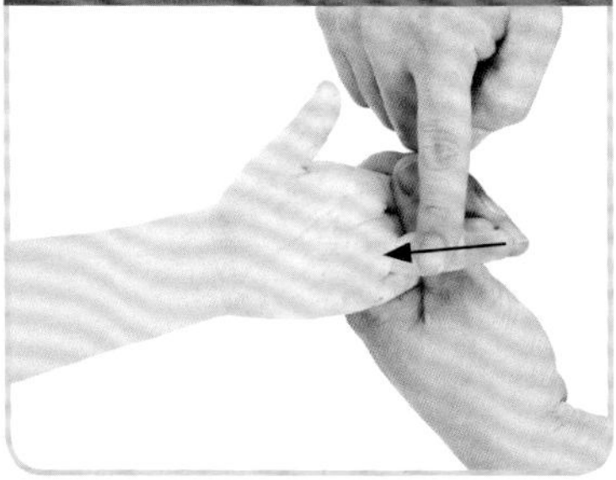

分阴阳

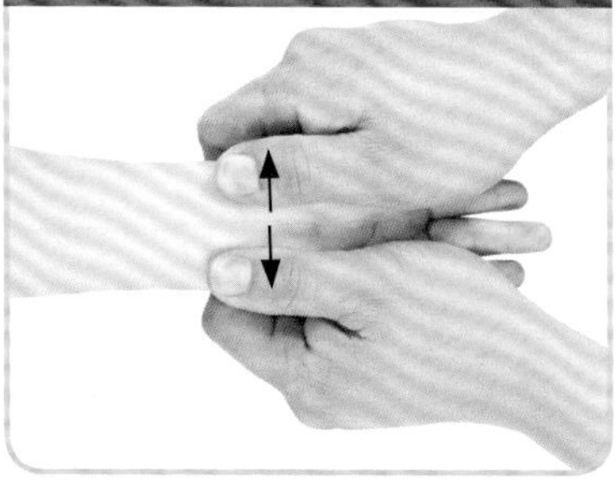

摩腹

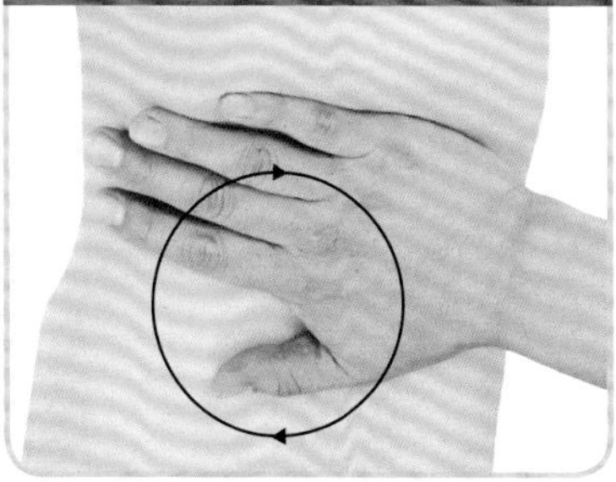

捏脊

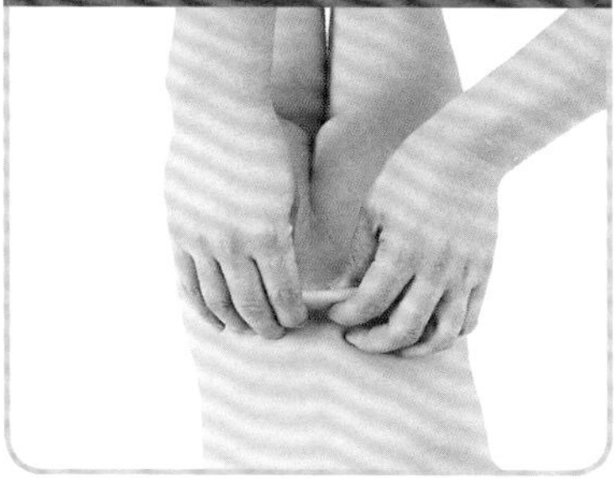

• 痰湿质——健脾化痰

体质特征：面部皮肤油脂多，多汗且黏，痰多，口黏腻或甜，喜食肥甘厚腻，苔腻，脉滑；形体肥胖，腹部肥满松软；对梅雨季节及湿重环境适应能力差。

保健原则：健脾化痰。

手法穴位：推脾经、运内八卦、分推膻中、揉丰隆。

推脾经

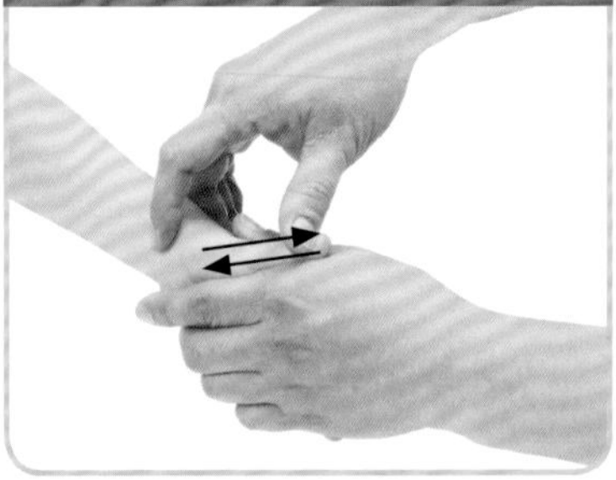

运内八卦

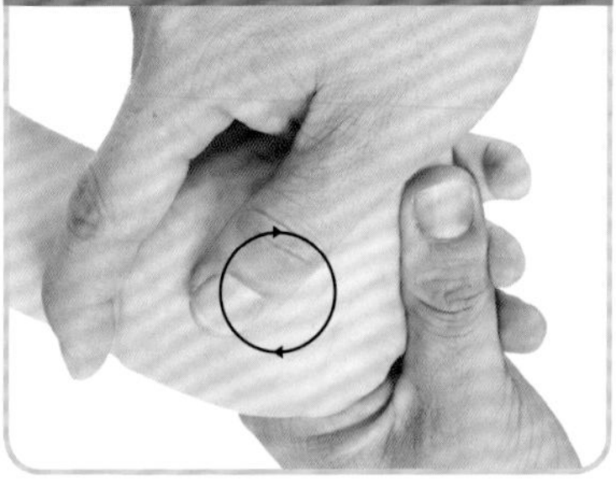

分推膻中

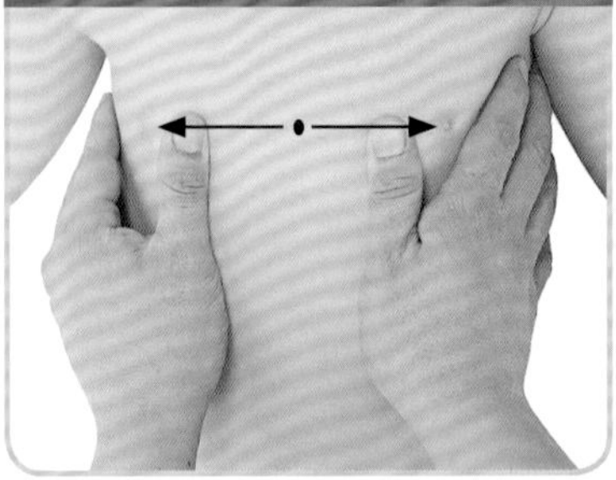

揉丰隆

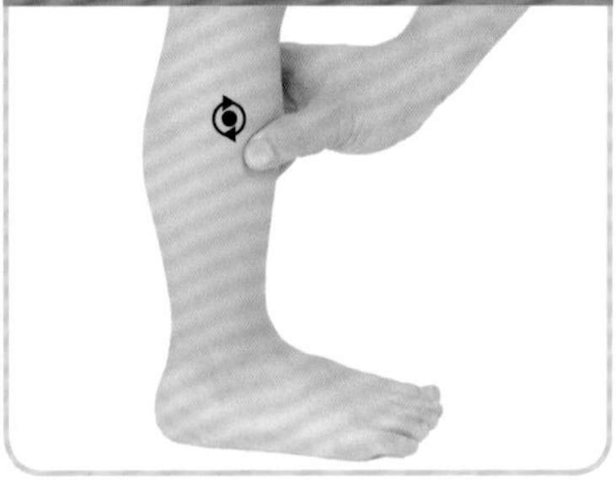

• 湿热质——清热利湿

体质特征：面垢油光，口干口苦，身重困倦，大便黏腻或燥结，小便短黄，舌质红，苔黄腻，脉滑数；易心烦急躁；对夏末秋初湿热气候、湿重或气温偏高环境较难适应。

保健原则：清热利湿。

手法穴位：推脾经、清天河水、退六腑、清大肠。

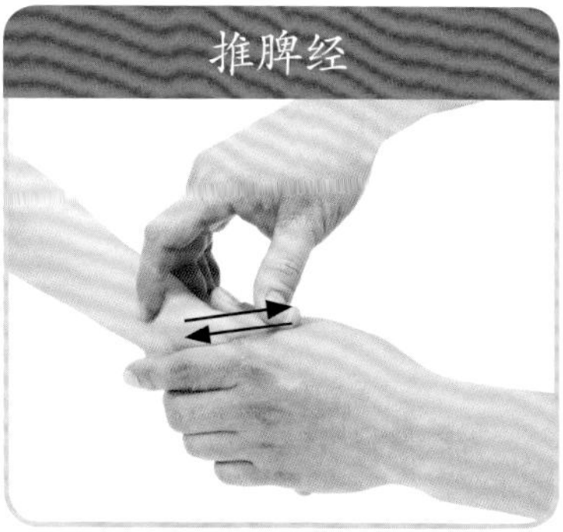

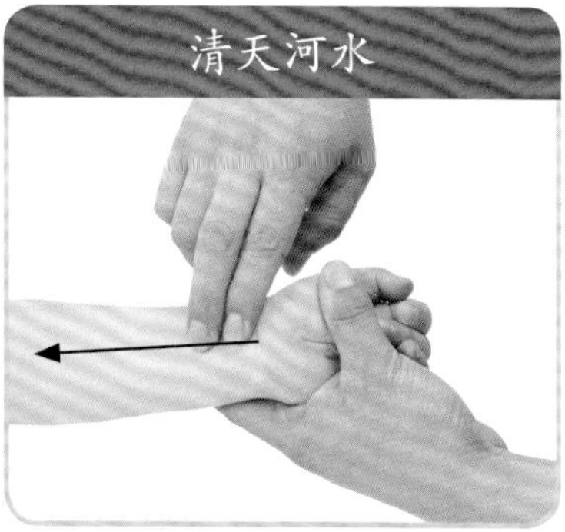

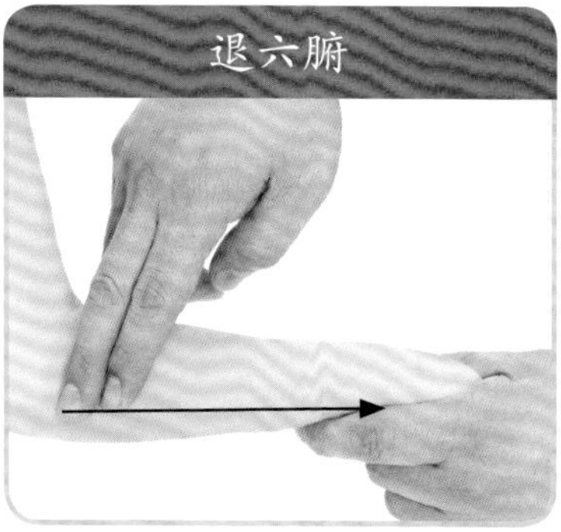

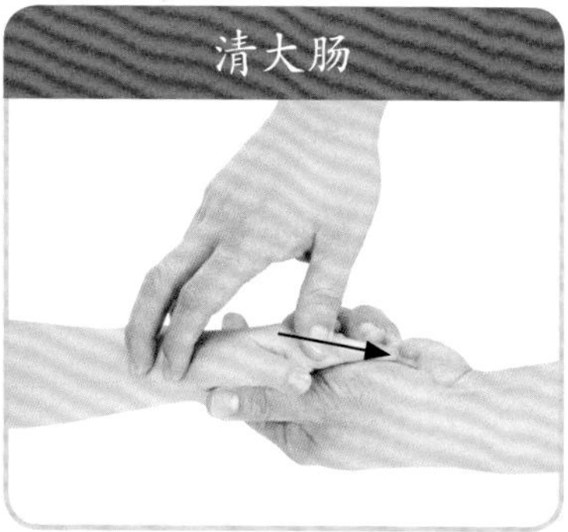

附篇 小儿常用特定穴位表

编号	穴名	位置	功效	主治	操作
1	**百虫（血海）**	膝上内侧肌肉丰厚处，当髌骨内上缘2.5寸处。属足太阴脾经	通经活络，平肝息风	下肢痿躄、四肢抽搐	有按揉百虫与拿百虫之分。按揉百虫：以拇指指端或螺纹面的1/3处着力，稍用力按揉百虫。拿百虫：用拇指与示指、中指指端着力，提拿百虫
2	**百会**	两耳尖连线与头顶正中线的交点处；或前发际正中直上5寸	安神镇惊，升阳举陷	头痛、惊风、目眩、惊痫、脱肛、遗尿等	用拇指按或揉，称按百会或揉百会
3	**板门**	手掌面大鱼际部	揉板门能健脾和胃，消食化滞，运达上下之气；板门推向横纹能健脾止泻，横纹推向板门能降逆止呕	厌食、疳积、腹胀、呕吐、呃逆等	以拇指或中指指端揉之，称揉板门；自拇指指根至腕横纹做直推，称板门推向横纹；自腕横纹推向拇指指根，称横纹推向板门

续表

编号	穴名	位置	功效	主治	操作
4	**膊阳池（外间使、支沟）**	腕背横纹上3寸，尺、桡骨之间。属手少阳三焦经	解表清热，通络止痛	大便秘结、小便短赤、感冒头痛等	一手持小儿腕部，另一手拇指指甲掐穴处，继而揉之，称为掐膊阳池；用拇指指端或中指指端揉，称为揉膊阳池
5	**大肠**	示指桡侧缘，自示指尖至虎口成一直线	补大肠能涩肠固脱、温中止泻；清大肠能清利肠腑，除湿热，导积滞	腹泻、便秘、脱肛、腹痛等	从示指尖直推向虎口，称补大肠；反之，即从虎口直推向指尖，称清大肠。补大肠、清大肠，统称为推大肠
6	**大椎**	在后正中线上，当第7颈椎棘突下凹陷中	清热解表，通经活络	发热、项强，咳嗽	中指指端揉，称揉大椎
7	**丹田**	小腹部，脐下2寸至3寸之间	培肾固本，温补下元，分清别浊	腹泻、腹痛、遗尿、脱肛、疝气、尿潴留	或揉或摩，称揉丹田或摩丹田
8	**肚角**	脐下2寸旁开2寸之大筋	健脾和胃，理气消滞	腹痛、腹泻	用拇指、示指、中指做拿法，称拿肚角；或用中指指端按，称按肚角
9	**耳后高骨**	耳后入发际，乳突后缘高骨下凹陷中	疏风解表，除烦安神	感冒、头痛、神昏烦躁等	用拇指指端揉之，称揉耳后高骨

续表

编号	穴名	位置	功效	主治	操作
10	**二人上马（二马）**	手背环指与小指掌指关节凹陷中	滋阴补肾，顺气散结，利水通淋	潮热、烦躁、小便赤涩、牙痛、喘咳等	有掐二马与揉二马之分。掐二马：医生一手握持小儿手部，使手心向下，以另一手拇指指甲掐穴处。揉二马：以拇指指端揉之
11	**二扇门**	掌背中指根本节两侧凹陷处，即示指与中指、中指与环指指根交接处	发热透表，退热平喘	外感风寒病症	有掐、揉二扇门之分。揉二扇门：医生手持小儿手部，另一手示指、中指指端揉穴处。掐二扇门：医生两手示指、中指固定小儿腕部，令手掌向下，环指托其手掌，然后用两手拇指指甲掐之，继而揉之
12	**肺经（肺金）**	环指掌面由指尖至指根成一直线	清肺经能宣肺清热，疏风解表，化痰止咳；补肺经能补益肺气	感冒、发热、咳喘、自汗等	由指尖向指根直推，称补肺经；由指根向指尖直推，称清肺经。补肺经、清肺经，统称为推肺经
13	**肺俞**	第 3 胸椎棘突下，督脉旁开 1.5 寸	调肺气，补虚损，止咳嗽	喘咳、痰鸣、胸闷、胸痛、发热等	用两手拇指或示指、中指指端揉，称揉肺俞；两手拇指分别自肩胛骨内缘从上向下推动，称推肺俞或分推肩胛骨

续表

编号	穴名	位置	功效	主治	操作
14	**丰隆**	外踝尖上8寸（当外踝尖与外膝眼连线之中点），胫骨前缘外侧（距胫骨前嵴约两横指，即1.5寸），胫腓骨之间	和胃气，化痰湿	咳嗽、痰鸣、气喘	用拇指或中指指端揉，称揉丰隆
15	**风池**	胸锁乳突肌与斜方肌之间，平后发际上0.5寸处的凹陷处	发汗解表，祛风散寒	感冒头痛、发热、目眩、颈项疼痛	用拇指或示指按揉，或用拿法
16	**风门**	第2胸椎棘突下，督脉旁开1.5寸	解表散寒，疏通经络	感冒、咳嗽、气喘	示指、中指并拢，以指端揉，称揉风门
17	**腹**	腹部	摩腹：消食、理气、降气；分推腹阴阳：健脾和胃，理气消食	腹痛、腹胀、腹泻、厌食、恶心、呕吐、便秘等	以掌或四指摩之，称摩腹，逆时针摩为补，顺时针摩为泻，往返摩之为平补平泻；或沿肋弓角边缘向两旁做分推，称分推腹阴阳或分腹阴阳
18	**肝经（肝木）**	示指掌面由指尖至指根成一直线	清肝经能平肝泻火，息风镇惊，解郁除烦；补肝经能养血柔肝	惊风、烦躁不安、五心烦热、目赤、口苦咽干、头晕耳鸣等	指尖推向指根，称补肝经；指根推向指尖，称清肝经。补肝经、清肝经，统称为推肝经

续表

编号	穴名	位置	功效	主治	操作
19	**龟尾**	尾椎骨端，又说在尾椎骨端与肛门连线之中点处	温阳止泻，泻热通便	泄泻、便秘、脱肛、遗尿	用拇指指端或中指指端揉，称揉龟尾
20	**后承山**	委中穴直下8寸，即委中穴与平昆仑穴处跟腱连线之中点，当腓肠肌交界之顶端，人字形凹陷处	止抽搐，通经络	腿痛转筋，下肢痿软	用拿法，称拿后承山
21	**脊柱**	在后正中线上，自第1胸椎至尾椎端成一直线	调阴阳、理气血、和脏腑、通经络、培元气、壮身体等	发热、惊风、夜啼、疳积、腹泻、呕吐、腹痛、便秘等	用示指、中指指面自上而下做直推，称推脊柱；用捏法自下而上操作，称为捏脊。捏脊一般捏3～5遍，每捏三下再将背脊皮提一下，称捏三提一法。捏脊前后在背部轻轻按摩几遍，使肌肉放松
22	**肩井**	大椎与肩峰连线中点的筋肉处	疏通气血，发汗解表	感冒、惊厥，上肢抬举不利	用拇指与示指、中指对称用力提拿肩筋，称拿肩井；用指端按其穴位，称按肩井

续表

编号	穴名	位置	功效	主治	操作
23	**解溪**	在踝关节前横纹中点，当趾长伸肌腱与踇长伸肌腱两筋之间的凹陷中	解痉挛，止呕吐	惊风、吐泻不止，踝关节屈伸不利	拇指指甲掐或拇指指端揉，称掐解溪或揉解溪
24	**精宁**	手背第 4、5 掌骨缝间	行气，破结，化痰	食积、痰喘、干呕、疳积等	一手持小儿四指，令掌背向上，另一手拇指指甲掐穴处，继以揉之
25	**坎宫**	自眉心起，沿眉向眉梢成一横线	疏风解表，醒脑明目，止头痛	感冒、发热、头痛、目赤痛、烦躁不安、惊风等	以两手拇指自眉心向眉梢做分推，并以其余四指放于头部两侧以固定之，称推坎宫，亦称分（头）阴阳
26	**老龙**	中指甲根后 0.1 寸处	醒神开窍	惊风、抽搐	一手握持小儿手部，另一手以拇指指甲掐小儿中指甲根后 0.1 寸处
27	**六腑**	前臂尺侧，从阴池至肘一直线	清热凉血，解毒	高热、烦躁、咽痛、便秘等一切实热病症	一手持小儿腕部以固定，另一手拇指或示指、中指指面自肘横纹推向腕横纹，称为推六腑或退六腑

续表

编号	穴名	位置	功效	主治	操作
28	**内八卦**	掌心周围，通常以掌心为圆心，以掌心至中指指根距离的2/3为半径所作之圆周。在此圆周上的八个点，即乾、坎、艮、震、巽、离、坤、兑，称为内八卦	理气化痰，宽胸利膈，行滞消食	疳积、腹胀、消化不良、喘咳、呕吐、腹痛等	以拇指螺纹面做运法，称运内八卦。按乾、坎、艮顺序依次顺时针推运，称顺运内八卦；反之，即从兑、坤、离顺序依次逆时针推运，称逆运内八卦
29	**内劳宫**	掌心中，屈指，中指指端与环指指端之间中点	揉内劳宫能清热除烦，运内劳宫能清虚热	发热、烦渴、口舌生疮等	以中指指端揉之，称揉内劳宫；用拇指或中指指腹自小指根经掌小横纹、小天心至内劳宫做运法，称运内劳宫
30	**脾经（脾土）**	拇指桡侧缘由指尖至指根成一直线	补脾经能健脾胃，补气血；清脾经能清热利湿，化痰止呕	体虚、厌食、腹泻、便秘、疳积、呕吐、痰喘、斑疹透出不畅等	以拇指螺纹面循患儿拇指从桡侧缘向指根方向直推，称补脾经；自指根向指尖方向直推为清，称清脾经。补脾经、清脾经，统称为推脾经

续表

编号	穴名	位置	功效	主治	操作
31	**脾俞**	第 11 胸椎棘突下，督脉旁开 1.5 寸	健脾胃，助运化，祛水湿	呕吐、腹泻、疳积、食欲缺乏、黄疸、水肿、慢惊风、四肢乏力等	用揉法，称揉脾俞
32	**七节骨**	从第 4 腰椎至尾椎骨端（长强）成一直线	温阳止泻，泄热通便	泄泻、便秘、脱肛	用拇指桡侧面或示指、中指指面自下向上或自上向下做直推，分别称为推上七节骨和推下七节骨
33	**脐**	肚脐	温阳散寒，补益气血，健脾和胃，消食导滞	腹胀、腹痛、食积、便秘、肠鸣、吐泻	用中指指端或掌根揉，称揉脐；指摩或掌摩称摩脐；用拇指和示指、中指抓住肚脐抖揉，亦称揉脐
34	**箕门（足膀胱）**	在大腿内侧，膝盖上缘至腹股沟成一直线	利尿，清热	小儿赤涩不利、尿闭、水泻等	有推足膀胱和拿足膀胱之分。推足膀胱：以示指、中指螺纹面着力，自膝盖内侧上缘向上直推至腹股沟。拿足膀胱：以拇指与示指、中指相对着力，提拿该处肌筋
35	**前承山**	在小腿胫骨旁，与后承山相对处，约当膝下 8 寸	止抽搐，通经络	惊风、下肢抽搐	掐或揉本穴，称掐前承山或揉前承山

续表

编号	穴名	位置	功效	主治	操作
36	**人中**	人中沟正中线上 1/3 与下 2/3 交界处	醒神开窍	惊风、昏厥、抽搐、唇动	以拇指掐，称掐人中
37	三关	前臂桡侧缘，自阳池至曲池成一直线	温阳散寒，补气行气，发汗解表	外感风寒、呕吐、泄泻、腹痛等一切虚寒病症	一手握持小儿手部，另一手以拇指桡侧缘或示指、中指指面自腕横纹推向肘横纹，称为推三关；屈小儿拇指，自拇指外侧端推向肘横纹，称为大推三关
38	三阴交	在内踝尖直上 3 寸，当胫骨内侧面后缘处	通血脉、活经络，疏下焦、利湿热、通调水道，亦能健脾胃、助运化	遗尿、癃闭、小便频数、涩痛不利，下肢痹痛，惊风，消化不良	用拇指掐或者中指指端按揉，称按揉三阴交
39	**山根**	两目内眦连线的中点，鼻根低洼处	醒目定神，开关通窍	惊风、昏迷、抽搐等	以拇指指甲掐之，称掐山根
40	**膻中**	两乳头连线中点，胸骨中线上，平第 4 肋间隙	宽胸理气，止咳化痰	胸闷、吐逆、咳喘、痰鸣等	中指指端揉，称揉膻中；两手拇指自穴中向两旁分推至乳头，称分推膻中；用示指、中指自胸骨切迹向下推至剑突，称推膻中

续表

编号	穴名	位置	功效	主治	操作
41	**肾经（肾水）**	小指掌面稍偏尺侧，由指尖至指根成一直线	补肾经能补肾益脑，温养下元；清肾经能清利下焦湿热	遗尿、脱肛、久泻、先天不足、久病体虚、小便赤涩、喘息等	由指尖直推向指根，称补肾经；由指根向指尖直推，称清肾经。补肾经、清肾经，统称为推肾经
42	**肾顶**	小指顶端	收敛元气，固表止汗	自汗、盗汗、解颅等	以中指或拇指指端揉之，称揉肾顶
43	**肾俞**	第 2 腰椎棘突下，督脉旁开 1.5 寸	温阳止泻、泻热通便	腹泻、便秘、少腹痛、下肢痿软无力等	用揉法，称揉肾俞
44	**十宣（十王）**	十指尖指甲内赤白肉际处	清热，醒神，开窍	高热神昏、惊风、晕厥等	一手握小儿手部，使手掌向外，手指向上，以另一手拇指指甲先掐小儿中指，然后逐指掐之
45	**四横纹**	掌面示指、中指、环指、小指第一指间关节横纹处	退热除烦，散瘀结，消胀满，和气血	厌食、疳积、腹胀、腹痛、消化不良、口舌生疮、胸闷痰喘、气血不和等	用拇指指甲依次掐后继以揉法，称掐揉四横纹；或将患儿四指并拢，自示指横纹处推向小指横纹处，称推四横纹
46	**太阳**	眉梢后凹陷处（眉梢与目外眦之间，向后约 1 寸凹陷处）	疏风解表，清热明目，止头痛	感冒、发热、头痛、目赤痛、口眼㖞斜等	以两手拇指桡侧自前向后直推，称推太阳：或用中指指端揉之，称揉太阳或运太

续表

编号	穴名	位置	功效	主治	操作
					阳（向眼睛方向揉为补，向耳方向揉为泻）
47	**天河水**	前臂正中，自总筋至洪池成一直线	清热解表，泻火除烦	外感发热、烦躁不安、口渴、惊风、口舌生疮、咳嗽、咽痛等	一手持小儿手部，另一手示指、中指指面自腕横纹推向肘横纹，称为清（推）天河水
48	**天门（攒竹）**	两眉中间至前发际正中成一直线	疏风解表，开窍醒神，镇静安神	感冒、发热、头痛、烦躁不宁、惊惕不安等	以两手拇指自下而上（即从眉心至前发际）交替直推，称开天门，又称推攒竹
49	**天枢**	脐旁 2 寸	疏调大肠，理气消滞	腹泻、便秘、腹胀、腹痛、食积不化	患儿仰卧位，用示指、中指端按揉左右二穴，称揉天枢
50	**天突**	胸骨上窝正中，正坐仰头取穴	理气化痰，降逆平喘，止呕	痰壅气急、咳喘胸闷、恶心呕吐等	有按揉天突、点天突、捏挤天突之分。用中指指端按或揉，称按天突或揉天突；以示指或中指指端微屈，向下用力点，称点天突；若用两手拇指、示指相对捏挤天突穴，至皮下瘀血呈红紫色为度，称捏挤天突

续表

编号	穴名	位置	功效	主治	操作
51	**天柱骨**	颈后发际正中至大椎穴成一直线	降逆止呕，祛风散寒	恶心、呕吐、外感发热等	用拇指或示指、中指指腹自上向下直推，称推天柱骨。或用刮法自上向下刮，称刮天柱骨
52	**外八卦**	手背面，与内八卦相对的圆周	宽胸理气，通滞散结	胸闷、腹胀、便秘等	一手持小儿四指令掌背向上，另一手拇指做顺时针方向运，称为运外八卦
53	**外劳宫**	掌背第3、4掌骨间，掌指关节后0.5寸凹陷中，与内劳宫相对处	安神镇惊，祛风痰，通关窍	外感风寒、腹胀、腹痛、肠鸣、腹泻、遗尿、脱肛、疝气等	有掐外劳宫与揉外劳宫之分。揉外劳宫：医生一手持小儿四指令掌背向上，另一手中指端揉穴处。掐外劳宫：以拇指指甲掐之
54	**威灵**	手背第2、3掌骨骨缝间	开窍醒神	惊风、昏迷	一手持小儿四指，令掌背向上，另一手拇指指甲掐穴处，继以揉之
55	**委中**	在腘窝中央，横纹中点，股二头肌腱与半腱肌腱的中间	止抽搐，通经络	惊风抽搐，下肢痿软	用拇指、示指指端提拿钩拨腘窝中筋腱，称拿委中

续表

编号	穴名	位置	功效	主治	操作
56	**胃经**	大鱼际桡侧缘赤白肉际处，由掌根至拇指根成一直线	补胃经能健脾胃，助运化；清胃经能清中焦湿热，和胃降逆，泻胃火，除烦止呕	腹胀、厌食、便秘、呃逆、烦渴喜饮、呕吐、衄血等	拇指推向掌根，称补胃经；掌根推向指根，称清胃经。补胃经和清胃经，统称推胃经
57	**五指节**	掌背五指近端指间关节	安神镇惊，祛风痰，通关窍	惊惕不安、惊吓啼、惊风、胸闷、痰喘等	有掐五指节和揉五指节之分。手握小儿手部，使掌面向下，另一手拇指指甲由小指或从拇指依次掐之，继以揉之
58	**膝眼**	在髌骨下缘，髌韧带内、外侧凹陷中。外侧凹陷称外膝眼，又称犊鼻，属足阳明胃经；内侧凹陷称内膝眼，又名膝目，属经外奇穴	通经活络，息风止痛	下肢痿软、惊风抽搐	有按膝眼、揉膝眼、掐膝眼之分。按膝眼：以拇指指端着力，或用拇指、示指指端同时着力，稍用力按压一侧或内、外两侧膝眼穴。揉膝眼：以一手或两手拇指螺纹面着力，揉动一侧或两侧膝眼穴。掐膝眼：用拇指指甲掐一侧或两侧膝眼穴

续表

编号	穴名	位置	功效	主治	操作
59	**小肠**	小指尺侧边缘，从指尖至指根成一直线	清小肠能清利下焦湿热，泌清别浊；补小肠能温补下焦	小便赤涩、尿频、遗尿、水泻、癃闭、口舌生疮等	从指尖直推向指根，称补小肠；反之，即从指根直推向指尖，称清小肠。补小肠、清小肠，统称为推小肠
60	**小横纹**	掌面示指、中指、环指、小指掌指关节横纹处	退热除烦，消胀散结	腹胀、烦躁、口舌生疮、咳嗽等	以拇指指甲依次掐后继以揉法，称掐揉小横纹；或将患儿四指并拢，自示指横纹处推向小指横纹处，称推小横纹
61	**小天心**	手掌大、小鱼际交接处的凹陷中	清热明目，镇惊安神，清心利尿	夜啼、惊风、抽搐、烦躁不安、口舌生疮、小便赤涩等	以中指指端揉之，称揉小天心；以拇指指甲掐之，称掐小天心；以中指指端或屈曲的指间关节捣之，称捣小天心
62	**胁肋**	从腋下两胁至天枢穴处	顺气化痰，除胸闷，开积聚	胸闷、痰喘、腹胀等	以两手掌从两侧腋下磋摩至天枢穴处，称搓摩胁肋，又称为按弦走搓摩

续表

编号	穴名	位置	功效	主治	操作
63	**心经（心火）**	中指掌面由指尖至指根成一直线	清心经能清热泻心火，补心经能养心安神	高热神昏、五心烦热、惊惕不安、口舌生疮、小便短赤、夜啼、心血不足	由指尖推向指根，称补心经；由指根推向指尖，称清心经。补心经、清心经，统称为推心经
64	**囟门**	前发际正中直上2寸，百会前骨陷中	镇惊安神，醒脑通窍	头痛、惊风、鼻塞等	两手扶小儿头侧，两手拇指自前发际向该穴交替推之（囟门未闭合时，仅推至该穴边缘），称推囟门；或用掌心摩本穴，称摩囟门
65	**牙关（颊车）**	耳下1寸，下颌骨陷中（下颌角前上方一横指，用力咬牙时，咬肌隆起处）	疏风通络，止牙痛，开关窍	牙关紧闭、面瘫、牙痛等	用拇指或中指指端揉之或按之，称揉牙关或按牙关
66	**一窝风（乙窝风）**	手背腕横纹正中凹陷处	温中行气，止痹痛，利关节	腹胀、腹痛、腹泻、外感风寒	一手持小儿手部，另一手以中指或拇指指端按揉穴处，称揉一窝风

续表

编号	穴名	位置	功效	主治	操作
67	**阴阳（大横纹）**	仰掌，掌后腕横纹。近拇指端称阳池，近小指端称阴池	分阴阳能平衡阴阳，调和气血，行滞消食；合阴阳能行痰散结	寒热往来、烦躁不安、腹胀、腹泻、咳嗽、痰喘等	以两手拇指自掌后腕横纹中点（总筋）向两旁（阴池、阳池）做分推，称分推大横纹，又称分阴阳；若自两旁（阴池、阳池）向中间（总筋）合推，则称合推大横纹或合阴阳
68	**迎香**	鼻翼旁开0.5寸，鼻唇沟中	宣肺气，通鼻窍	鼻塞、鼻衄、鼻流清涕、口眼㖞斜	用示指、中指按揉称揉迎香
69	**涌泉**	足掌心前1/3与后2/3交界处的凹陷中	滋阴、退热	发热、呕吐、腹泻、五心烦热	用拇指面向足趾推，称推涌泉；或用指端揉，称揉涌泉
70	**右端正**	中指指甲根旁0.1寸	止呕吐，降逆，止血	鼻出血、呕吐、眼左斜视	以拇指指甲掐之或揉之
71	**掌小横纹**	掌面小指根下，尺侧掌横纹头	清热散结，宽胸宣肺，化痰止咳	口舌生疮、咳喘等	以中指或拇指指端揉之，称揉掌小横纹
72	**中脘**	前正中线，脐上4寸处	健脾和胃，消食和中	腹胀、食积、呕吐、泄泻、食欲缺乏、嗳气等	用指端或掌根按揉称揉中脘；用掌心或四指摩称摩中脘；自中脘向上推至喉下或自喉往下推至中脘称推中脘，又称推胃脘

续表

编号	穴名	位置	功效	主治	操作
73	**总筋**	掌后腕横纹中点	清心经热，散结止痉，通调气机	口舌生疮、夜啼、牙痛、潮热等	用指端揉之，称揉总筋；用拇指指甲掐之，称掐总筋
74	**足三里**（三里）	在外膝眼下3寸，距胫骨前嵴约一横指处，当胫骨前肌上，属足阳明胃经	健脾和胃，调中理气，导滞通络，强壮身体	腹胀、腹痛、泄泻、呕吐、下肢痿软无力	以拇指指端或螺纹面着力，稍用力按揉

学习心得

理法在于悟，技法在于巧，
用推在于法，用穴在于精。

学习心得

理法在于悟，技法在于巧，
用推在于法，用穴在于精。

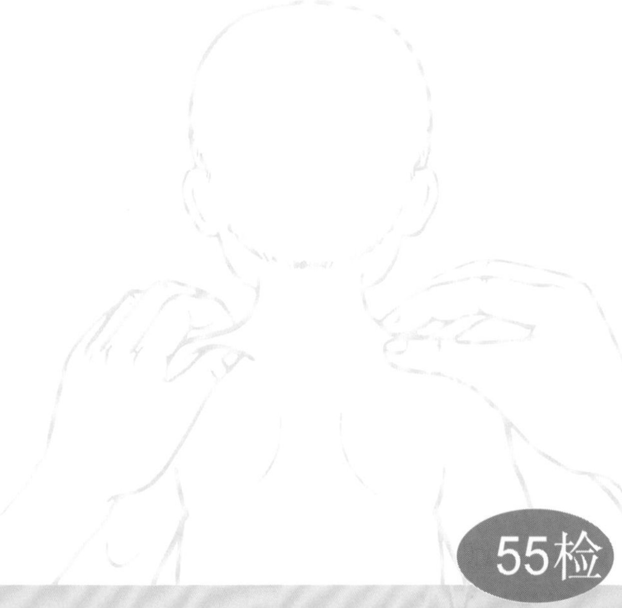